LOS PRIMEROS **20 MINUTOS**

Gretchen Reynolds

Los primeros
20
minutos

Sorprendentes hallazgos científicos revelan
cómo ejercitarnos al máximo, entrenar mejor
y vivir más

Traducción de
Hipatia Argüero

Grijalbovital

Los primeros 20 minutos
Sorprendentes hallazgos científicos revelan
cómo ejercitarnos al máximo, entrenar mejor
y vivir más

Título original: *The First 20 Minutes*
Surprising Science Reveals How We Can Exercise Better,
Train Smarter, Live Longer

Primera edición: mayo, 2014
Primera reimpresión: octubre, 2014

D. R. © 2012, Gretchen Reynolds

D. R. © 2014, Hipatia Argüero por la traducción

D. R. © 2014, derechos de edición mundiales en lengua castellana
    excepto Estados Unidos:
    Penguin Random House Grupo Editorial, S.A. de C.V.
    Blvd. Miguel de Cervantes Saavedra núm. 301, 1er piso,
    Colonia Granada, delegación Miguel Hidalgo, C.P. 11520,
    México, D.F.

www.megustaleer.com.mx

Comentarios sobre la edición y el contenido de este libro a:
megustaleer@penguinrandomhouse.com

ISBN 978-607-312-263-4

Impreso en México / *Printed in Mexico*

Para Russell y Max,
mis compañeros de entrenamiento y de vida.

Todo cuerpo en movimiento permanece en movimiento
a menos que una fuerza externa actúe sobre él.
Un cuerpo en reposo permanece en reposo.
Primera ley de Newton

Comer bien no es suficiente, el hombre debe ejercitarse.
HIPÓCRATES

ÍNDICE

AGRADECIMIENTOS

Este libro no habría sido posible sin la ayuda de mucha gente, en especial de los científicos que realizaron los experimentos aquí mencionados. Su trabajo ha sido arduo y revolucionario y les agradezco de todo corazón haber respondido con tanta paciencia mis muchas preguntas, a veces un poco fútiles. En particular quiero agradecer la ayuda y experiencia del doctor Dan Carey, quien murió mientras trabajaba en este libro. Gracias también a Mark Bryant, editor y fundador de la revista *Play* de *The New York Times,* quien me sugirió escribir una columna sobre salud y acondicionamiento físico para la revista. Por supuesto, agradezco a mis otros editores del *Times:* Ilena Silverman, Gerald Marzorati, Laura Hohnhold, Tara Parker-Pope y Toby Bilanow. Un agradecimiento especial a mi agente, Sam Stoloff, y a mi editora, Meghan Stevenson, quien me ayudó a mantener el flujo de capítulos cuando temía que el pozo se hubiera secado. Por último, quiero expresar la más cálida gratitud a mi familia, de sangre y matrimonio, por soportar las largas horas de trabajo, mi ausencia frecuente y todas mis quejas.

INTRODUCCIÓN

En 2012, los investigadores afiliados a la Organización Mundial de la Salud (OMS) y la Escuela de Higiene y Medicina Tropical de Londres reportaron que las cinturas de las personas en todo el mundo están en crecimiento. El peso total combinado de todos los seres humanos de la tierra ahora supera la cifra de 287 millones de toneladas. Cerca de 3.5 millones de las toneladas de biomasa humana se deben a la obesidad, y de éstas un tercio se ubican en Norteamérica —México incluido— a pesar de que este continente apenas contiene 6% de la población mundial. Según datos recientes de las Naciones Unidas, hoy día México ocupa el primer lugar en obesidad, después de que en 2013 arrebatara tan infame título a Estados Unidos. De igual manera, los habitantes de América Latina han comenzado a engordar y más de 60% de su población total ha sido clasificada como obesa o con sobrepeso.

Por lo general, la culpa de este incremento en la masa global se adjudica a la ingesta desmedida de alimentos. Sin embargo, la ciencia y el sentido común han revelado otro problema aun más difícil de solucionar: el sedentarismo. Consideremos los descubrimientos de un estudio excepcional realizado en 2012, en el cual se analizaron los alcances de la vida sedentaria y su proceso de colonización mundial. El doctor Pedro C. Hallal, profesor de la Universidad Federal de Pelotas en Brasil y director de este estudio, consultó junto a sus colegas la gran cantidad de datos sobre los niveles de actividad física que la OMS ha recolectado en los últimos años. Las cifras más recientes sugieren que la población mundial ha alcanzado niveles preocupantes de inactividad. De acuerdo a los cálculos de los investigadores, 31.1% de los adultos en el mundo, es decir, cerca de mil millones y medio de personas, son sedentarios casi por completo. Esto significa que no cubren la recomendación mínima de 150 minutos de caminata o alguna otra actividad moderada a la semana, es decir, 20 minutos al día. Los números de los adolescentes son aun peores. Más de 80% de los jóvenes entre 13 y 15 años no realizan la hora diaria de ejercicio intenso recomendada para su grupo de edad.

No resulta sorprendente que Norteamérica, Sudamérica y Europa encabecen la lista mundial de los continentes más inactivos, pues 43.3% de la población americana y 34.8% de la europea no cumplen los estándares mínimos de ejercicio recomendado. No obstante, el resto del mundo se acerca cada vez más a estas cifras; mejor dicho, ha comenzado a rezagarse de modo similar. Más de 30% de los habitantes de Centroamérica llevan una vida inactiva; cerca de 27% de los africanos también son sedentarios. La minúscula isla de Malta, con 419 000 habitantes, se ha convertido en el lugar con menos actividad física del mundo: 72% de su población total apenas se mueve de manera voluntaria.

Las tendencias tampoco parecen alentadoras. El mismo estudio determinó que 80% de los hombres adolescentes en Latinoamérica, México y los países hispanohablantes europeos no cumplen con la cantidad mínima de ejercicio recomendada para su edad (apenas 60 minutos al día), y, si tomamos como referencia experiencias pasadas, éstos se volverán menos activos al crecer. De acuerdo a otro estudio aleccionador de 2012, la inactividad en Latinoamérica y México aumentará de manera sustancial en las próximas décadas: para el año 2030 las personas pasarán casi 33 horas a la semana inmóviles, lo cual implicaría un incremento de casi 30% sobre los niveles actuales.

Las consecuencias en la salud global y personal serán severas, y probablemente irán en aumento. De acuerdo con un estudio publicado en *The Lancet* también en 2012, pasar la mayoría del día en una silla es tan mortal como el tabaquismo o la obesidad. Los investigadores que utilizaron los datos de la OMS y de otros estudios realizados a gran escala a nivel mundial determinaron que la inactividad está vinculada a cerca del 6% de todos los casos de enfermedades cardiacas de la Tierra; 7% de los casos de diabetes tipo 2; y 10% de todos los casos de cáncer de colon y de mama, incluso entre personas que no fuman y tienen un peso corporal aceptable. Los autores calcularon que cerca de 5.3 millones de personas mueren al año por enfermedades relacionadas con la inactividad física, dato que resulta sorprendente al compararlo con los 5.1 millones de personas que mueren al año por fumar. "Estos datos indican claramente que la inactividad física puede equipararse a la obesidad y el tabaquismo en escala mundial" en términos de impacto sobre la salud de las personas, según afirma la doctora I-Min Lee, profesora de la Universidad de Harvard y directora del estudio.

México y Estados Unidos también encabezan esta lista, pues 11% de las muertes prematuras en ambas naciones están relacionadas con la falta de ejercicio. Sin embargo, otros países han comenzado a acercarse a esta cifra. Más del 13% de las muertes en España, por ejemplo, probablemente estén vinculadas a la inactividad física. En un cálculo reciente, se determinó que la esperanza de vida en Estados Unidos, América Latina y Europa bajará durante la próxima década por primera vez en la historia moderna. Esto se deberá, en gran medida, a que la gente ya no se mueve lo suficiente.

¿Qué podemos hacer para revertir estas tendencias deplorables? La respuesta es sorprendentemente sencilla: muévete. Luego muévete un poco más. El impacto que incluso las cantidades más pequeñas de ejercicio pueden tener sobre la salud y la longevidad es muy profundo.

Este libro explica por qué es necesario mover el cuerpo y cómo hacerlo adecuadamente. Es, además, un libro sobre el cambio, pues lo que podemos aprender hoy sobre el cuerpo activo también cambia todos los días. La ciencia del ejercicio nunca antes había sido tan efervescente. Cada semana hay un nuevo descubrimiento que contradice alguna creencia arraigada acerca de una práctica de ejercicio (con frecuencia popular y querida). ¿Quién hubiera pensado que el masaje no ayuda a la recuperación de los músculos cansados? ¿Me creerías si te dijera que la leche con chocolate sí? Durante años escuchamos sobre la importancia de beber agua en un maratón: imposible excederse. Sin embargo, se ha probado que tomar demasiada agua puede ser mortal. La lista sigue y sigue. Los estiramientos probablemente sean malos para los músculos y correr quizá sea bueno para las rodillas. El entrenamiento con pesas te hace más inteligente. La ropa interior de la suerte en verdad funciona. Tus genes pueden ser la razón por la que nunca tienes ganas de ejercitarte en primer lugar. Y los humanos no nacieron para correr, sino para caminar.

Es un momento fascinante para conocer nuestro cuerpo, aunque también puede llegar a ser desconcertante.

El cuerpo es una máquina asombrosamente compleja. No creerías la cantidad de procesos requeridos sólo para mover un dedo: los músculos se entrelazan con los nervios, tendones, ligamentos y huesos; el colágeno se estira contra los sarcómeros; el cartílago se suaviza al frotarse contra el hueso; el cerebro, iniciador del movimiento, se inunda de la retroalimentación enmarañada de músculos, ojos, piel y de sus propios lóbulos y otros sistemas; los fluidos entran y salen de las células; procesos químicos estallan. Hasta el hígado interviene en todo esto.

Por muchos años las partes específicas de este proceso eran incomprensibles. Los científicos no tenían las herramientas para determinar algunos aspectos de los efectos del ejercicio en el cuerpo, así de simple. Los órganos y sistemas corporales eran inaccesibles o inconvenientes para el propósito del estudio. Pero ahora, con los enormes avances en la microscopía, neurología, radiología, cirugía, imágenes biomecánicas en 3D y otros campos, somos capaces de observar el interior y medir el cuerpo humano como nunca antes. Basta con considerar lo que hemos aprendido del cerebro en años recientes. Con el equipo estándar para generar imágenes, era imposible ver la actividad cerebral, pues ocurre detrás de un denso y duro cráneo protector. En realidad no podíamos saber si el cerebro estaba haciendo gran cosa, sin importar cuánto pensara el sujeto o cuan elaborado fuera su movimiento. No obstante, con el advenimiento de la resonancia magnética, los científicos pudieron ver, desde afuera, la operación cerebral: qué partes se encienden con impulsos eléctricos durante el movimiento, y qué partes se remodelan *por* el ejercicio. Porque

—no lo dudes— la ciencia más reciente nos asegura que no hay una sola parte del cuerpo que permanezca estática. Si te mueves lo suficiente, tus músculos cambian y crecen. Esto también es cierto para la mente. El cerebro inicia el movimiento, pero, a su vez, éste puede ser cambiado por él. Células nuevas nacen; vasos sanguíneos brotan. Este proceso opera en todo tu cuerpo. No existe una célula que no sea afectada por el movimiento. Incluso el ADN cambia.

Entonces, muévete.

Este libro es, en parte, una revisión de lo que sabemos hoy día sobre el desempeño físico. Pero también —y quizá más importante— es un manual de usuario. Espero que te permita tomar los nuevos descubrimientos sobre el cuerpo humano y ponerlos en práctica. Hazlo si tu meta es lograr un tiempo menor a 3:03 en un maratón o caminar con mayor intensidad alrededor de la cuadra. Todos tenemos preguntas sobre el ejercicio, tanto si hemos practicado actividades físicas toda la vida, como si deseamos comenzar mañana. ¿Debes seguir una dieta específica? ¿Cuántos minutos de ejercicio se necesitan en un día normal para mejorar la condición física? ¿Qué es un intervalo? La ciencia siempre proporciona información nueva, incluso con regularidad agotadora, para responder éstas y cientos de otras preguntas a través de evidencia.

Después de todo, no tenemos que ser atletas para querer saber cómo movernos mejor. Sólo necesitamos escuchar la voz del interior, la que habita en la profundidad de nuestro corazón y en nuestros huesos. La voz que dice: "Oye, vamos a caminar". Tu cuerpo quiere y necesita moverse. Escúchalo.

1

LOS PRIMEROS 20 MINUTOS

¿Sufres muchos dolores y molestias corporales? ¿Sueles estar de buen humor? ¿Cuánto tiempo dedicas a trotar? ¿Hace cuánto que no visitas el gimnasio? Cada cierto tiempo nuestros queridos amigos de la División de Salud para Adultos y la Comunidad, de los Centros de Control y Prevención de Enfermedades (CDC) de Atlanta, se acercan a los habitantes de Estados Unidos para saber cómo se sienten respecto de su salud, y les hacen este tipo de preguntas como parte de la amplia y ambiciosa encuesta telefónica conocida como el Sistema de Evaluación de Comportamientos y Factores de Riesgo, o BRFSS por sus siglas en inglés (¡vaya abreviación!). Esta encuesta incluye preguntas sobre la actividad física de los estadounidenses, desde si hacen algún tipo de ejercicio, hasta cómo se sienten en relación con su propia "calidad de vida en términos de salud".

Después de que salieron a la luz los datos sin procesar de una de las últimas encuestas de BRFSS, los investigadores del CDC decidieron comparar por primera vez la información sobre los niveles de actividad de la gente con los datos disponibles sobre su calidad de vida en términos de salud mes con mes. Tal como escribieron en sus reportes publicados, los investigadores habían anticipado una relación entre la "actividad física" y el "aumento en los beneficios para la salud", tanto en el plano fisiológico como en el emocional. Sin embargo, también reconocieron que "la relación dosis-respuesta entre la actividad física y algunos beneficios a la salud todavía es poco clara". En otras palabras, los investigadores tenían la certeza de que hacer ejercicio es bueno para las personas, pero no estaban seguros de cuánto ejercicio es necesario para cosechar los beneficios.

A partir de este reporte publicado en *Medicine & Science in Sports & Exercise,* la revista oficial del Colegio Americano de la Medicina del Deporte, las cosas se complicaron aún más, pues se encontró que de los 175 850 adultos cuyas respuestas fueron analizadas, 18% no realizaba ningún tipo de actividad física planeada (o sea, ejercicio), mientras que 66% hacía al menos 30 minutos de ejercicio moderado al día (como caminar o andar en bicicleta) y 42% dijo realizar ejercicio intenso como mínimo una o dos veces a la semana por 20 minutos o más. (Muchas personas de este último grupo también dijeron realizar ejercicio moderado varias veces a la semana.) En términos de actividad, los números obtenidos en este estudio resultan mucho más impresionantes que muchos otros. Por lo general, sobre todo en los estudios que se basan en herramientas como podómetros con el fin de obtener medidas duras para calcular la actividad física, el porcentaje de estadounidenses moderadamente activos durante la mayor parte de la semana suele alcanzar apenas el 50 por ciento.

Sin embargo, los datos más esclarecedores que obtuvo el BRFSS provinieron de la valoración que la gente hizo sobre su propia calidad de vida en términos de salud durante el mes previo a la encuesta. Las personas que dijeron practicar ejercicio moderado reportaron menos "días de mala salud" (en los que se hubieran sentido cansadas, infelices, enfermas, ansiosas, adoloridas, o con la sensación de que algo "andaba mal") que las personas que declararon no realizar ningún tipo de ejercicio. De hecho, casi 30% de las personas sedentarias reportaron haberse sentido débiles al menos 14 días durante ese mes. Sin embargo, para sorpresa de todos, más de 20% de las personas que declararon realizar actividad física intensa varias veces a la semana también contaron 14 "días de mala salud" en el lapso de dicho mes. En vista de que este estudio fue supervisado por expertos en estadística de la salud, los científicos concluyeron que "una baja calidad de vida en términos de salud (BCVS) es siempre más probable entre personas que no realizan actividad física; generalmente muy probable entre aquellas que realizan actividad diaria (siete días a la semana);

casi siempre probable entre personas que se ejercitan por periodos cortos (menos de 20 minutos al día), y probable más de la mitad de las veces para personas que realizan ejercicio de muy larga duración (más de 90 minutos al día)".

En pocas palabras, el asunto de cuánto ejercicio es necesario y cuánto es demasiado o muy poco es, desde el punto de vista científico, un completo y absoluto desastre.

Perder el paso

Había una vez una época en que la cuestión de cuánto ejercicio debe realizar una persona era irrelevante. Las vacas requerían cuidados y el maíz no se cosechaba solo. Como bien sabemos, antes de la segunda Guerra Mundial la mayoría de los estadounidenses vivía fuera de las ciudades y realizaba actividad física prácticamente todo el tiempo, quisiera o no. Un estudio reciente sobre los niveles de actividad en un grupo moderno de familias amish tradicionales, cuyo estilo de vida se considera representativo del pasado estadounidense (además de los *boomers*), descubrió que los hombres amish realizan actividad física intensa más de 10 horas a la semana, además de casi 43 horas semanales de actividad moderada y 12 horas de caminata. En promedio, estos hombres caminan 18500 pasos por jornada, o alrededor de 14.5 kilómetros cada día de la semana, excepto el domingo. Las mujeres amish son relativamente menos activas, pues en promedio caminan 12 kilómetros al día.

De acuerdo con las estadísticas de 2010, la mayoría de los adultos estadounidenses camina cerca de 5000 pasos al día, lo cual no sólo se queda corto en comparación con los amish, sino también en relación con los niveles de actividad de otros países. Los afortunados australianos caminan en promedio 9700 pasos al día, el total de pasos más alto en el mundo occidental. Los suizos ocupan el segundo lugar, con 9650 pasos al día, y, a pesar de la abundante oferta de chocolate Lindt en su país, el índice nacional de obesidad apenas alcanza un ocho por ciento. En Estados Unidos este índice es de 34% y continúa creciendo.

Aunque estas cifras indican que la mayoría de los estadounidenses no se mueve lo suficiente, no sirven para mostrar cuánto ejercicio debería hacer cada individuo, porque, francamente, nadie lo sabe con certeza. "La ciencia y el sentido común nos dicen, sin asomo de duda, que permanecer sedentario todo el día es poco saludable", dijo el doctor William Haskell, profesor emérito de psicología del ejercicio en la Universidad de Stanford y experto en dosificación del ejercicio y longevidad. "Sin embargo, es difícil determinar la cantidad exacta de ejercicio requerida para gozar de una buena salud, estar en forma o mejorar el desempeño atlético."

Después de todo, gozar de buena salud, tener buena condición física y ser capaz de un alto desempeño atlético son tres objetivos distintos con exigencias particulares. Cada persona debe decidir por sí misma qué desea lograr. También es importante establecer cuánto estamos dispuestos a hacer, en términos reales, y cómo podemos alcanzar esos estándares. La salud puede parecer la más cercana de las metas, pero en realidad este concepto es difícil de definir, pues suele entenderse a partir de su ausencia. Tener presión alta, niveles peligrosos de colesterol, demasiada azúcar en la sangre, una cintura ancha o alguna enfermedad concreta (desde gripa hasta cáncer) no es saludable. Vivir libre de problemas como los anteriores significa tener buena salud. Y elegir la actividad física apropiada puede mejorar el estado de salud de una persona. Estar en forma implica cosas distintas, aunque la buena salud y una buena condición física suelen ir de la mano. Si le pidiéramos a un fisiólogo que explicara la diferencia entre salud y condición física, diría que la segunda implica buena resistencia cardiovascular o cardiorrespiratoria (ambos términos son casi sinónimos, pero no del todo, pues el segundo incluye medidas relacionadas con la función pulmonar). En este sentido, la condición física es una medida para determinar la eficiencia con la que el cuerpo transporta oxígeno a los músculos para mantenerlos en movimiento. Una persona con buena condición física tiene pulmones y corazón fuertes, así como músculos desarrollados. Esta persona puede o no estar saludable en términos clínicos. Algunas personas afortunadas que gozan de una buena condición cardiovascular o cardiorrespiratoria pueden tener al mismo tiempo un perfil de colesterol terrible o una cintura peligrosamente ancha. Resulta sorprendente cuántos de los factores que determinan la condición física biológica de las personas son, de hecho, innatos. Según varios estudios recientes, 30% o más de la condición física cardiovascular puede ser genética. Algunas personas nacen con más aptitudes físicas que otras, pero mejorar o disminuir la condición heredada depende de cada individuo.

Por último está el desempeño atlético, una meta que en sí misma, y en algunos casos, es capaz de mitigar tanto la salud como la condición física. Tener la costumbre de caminar cinco kilómetros al día ciertamente ayudaría a mejorar el estado de salud y la condición de la mayoría de la gente. Correr cuatro maratones en un solo año quizá no tenga los mismos resultados, quizá sí. "Existe una gran variabilidad en las respuestas de las personas al ejercicio en cualquier dosis", explicó el doctor Haskell.

Lo anterior trae a la mesa la pregunta central de este volumen, la más apremiante: Bueno, entiendo, todas esas investigaciones son muy interesantes, pero ¿qué tienen que ver conmigo?

¿Qué tan bajo se puede llegar?

Un grupo de investigadores en Escocia analizó la enorme base de datos de encuestas sobre la salud y los hábitos de los hombres y mujeres que habitan ese bello país, similares a las de BRFSS en Estados Unidos. En este caso, los científicos buscaban respuestas en torno a cuánto ejercicio es necesario para mantener al escocés o escocesa promedio libre de mal humor (es decir, en términos más técnicos, para evitar "malestar anímico"). La mayoría de la gente hubiera sospechado que se requería mucho sudor y medidas severas para lograrlo, pues los escoceses no son famosos por su temperamento jovial. Sin embargo, los investigadores descubrieron que 20 minutos a la semana (¡a la semana!) de cualquier actividad física intensa o moderada era suficiente para mejorar el carácter de los encuestados. Las actividades en cuestión incluían desde distintos tipos de deportes en equipo hasta caminata, jardinería e incluso el aseo de la casa, aunque esta última no suela contarse como causa de felicidad. Los científicos encontraron que, en la mayoría de los casos, mientras más activa sea una persona mejor será su bienestar emocional, y que "participar en deportes intensos" tiende a "traer mayores beneficios en términos de salud mental". La conclusión general fue que basta mantenerse activo durante 20 minutos a la semana para alcanzar la meta específica de estar de buen humor.

La preocupación por determinar la menor cantidad de ejercicio que una persona debe hacer para salirse con la suya ha aumentado en años recientes, en parte porque muchos de nosotros nos resistimos a practicar cualquier tipo de actividad física. Durante las décadas de 1970 y 1980, la meta estándar de los parámetros de ejercicio, incluyendo los del Colegio Americano de Medicina del Deporte (ACSM, por sus siglas en inglés) y otros grupos, era alcanzar un alto desempeño atlético. Estos programas recomendaban realizar actividades intensas, prolongadas e ininterrumpidas, durante una hora o más, varias veces a la semana. En otras palabras, estas instituciones sugerían que las personas debían correr, nadar y practicar ciclismo con gran intensidad, todas las veces que fuera posible.

Algunas personas se mostraron de acuerdo. Así surgió un auge por la carrera en los años setenta. Luego, en 1984, Jim Fixx, autor de *El libro completo del corredor,* murió a los 52 años a causa de un "infarto fulminante" mientras entrenaba para un maratón. No murió por correr; la autopsia mostró que sufría de una enfermedad cardiaca indetectable y probablemente congénita. Sin embargo, muchas personas tomaron su muerte morbosa y felizmente como una buena razón para no levantarse del sillón. Muchos estadounidenses no apelaron a excusa alguna, pues nunca se habían sentido inspirados a hacer ejercicio, mucho menos con gran intensidad. Tras la muerte de Fixx, ellos continuaron con sus vidas, sin moverse.

Para 1990 las recomendaciones formales sobre el ejercicio sucumbieron ante la naturaleza humana y se volvieron menos severas. Los expertos comenzaron a sugerir que realizar un ejercicio moderado podría ser suficiente. En 1995 la ACSM y el CDC se unieron para anunciar que "todos los adultos en Estados Unidos deberían acumular 30 minutos o más de actividad física moderada durante casi todos o de preferencia todos los días de la semana".

No obstante, aún existían muy pocos fundamentos científicos para las recomendaciones relacionadas con el ejercicio, incluyendo la anterior. Es por eso que a mediados de la década de 2000, el Departamento de Salud y Servicios Humanos de Estados Unidos reunió a un comité de científicos consultores compuesto por fisiólogos, cardiólogos, epidemiólogos, nutriólogos y otros expertos, para analizar los datos obtenidos durante décadas de estudios en torno a los beneficios (y riesgos) del ejercicio y formular nuevas guías basadas en esa evidencia. El resultado fue la monumental *Guía de actividad física para los americanos,* de 2008, que comienza con la siguiente advertencia: "La cantidad de actividad física necesaria para lograr efectos benéficos en la salud aún no ha sido identificada con absoluta precisión".

Ah, bueno… muchas gracias.

Sin embargo, los científicos no se han dado por vencidos, y se han sumergido en todo tipo de estudios con animales y humanos, con el fin de determinar el impacto que los tipos de ejercicio y la cantidad de actividad física tienen sobre el riesgo de contraer enfermedades cardiacas, desarrollar diabetes, obesidad, cáncer, depresión y otras causas de muerte prematura. En algunos estudios citados al final del reporte se observó que el ejercicio implica muy pocos beneficios para combatir enfermedades. En otros, sólo se registraron efectos cuando la actividad física era extenuante. Finalmente, había algunos estudios que indicaban que una caminata ligera varias veces a la semana era suficiente para reducir sustancialmente el riesgo de contraer o desarrollar muchas enfermedades y evitar una muerte temprana.

A pesar de estos resultados inconsistentes, el comité de consultores llegó a un consenso sobre qué tanto —y qué tan poco— ejercicio debemos realizar con el propósito de mantener la salud. El número mágico establecido en el reporte fue un mínimo de 500 minutos MET de ejercicio a la semana.

Más vale comenzar ahora mismo, entonces.

Por supuesto, a menos que seas un estudioso del ejercicio, quizá no sepas cómo se define un minuto MET. Un MET, o equivalente metabólico (en inglés *Metabolic Equivalent of Task*), es la cantidad de energía que una persona utiliza cuando está en reposo; dos MET representan el doble de energía quemada durante el reposo; cuatro MET es cuatro veces la energía utilizada en este estado, y así en adelante. Caminar a cuatro kilómetros por hora es una actividad de 2.7 MET; correr a 9.6 kilómetros por hora es una actividad de 10 MET. El comité concluyó que una persona necesita acumular al menos 500 minutos MET de ejercicio a la semana, lo cual no significa lo mismo que ejercitarse durante 500 minutos. En lugar de eso, 150 minutos a la semana —es decir, dos horas y media— de una actividad moderada de tres a cinco MET, como caminar, suman cerca de 500 minutos MET. De acuerdo con este grupo de investigadores, si se invierte la mitad de dicho tiempo (una hora con 15 minutos a la semana) en una actividad de seis MET en adelante, como el trote ligero, es posible obtener beneficios similares en términos de salud.

En términos prácticos, lo anterior significa que, según la mejor investigación científica disponible hoy en día, basta caminar o hacer ejercicio moderado durante 150 minutos a la semana para lograr resultados positivos en la salud. Este reporte y otras investigaciones más recientes han demostrado que si los 150 minutos se fragmentan en segmentos de distinta duración, se mantienen los mismos beneficios.

Un estupendo estudio realizado con ingenieros aeroespaciales (todos ellos "vírgenes" de ejercicio) separó a los sujetos en dos grupos; el primero debía hacer trote ligero durante 30 minutos ininterrumpidos al día, mientras que el otro grupo debía hacerlo en tres sesiones a lo largo del día (10 minutos por la mañana, 10 minutos a la hora del almuerzo y 10 minutos por la tarde). Al finalizar las ocho semanas, ambos grupos de ingenieros habían mejorado su perfil de salud y condición física y las diferencias entre los dos eran mínimas. Todos habían conseguido mejorar su ritmo cardiaco y su resistencia en la prueba de caminadora, así como bajar de peso.

Asimismo, separaron a dos grupos de ratas de laboratorio. El primero pudo nadar a voluntad durante tres horas en un contenedor especial. Las ratas del segundo grupo tuvieron que incrementar el ritmo hasta que hubieran nadado intensamente durante 45 minutos. Al finalizar, todos los roedores mostraron mejoras significativas en la capacidad de su cuerpo para regular el nivel de azúcar en la sangre, un factor clave para la salud. La manera en la que cada grupo acumuló el ejercicio no resultó importante, sólo importó que lo hubieran hecho.

El principio de sobrecarga

He aquí un punto importante. La persona con mayores probabilidades de obtener beneficios al aumentar el tiempo de ejercicio posiblemente no seas tú, sino tu regordete tío Cleto o ese niño pálido que nunca se ha enfrentado a un orco virtual al que no haya podido aniquilar. "Los beneficios más importantes que el ejercicio aporta a la salud se obtienen al levantarse del sillón", explica el doctor Timothy Church, psicólogo del ejercicio y profesor en el Centro de Investigaciones Biomédicas de Pennington en Baton Rouge, Louisiana, quien ha estudiado la dosificación del ejercicio a profundidad. "A partir de ese momento todo es un incremento gradual."

De hecho, al principio, los beneficios para la salud obtenidos por la actividad física siguen una curva impresionante hacia arriba. "Casi todas las reducciones de mortalidad se deben a los primeros 20 minutos de ejercicio", dice el doctor Frank Booth, profesor de ciencias biomédicas de la Universidad de Missouri, un experto en ejercicio y salud frecuentemente citado. "El índice de mortalidad entre las personas acostumbradas a vivir sin actividad física disminuye considerablemente, incluso cuando la cantidad de ejercicio en cuestión es bastante pequeña". En un reciente meta análisis de estudios sobre el ejercicio y la mortalidad, realizado por científicos de la Universidad de Cambridge, Inglaterra, y otras instituciones, se descubrió que, en general, el riesgo de muerte prematura disminuye casi 20% (en comparación con una persona inactiva) cuando una persona que no hace ejercicio comienza a cumplir los estándares actuales de 150 minutos de actividad moderada a la semana.

Los investigadores añadieron que si esa persona triplicara la cantidad mínima de ejercicio, es decir, si realizara cerca de 90 minutos de ejercicio al día cuatro o cinco veces a la semana, el riesgo de muerte prematura disminuiría aún más, pero sólo en cuatro por ciento. Sin embargo, esa persona puede estar en el camino correcto hacia una condición física envidiable. Es importante recordarlo, en especial si eres alguien que, como yo, está seguro de hallarse bastante lejos de la frontera de la muerte prematura y no necesita obsesionarse con ella, pero que sí sueña con vencer a su pareja en la próxima carrera amistosa local. Es probable que realizar cualquier cantidad y tipo de ejercicio ayude a mejorar tu salud de alguna manera, pero no necesariamente te dará una mejor condición física o te hará más competente como atleta. Caminar 30 minutos cinco veces a la semana quizá no modifique tu mejor tiempo en una carrera de cinco kilómetros; pero caminar tres minutos a paso muy acelerado, seguidos de una caminata ligera, y repetir esta serie de cinco a seis veces podría marcar una diferencia.

Existe un famoso principio conocido como "sobrecarga", el cual, según un comentario reciente publicado en la respetada *Revista de Fisiología Aplicada,* es "la única verdad incuestionable en la fisiología del ejercicio". Es alentador, ¿no? Al menos existe una gran certeza.

La sobrecarga es una idea simple; la palabra encapsula el concepto. Tal como el comentario explica, la sobrecarga implica que "la mejora en el desempeño atlético es resultado del entrenamiento sistemático y progresivo con suficiente frecuencia, intensidad y duración". Si el objetivo es mejorar el desempeño atlético, realizar la misma rutina de ejercicios no servirá para nada. El cuerpo se acostumbra a cierto nivel de actividad a una velocidad impresionante. Por eso, es necesario variar la intensidad un poco.

Sin duda habrás experimentado la sobrecarga en acción. Quizás en algún momento te quedaste sin aliento después de batallar en la elíptica durante 20 minutos y sentiste la necesidad de parar. Algunas semanas después, esos mismos 20 minutos se volvieron pan comido. A partir de ese momento podrías, si así lo quisieras, repetir la misma rutina poco exigente en cuanto a tiempo, distancia y nivel de resistencia por el resto de tu vida y seguir acumulando beneficios de salud.

No obstante, si tu meta fuera mejorar tu condición física, velocidad o fuerza, tendrías que aumentar la resistencia o prolongar el ejercicio. De esta manera te enfrentarías a un nuevo reto hasta que tu cuerpo se acostumbrara otra vez a la carga de trabajo. Esto implicaría una sobrecarga para tu sistema cardiovascular y para otros sistemas, los cuales se adaptarían gradualmente y, desde la perspectiva de la condición física y el desempeño atlético, comenzarían a mejorar. Esto es muy bueno para ti, pero ¿cómo lograrlo? La buena noticia es que existen muchas opciones prácticas. En este mundo moderno no es difícil someterse a una sobrecarga. Incluso el calendario de Google puede hacerlo por ti. En términos fisiológicos, la sobrecarga se logra al incrementar el número de veces que una persona se ejercita a la semana, la duración de cada rutina o la intensidad de la actividad física. Por ejemplo, si disfrutas caminar y actualmente programas caminatas de 30 minutos cinco veces a la semana, puedes comenzar por aumentar el tiempo de cada sesión a 35 minutos y luego a cuarenta. La regla general dicta que, para evitar lesiones, no se debe incrementar el volumen del entrenamiento más de 10% a la semana. Sin embargo, en el caso de ejercicios de baja intensidad como caminar, el riesgo de lesiones es casi nulo.

Otra opción es incrementar la intensidad en una misma rutina, es decir, aplicar un concepto como el de los intervalos, el cual a muchos de nosotros nos desagrada. Los intervalos son repeticiones de episodios cortos (y por lo general bastante molestos) de ejercicio ejecutado lo más cerca posible de la máxima intensidad que cada persona puede soportar, seguidos de un periodo de descanso. Lo anterior sin duda genera sobrecarga, pero en ocasiones también es causa de náuseas entre los atletas, muchos de los cuales sazonan su entrenamiento competitivo con varias sesiones de intervalos durante la semana.

Las últimas investigaciones sugieren que existen versiones benignas del entrenamiento por intervalos. Éstas pueden generar beneficios significativos para el desempeño atlético, incluso para personas que practican caminata ligera o deportes recreativos, o para cualquiera que desee mejorar sus capacidades físicas sin tener que vomitar en el proceso. Un experimento alentador en Japón, que actualmente se encuentra en desarrollo, separó a caminantes de mediana edad y adultos mayores en dos grupos y le asignó un programa de ejercicios a cada uno. Los miembros del primer grupo llevaron a cabo un régimen de baja intensidad en el que caminaban 8 000 pasos (o entre cinco y seis kilómetros, según los podómetros) haciendo un esfuerzo equivalente a 50% del máximo de su ritmo cardiaco, es decir, caminata ligera y relajada. El resto de los participantes hicieron rutinas de intervalos, las cuales consistían en episodios de tres minutos de caminata intensa en los que su ritmo cardiaco subía hasta 70% de su máximo predeterminado, seguidos de tres minutos de caminata a 40% de su ritmo cardiaco máximo. Este grupo intercalaba tres minutos de caminata intensa con tres minutos de caminata ligera, hasta completar al menos cinco series.

Ambos grupos caminaron durante ocho meses. Al final, todos los participantes habían mejorado su presión sanguínea, pero sólo el grupo de los intervalos había fortalecido los músculos de las piernas, tal como lo determinaron las pruebas en máquinas para entrenamiento con pesas, y había logrado mayor capacidad de oxigenación. En este sentido, el segundo conjunto logró una condición física significativamente mejor que el grupo que había caminado a un paso ligero. Los intervalos cumplieron su cometido.

De hecho, este régimen es tan efectivo que tiene el potencial de concentrar todo el ejercicio que una persona necesita en pocos minutos a la semana. Por supuesto, esos minutos no serán del todo placenteros.

La rutina de los cuatro minutos y medio

En un laboratorio del Instituto Nacional de Salud y Nutrición de Japón, los científicos observaron con gran interés a una serie de ratas de laboratorio nadar frenéticamente en la periferia de un contenedor de poca profundidad lleno de agua tibia. Había un contenedor para cada rata. Las ratas nadadoras se habían ejercitado durante horas. Hacerlas nadar es un método confiable para estudiar e incrementar la condición aeróbica de los roedores, pues la mayoría de estos animales no son muy buenos en ello. Ninguna rata disfruta estar en el agua, sólo pueden salpicar y patalear utilizando mucha energía. Una sesión prolongada de natación representa un gran reto para una rata.

Después de tres horas, los científicos sacaron a las ratas del agua y las dejaron descansar tranquilamente por 45 minutos. Luego las regresaron al contenedor y las hicieron nadar otras tres horas. Al final, los investigadores realizaron pruebas para medir las fibras musculares de cada rata y descubrieron que comenzaban a mostrar cambios bioquímicos y moleculares, lo cual era indicador de que las ratas habían aumentado su resistencia y condición física.

Mientras tanto, un segundo grupo de ratas fue sometido a una serie de sesiones de natación mucho más cortas. Estas ratas, que llevaban chalequitos cargados con un peso equivalente a 14% de su masa corporal (con el fin de intensificar el ejercicio), nadaron en los contenedores durante 20 segundos antes de que los científicos las sacaran para dejarlas descansar durante 10 segundos. Al final, completaron 14 de estos mini chapuzones, hasta alcanzar el gran total de 4.5 minutos de natación. Cuando los científicos analizaron sus fibras musculares descubrieron los mismos cambios moleculares que habían detectado en las nadadoras de larga distancia, además de otros beneficios adicionales. Al parecer, cuatro minutos y medio de ejercicio intenso habían generado prácticamente los mismos beneficios aeróbicos que seis largas horas en el agua.

El concepto de "entrenamiento por intervalos de alta intensidad", o EIAI, es relativamente nuevo y muy distinto a la idea que la vieja escuela tenía de los intervalos, la cual muchos de nosotros recordamos de nuestros días en el equipo de atletismo de la preparatoria. El EIAI no implica intercalar sesiones de intervalos un día con sesiones de ejercicio prolongado en otros. Basta con realizar una sesión de intervalos todos los días, lo cual significa que en pocos minutos habrás terminado el trabajo pesado. "Hace tiempo, las investigaciones científicas decían que la única manera

de lograr mayor resistencia era realizar actividades de alto rendimiento", es decir, largas carreras a pie o en bicicleta, o quizá nadar
durante seis horas, explica el doctor Martin Gibala, profesor de
la Universidad McMaster, en Canadá, quien se encuentra a la vanguardia de la ciencia detrás del EIAI.

Las investigaciones actuales en el laboratorio del doctor Gibala prueban lo contrario. En un estudio que se convirtió en uno de
los documentos más enviados por e-mail de la página de la *Revista de Fisiología Aplicada* durante casi dos años, el doctor Gibala y sus colegas pusieron a un grupo de universitarios saludables
a hacer bicicleta estacionaria a ritmo estable durante 90 y 120 minutos. Otro conjunto de estudiantes refunfuñó durante una serie
de intervalos cortos pero intensos: de 20 a 30 segundos de biciele-
ta a la potencia máxima que pudieran soportar. "Lo describimos
como un esfuerzo total", dijo el doctor Gibala, lo cual requiere
"alejarse por completo de la zona de confort de cada persona".
Después de descansar cuatro minutos, los estudiantes debían pedalear con fuerza durante otros 20 o 30 segundos, y repetir el ci-
clo de cuatro a seis veces, dependiendo de lo que cada individuo
pudiera aguantar. "Esto daba un total de tres minutos de ejercicio
extremadamente intenso por cada sesión de entrenamiento", explicó Gibala.

Cada uno de los grupos se ejercitó tres veces a la semana.
Después de dos semanas, ambos grupos mostraron mejoras casi
idénticas en términos de resistencia (según las medidas obtenidas
en una prueba de bicicleta fija), sin importar que uno de ellos
se hubiera ejercitado entre seis y nueve minutos a la semana y
el otro durante casi cinco horas. Las biopsias de los dos grupos
demostraron cambios significativos en las células musculares, lo
cual indicaba un incremento sustancial en la condición física. Específicamente, todos tenían niveles más altos de mitocondrias, los
organelos microscópicos que les permiten a los músculos utilizar
el oxígeno para generar energía. De esta manera, el estudio probó
que aproximadamente seis minutos de ejercicio a la semana (además del tiempo utilizado para el calentamiento y enfriamiento,
y los descansos entre cada episodio de trabajo intenso) eran tan
efectivos como 300 minutos de ejercicio moderado para alcanzar

un nivel básico de condición física. Desafortunadamente, esos seis minutos eran bastante dolorosos.

Trotar mata recoger cerezas

Los beneficios de salud del ejercicio vigoroso pueden ser significativos, aunque quizá no sean recompensa suficiente. Por ejemplo, en Finlandia un grupo de investigadores concluyó recientemente que, si deseas evitar el cáncer de pulmón o el gastrointestinal, es mejor invertir tu tiempo libre trotando que recogiendo cerezas, cosechando hongos o pescando. Este descubrimiento está basado en los increíblemente detallados diarios de ejercicio de un grupo de 2 560 hombres finlandeses que habían registrado sus actividades diarias durante las dos décadas anteriores. Cabe añadir que todos ellos son habitantes de un país en el que recolectar cerezas y buscar hongos son actividades comunes.

Cuando el estudio comenzó, ninguno de los hombres tenía cáncer; 17 años después, 181 de ellos habían muerto de esta enfermedad. Por supuesto, los científicos descartaron las variables más evidentes relacionadas con la salud, como el consumo de tabaco, el índice de grasa y el consumo de fibra, entre otras, y determinaron que la actividad física había tenido un impacto importante en la probabilidad que estos hombres tenían de desarrollar cáncer. Los más físicamente activos tenían las probabilidades más bajas de desarrollar este tipo de padecimientos o morir a causa de ellos, en especial en lo que respecta al cáncer en el tracto gastrointestinal o en el pulmón.

La clave era la intensidad. El ejercicio intenso tenía más efectos preventivos. Trotar era la actividad más intensa de todas las estudiadas y pescar era la menos intensa. Los hombres que trotaban o realizaban ejercicio vigoroso durante por lo menos 30 minutos al día mostraron "una reducción de 50% en el riesgo de muerte prematura por cáncer", dijo el doctor Sudhir Kurl, uno de los autores de este estudio y director médico de la Escuela de Salud Pública y Nutrición Clínica de la Universidad de Kuopio, en Finlandia.

En términos técnicos, los hombres que realizaban actividades equivalentes a por lo menos cinco MET diarios tenían menos probabilidades de morir de cáncer, en especial de los dos tipos antes mencionados. Estos resultados concuerdan perfectamente con los descubrimientos de un gran estudio realizado con mujeres en relación con el cáncer de colon. En él se determinó que las mujeres que caminaban vigorosamente durante cinco horas a la semana corrían menos riesgo de desarrollar esta enfermedad que aquellas cuya rutina incluía caminata ligera 30 minutos a la semana. En el reporte que el comité de asesores a cargo de la muy completa *Guía de actividad física* de 2008 preparó para la Secretaría de Salud y Servicios Humanos, el cual incluye un capítulo sobre el ejercicio y el cáncer, los autores concluyeron que "una hora al día de actividad moderada o intensa produce una reducción mucho mayor en las probabilidades de desarrollar cáncer" que las dos horas y media de ejercicio moderado a la semana que se recomiendan actualmente.

Los investigadores finlandeses aceptaron que no sabían cómo o por qué el ejercicio intenso reduce el riesgo de cáncer, ni por qué aparentemente sólo afecta a ciertos tipos de esta enfermedad. El ejercicio acelera el vaciado del intestino grueso, lo cual reduce el tiempo total que las sustancias cancerígenas permanecen en este órgano. Los científicos añadieron que el ejercicio intenso y frecuente también puede afectar la producción de hormonas sexuales en hombres y mujeres, lo cual podría estar relacionado con el cáncer de mama o próstata. Incluso la respiración acelerada y profunda que se genera durante la actividad enérgica podría tener un efecto en la remoción de carcinógenos de los pulmones.

No obstante, todavía es difícil separar los efectos moleculares específicos del ejercicio regular y agotador, de los hábitos saludables practicados por la mayoría de las personas que hacen ejercicio. Los autores admiten que "los factores de estilo de vida" y el azar en la genética (para bien y para mal) podrían sesgar los resultados. De todas maneras, es importante reflexionar sobre estos descubrimientos. "Al menos sabemos que la actividad física de intensidad moderada es más efectiva para prevenir el cáncer que el ejercicio de bajo impacto", concluyeron los autores. Olvida tu idea romántica del ejercicio: para este propósito trotar mata cosechar cerezas.

¿Qué tanto es demasiado?

Sólo tú puedes decidir cuánto esfuerzo puedes soportar para mejorar tu salud y condición física y qué tan poco tiempo puedes dedicarle a este proceso. Sólo tú puedes elegir si tener una buena condición física, con o sin intenciones de competir, es tu meta final.

Siempre existe la posibilidad de hacer demasiado. "Las recompensas del ejercicio parecen seguir una curva", dice el doctor Booth. Cuando una persona da el primer salto y comienza a ejercitarse, los beneficios aumentan exponencialmente. Mientras más actividad física realices, éstos comenzarán a estabilizarse y si en algún momento te excedes, pueden disminuir. El doctor Booth explicó que el punto de quiebre en el que esto ocurre "varía de persona a persona". Las lesiones crónicas o por sobrecarga son el síntoma más común para detectar que una persona está ejercitándose en exceso. Después de todo, este tipo de lesiones se desarrollan por el desgaste acumulado. (Las lesiones agudas son resultado de un incidente o accidente aislado y repentino, como una torcedura de tobillo durante un partido de futbol, caer en un agujero durante una carrera o chocar con un poste por caminar en la calle mientras lees, cosa que sólo me sucedió una vez.)

No fue del todo sorprendente cuando un análisis a largo plazo, en el que participaron 5 000 adultos inscritos en el estudio longitudinal del Centro Aeróbico supervisado por el Instituto Cooper, en Dallas, comprobó que mientras más ejercicio realiza una persona, mayores son sus probabilidades de sufrir lesiones. Quizá lo anterior suena a "la ciencia de las obviedades", pero esta información suele ser ignorada por los atletas ávidos que continúan la explotación recurrente y persistente de sus músculos, lo cual los lleva a desarrollar lesiones graves.

Según una serie de estudios recientes muy controvertidos, algunas personas pueden llegar a ejercitarse hasta quedar en cama. En uno de ellos, los investigadores separaron ratones de laboratorio en dos grupos. El primer grupo podía descansar cómodamente en las jaulas y el segundo tenía que correr en pequeñas caminadoras hasta que estuvieran exhaustos. Este experimento se llevó a cabo durante tres días, después de los cuales ambos grupos fueron expuestos a un virus de gripa. Algunos días después, más ratones del grupo que corrió hasta el cansancio contrajeron la enfermedad que del grupo de control; también mostraron síntomas de mayor gravedad.

Asimismo, un estudio en el que se infectaron ratones con un tipo de gripa especialmente violento para los roedores obtuvo resultados reveladores. Los científicos dividieron los ratones en tres grupos: los primeros pudieron descansar, los segundos realizaron trote moderado durante 20 o 30 minutos, y los últimos tuvieron que correr a toda velocidad en una caminadora durante dos horas y media. Estas sesiones se repitieron los tres días siguientes. Los ratones corredores fueron los más afectados por el virus: cerca de 70% de ese grupo murió. Por otro lado, sólo la mitad de los ratones sedentarios no sobrevivieron la enfermedad, mientras que apenas falleció 12% de los ratones que trotaron ligeramente.

Entre los ratones corredores, los científicos encontraron evidencia de trastornos considerables en el sistema inmune. Ya sea que hablemos de ratones o de hombres, un virus puede provocar un incremento en las células inmunológicas causantes de inflamación, una manera que el cuerpo tiene para defenderse. Sin embargo, si la inflamación se prolonga demasiado tiempo, se vuelve contraproducente. En los ratones corredores, las células que normalmente habrían aliviado la inflamación mutaron de alguna manera y no respondieron a su capacidad completa. El proceso de inflamación se salió de control y los ratones murieron.

El ejercicio moderado, por el contrario, mejoró el balance de las células inflamatorias de los ratones. Es por esto que fueron los animales más saludables y con mejor condición física en el laboratorio.

Corazones rotos

En cada extremo existen consecuencias no deseadas. Para las personas que se encuentran en alguno de los dos extremos, esas consecuencias pueden involucrar al corazón. Se trata, después de todo, de un músculo, y como tal, es propenso al deterioro por sobrecarga. Recientemente, investigadores británicos estudiaron la salud del corazón de un grupo de hombres: atletas competitivos que habían entrenado toda su vida. Estos sujetos pertenecían o habían pertenecido a los equipos nacionales de corredores de fondo y remo, o eran miembros del selecto *100 Marathon Club,* el cual sólo acepta corredores que, como el nombre lo indica, han completado al menos 100 maratones. Todos ellos habían entrenado y competido durante toda su vida adulta y no habían dejado de realizar ejercicio intenso. Alrededor de la mitad tenía más de 50 años y el resto incluía hombres relativamente jóvenes, de entre 26 y 40 años. Con el fin de tener un punto de comparación, los científicos también reunieron a un grupo de 20 hombres saludables de más de 50 años, entre los cuales no había ningún atleta de alto rendimiento.

Los distintos grupos fueron sometidos a una nueva y sofisticada forma de resonancia magnética para obtener imágenes de su corazón y detectar signos tempranos de fibrosis o cicatrización en el músculo cardiaco. En casos graves, la fibrosis puede endurecer o engrosar partes del corazón, lo cual genera función irregular y, en el peor escenario, insuficiencia cardiaca.

Ninguno de los atletas jóvenes o de los no atletas mayores mostró signos de fibrosis en su corazón. No obstante, la resonancia de la mitad de los atletas de alto rendimiento reveló una ligera cicatrización. Los hombres más afectados en cada caso fueron aquellos que habían entrenado por más tiempo y con mayor intensidad; ninguno de ellos había experimentado síntomas. En este sentido, dedicar tantos años al ejercicio intenso puede estar relacionado con un aumento en la probabilidad de desarrollar fibrosis en el corazón.

Otro estudio, realizado con ratas de laboratorio, ofrece posibles explicaciones para lo anterior. En éste, científicos canadienses y españoles hicieron que un grupo de machos saludables corrieran a ritmo intenso día tras día durante tres meses, el equivalente de 10 años en humanos. La intención del experimento era reproducir el efecto que años de entrenamiento para maratones tienen sobre las personas, según explica el doctor Stanley Nattel, uno de los autores del estudio y cardiólogo del Centro de Investigaciones del Instituto del Corazón, en Montreal.

Al principio, el ritmo cardiaco de las ratas era normal. Sin embargo, al concluir el extenso y arduo entrenamiento para maratón, las imágenes obtenidas mostraron que la mayoría de los roedores había desarrollado cicatrices en el corazón y algunos cambios estructurales parecidos a los vistos en atletas humanos de alto rendimiento. Los investigadores fueron capaces de inducir arritmias y alterar la función cardiaca de las ratas maratonistas con mucha mayor facilidad que en un grupo de control conformado por roedores normales. Por suerte, después de ocho semanas de no correr, el corazón de estas ratas se había recuperado casi por completo: la fibrosis había desaparecido.

Ahora bien, ¿los maratonistas de toda la vida deberían preocuparse por el estado de su corazón? Por ahora, es imposible dar una respuesta. Todavía hay demasiados factores desconocidos, incluyendo la genética, otros hábitos de salud y el azar. "Digamos que les pedimos a 100 personas de 20 años, todas del mismo género, que comiencen a entrenar para un maratón", dice el doctor Paul Volders, cardiólogo de la Universidad Maastricht, en Holanda, quien se dedica a estudiar el corazón de los atletas. Si los corredores continúan su entrenamiento sin interrupciones durante 30 años y, luego de ese tiempo, se hace una resonancia de su corazón, "es muy probable, de hecho es casi seguro, que existan diferencias importantes en el tejido de las paredes cardiacas". Para algunos, estos cambios pueden ser positivos, pero es probable que para muchos no lo sean.

El doctor Nattel recomienda consultar a un doctor si toda tu vida has corrido maratones o has sido atleta de alto rendimiento y tu corazón se acelera en ocasiones, lo cual puede indicar arritmia, o si se comporta de manera suficientemente inusual como para llamar tu atención.

Sin embargo, si somos realistas, la mayoría de nosotros no tiene que preocuparse por la fibrosis cardiaca causada por el exceso de ejercicio. "La gente corre para mantenerse en forma y la evidencia demuestra de manera contundente que este tipo de ejercicio es bueno para la salud del corazón", dice el doctor Paul Thompson, experto en cardiología del deporte y jefe de cardiología del Hospital Hartford, en Connecticut. Si te ejercitas con regularidad y actualmente no muestras síntomas de problemas cardiacos, "puedo decir con seguridad que no hay por qué parar", dijo. "¿Cuánta gente se puede unir al *100 Marathon Club*? —pregunta—, ¿o cuánta planea emprender un entrenamiento comparable?" "No mucha", responde. "El exceso de ejercicio nunca ha sido un gran problema en Estados Unidos."

¿Cuánto y qué tipo de ejercicio necesitas? Algunas pistas

1. Realiza este *test*

Esta prueba consiste en responder una sola pregunta, cortesía del doctor Frank Booth, uno de los expertos en dosificación del ejercicio más importantes del país: "¿Quieres vivir hasta los 100 años?" Como tú y yo sabemos que sí, queda establecido que lo más lógico es usar el ejercicio para mejorar tu salud. "Estar activo es la manera más efectiva, fácil y barata para disminuir las causas de mortalidad e incrementar la esperanza de vida funcional", dijo Booth. "Las personas que no hacen ejercicio corren un riesgo mucho mayor de morir prematuramente."

2. ¿Salud?

Si tu meta es mejorar tu bienestar físico y emocional, es decir tu salud, y celebrar la fiesta del centésimo cumpleaños, las recomendaciones actuales sobre actividad física son una buena opción, como las contenidas en la *Guía de Actividad Física* de 2008, publicada por el Departamento de Salud y Servicios Humanos de Estados Unidos. En ella se sugiere:

   a. 150 minutos (dos horas y media) de actividad aeróbica moderada a la semana, como caminata vigorosa o natación, o *b.* 75 minutos (una hora y 15 minutos) de actividad aeróbica intensa, como correr, además de

c. entrenamiento con pesas dos veces a la semana, para asegurar la salud de todos los músculos.

Puedes dividir estas sesiones de cualquier manera que se acomode a tu vida. Camina 30 minutos al día cinco veces a la semana, o divide las caminatas en bloques de 15 minutos y hazlo dos veces al día. La ciencia más avanzada sugiere que el cuerpo no toma el orden en cuenta.

3. ¿Quieres más?

Si tu meta va más allá de la salud o, en pocas palabras, eres atleta —lo cual no significa que te interese competir, sino que deseas lograr mayor rapidez o mejorar en la actividad de tu elección— deberás exigirle más a tu cuerpo. Lo recomendado es sobrecargar el aparato locomotor y el sistema cardiovascular, para así aumentar tu desempeño y condición física. Puedes hacerlo con cualquier tipo de ejercicio que ya disfrutes practicar. Sólo necesitas incrementar la intensidad usual en ocasiones. Hace algunos años se llevó a cabo un estudio interesante sobre la caminata, en el que cerca de 500 adultos se reunieron en múltiples grupos. Todos caminaron por 30 minutos al mismo tiempo, pero con intensidades distintas, basadas en su ritmo cardiaco o con variaciones en la frecuencia a la semana. El grupo que caminó a un paso equivalente a 70% de su ritmo cardiaco máximo, o sea muy enérgicamente, mostró, por mucho, el mayor incremento en condición física comparado con los grupos que caminaron a intensidades menores, incluso aquellos que caminaron un número mayor de sesiones a la semana. Sin embargo, entre los grupos de intensidad ligera, los que caminaron con más frecuencia (seis o siete sesiones a la semana) obtuvieron mejores medidas de condición aeróbica que los que caminaron cuatro veces a la semana. Entonces, para mejorar tu condición física y desempeño:

a. Incrementa ocasionalmente la intensidad o la frecuencia de tus sesiones normales de ejercicio.

b. Si lo deseas, puedes utilizar un monitor de ritmo cardiaco. No obstante, una serie de estudios recientes demuestra que cada individuo es el mejor juez de la dificultad de su rutina, mucho más certero que los aparatos electrónicos más sofisticados. A pesar de las tablas disponibles en los centros de salud, el ritmo cardiaco máximo varía significativamente de persona a persona. Para obtener un cálculo exacto tendrías que someterte a una prueba de caminadora en un laboratorio de ejercicio y fisiología. Te recomendamos confiar en tu intuición.

c. Sabrás que estás ejercitándote vigorosamente cuando tu respiración se vuelva tan entrecortada que apenas puedas sostener una conversación.

4. Hazlo rápido

Puedes comprimir todo tu ejercicio en algunos minutos a la semana. Este método ayuda a mejorar la salud y la condición física en un periodo de tiempo muy corto, pero no está diseñado para los débiles de corazón. (Por cierto: si es la primera vez que te ejercitas con regularidad, antes de empezar consulta a un doctor para que evalúe tu corazón y detecte otros posibles problemas de salud, por obvio que parezca.) El EIAI, o entrenamiento de intervalos de alta intensidad, requiere que toda tu rutina, y no sólo partes de ella, sea por intervalos. El doctor Gibala de la Universidad McMaster, en Canadá, fue el pionero en esta investigación. Los estudios originales sobre EIAI involucraban episodios extenuantes y abreviados de ejercicio ejecutados a un ritmo más allá del supuesto máximo de la persona durante 30 segundos, en bicicletas estacionarias conocidas como ergómetros Wingate. La mayoría de la gente no quiere esforzarse tanto y nunca ha escuchado de un Wingate. Recientemente, el doctor Gibala realizó pruebas con una versión más práctica del EIAI y a un ritmo un poco más amable. Los resultados fueron satisfactorios. Cuando un grupo de hombres jóvenes sin entrenamiento pusieron en práctica esta nueva versión del EIAI, incrementaron de manera significativa los indicadores moleculares asociados con una buena condición aeróbica.

Otros han descubierto que el protocolo del EIAI también disminuye el nivel de azúcar en la sangre y ayuda a controlar la presión sanguínea, lo cual implica beneficios para la salud. Para practicar este nuevo y mejorado EIAI sólo necesitas una bicicleta fija, conocimiento sobre tu propio ritmo cardiaco y un temple de acero.

a. Calienta con al menos tres minutos de ciclismo ligero.

b. Luego comienza el EIAI con intervalos de 60 segundos en los que pedalees con una fuerza equivalente a casi el 100% de tu ritmo cardiaco máximo. En pocas palabras, debes ejercitarte al borde del dolor, con el esfuerzo máximo que puedas soportar, durante un minuto. (Para los expertos en tecnología del ciclismo estacionario, el voltaje promedio en el experimento del doctor Gibala era de 355 watts durante los episodios de ejercicio intenso.)

c. Descansa con 75 segundos de pedaleo a baja intensidad (40% debajo de tu ritmo cardiaco máximo o el equivalente a 30 watts).

d. Repite la secuencia de ejercicio intenso y descanso al menos ocho veces para empezar. Intenta aumentar la rutina a 12 repeticiones o más de manera gradual.

e. Al final de la sesión pedalea tranquilamente durante algunos minutos. En total debes comprometerte a dedicar poco menos de 30 minutos a cada sesión de ejercicio.

f. Establece la meta de completar tres sesiones o una hora y media (aunque puede ser menos) de ejercicio a la semana. "Tendrías que dedicar al menos cinco horas de ejercicio convencional para obtener los mismos beneficios. Yo, por ejemplo, no tengo tiempo de salir y ejercitarme durante tantas horas —dice el doctor Gibala—. Ésa es una de las razones principales por las que hemos trabajado tanto" en perfeccionar el EIAI.

5. Aprende a bajar el ritmo

En ocasiones es imposible cumplir con el calendario de ejercicio que te habías propuesto; otras veces quizá comiences a notar que te estás excediendo. La mayoría de los expertos dice que si un dolor muscular no desaparece después de tres días puede ser indicio de una lesión crónica incipiente. En estos casos, debes disminuir el ritmo o parar un momento para consultar a un doctor o a un fisioterapeuta. La buena noticia es que reducir la cantidad de ejercicio no te quita lo bailado, es decir, no afectará los beneficios en términos de salud y condición física que te has ganado con tanto esfuerzo. En un estudio reciente con bailarinas universitarias se descubrió que el nivel de azúcar en la sangre y la circunferencia de la cintura (¡horror!) de aquellas que habían abandonado el baile por completo habían aumentado de manera significativa en tan sólo dos meses. Por otro lado, las bailarinas que seguían llevando a cabo una rutina de baile, mucho menos exigente pero constante, no presentaron estos cambios. Lo anterior se comprobó en otro experimento reciente, esta vez con adultos que, después de haber completado cuatro meses de entrenamiento con pesas, redujeron el número de visitas al gimnasio de tres a una vez por semana. La mayoría de los sujetos mantuvo durante ocho meses la fuerza que había logrado con el entrenamiento anterior. Pocos de ellos aumentaron su fuerza o masa muscular, pero tampoco la perdieron por completo. "La dosis de una vez a la semana por lo general es suficiente para mantener la adaptación neuromuscular positiva", concluyeron los autores del estudio. Muchas gracias, querida ciencia.

6. A limpiar

Finalmente, si lo que buscas es mejorar tu salud mental, limpiar la casa, por alguna extraña razón, te puede ayudar. Además de la encuesta en la que los escoceses declararon que limpiar la casa es una de las actividades asociadas con "menor impacto psicológico", en Europa se realizó una nueva encuesta a gran escala que encontró "una asociación inversa entre el trabajo en el hogar y el estrés". Al parecer, aspirar y trapear puede hacerte feliz. Mi casa está disponible, por si alguien quiere venir a entrenar.

2

ESTIRAR LA VERDAD

En un estudio publicado a finales de 2010, los científicos de la Universidad Estatal de Florida en Tallahassee reclutaron a 10 hombres, atletas de alto rendimiento, y les pidieron que evitaran estirarse durante su calentamiento. Muchos atletas, por supuesto, se rehusarían a cumplir esta encomienda. De hecho, un estudio a gran escala con corredores recreativos, también publicado en 2010 y auspiciado por la Asociación de Atletismo de Estados Unidos, tardó muchos años en completarse, debido a que resultó muy difícil para los investigadores encontrar suficientes corredores dispuestos a abandonar sus rutinas de estiramiento, así fuera por el bien de la ciencia. Por suerte, los hombres en edad universitaria no suelen resistirse cuando tienen la oportunidad de evitar el agotamiento físico, incluso cuando se trata de estiramiento, y el estudio de la Universidad de Florida logró reunir a 10 participantes dispuestos a hacerlo.

Los investigadores llevaron a los voluntarios al laboratorio de fisiología del ejercicio para realizar una serie de pruebas de condición física, incluyendo medidas de flexibilidad. Todos los sujetos regresaron para completar dos sesiones adicionales. En ambas sesiones los hombres corrieron en una caminadora durante una hora. En una de ellas, se prepararon para la carrera descansando sentados durante 16 minutos. En la otra, se estiraron primero y después realizaron una rutina de estiramiento estático muy detallada, durante 16 minutos. El estiramiento estático (lo que la mayoría de nosotros conoce como estiramiento) implica estirar un músculo al máximo y mantenerlo en esa posición durante veinte o treinta segundos. Los hombres se sintieron más flexibles después de este estiramiento.

Sin embargo, en la segunda sesión su desempeño disminuyó de manera significativa. Los sujetos cubrieron una distancia menor que cuando se habían sentado tranquilamente. También consumieron más calorías y oxígeno durante esta carrera, lo cual sugiere que sus zancadas se habían vuelto menos económicas y que, fisiológicamente, les resultaba más difícil correr. Los científicos concluyeron que había una implicación evidente: "El estiramiento estático debería evitarse antes de competencias de alto rendimiento". Pero si algo podemos inferir del comportamiento actual de los atletas, es que muchos de ellos optarían por no seguir este consejo y lo desecharían de inmediato.

¿Flexible o flácido?

La ciencia del ejercicio tarda mucho tiempo en penetrar los campos de juego. Una forma práctica de comprobarlo es observar a tus hijos durante el calentamiento de su próximo partido de futbol, o a los corredores menos experimentados que usualmente se encuentran al final de la salida de un maratón. Es casi seguro que los jugadores de futbol seguirán el consejo de su entrenador y calentarán sus músculos estirándose hacia abajo para tocar sus pies. Los corredores probablemente recargarán sus piernas sobre postes de luz para calentar el tendón de la corva con una rutina de estiramiento estático, o quizás estarán sentados en el pavimento empujando el torso hacia sus rodillas.

"Presenciar esto es muy desalentador", dice el doctor Duane Knudson, profesor de la Universidad Estatal de Texas, quien ha dedicado años al estudio del estiramiento entre los atletas.

En la escuela aprendimos a calentar estirando nuestros músculos hasta tocar los pies. Esta rutina no ha cambiado mucho desde entonces. No obstante, la ciencia ha avanzado considerablemente. Durante la última década, un número creciente de estudios ha demostrado que el estiramiento estático no sólo no prepara los músculos para la actividad física, sino que es muy probable que logre lo contrario. En un experimento representativo realizado hace algunos años en la Universidad de Nevada en Las Vegas, se probó que los atletas generaban menos fuerza con los músculos de sus piernas después de completar una rutina de estiramiento estático que cuando se ejercitaban sin estirarse. Otros estudios descubrieron que el estiramiento antes del ejercicio disminuye hasta en 30% la fuerza del músculo estirado. Tal vez parezca extraño, pero estirar los músculos de una pierna puede incluso reducir la fuerza de la otra pierna. Este efecto puede durar hasta media hora. Algunos estudios, que resultan de suma importancia por haber sido realizados en situaciones reales, comprobaron que los jugadores de basquetbol que se estiraban antes de un partido no eran capaces de saltar tan alto como lo hubieran hecho sin este tipo de calentamiento previo.

La razón por la que los corredores u otros atletas de alta resistencia creen necesitar mayor flexibilidad es cuestionable. En un experimento reciente y revelador, un grupo de élite de corredores de fondo fue sometido a pruebas para determinar la flexibilidad de su tendón de la corva. En general, ninguno de estos atletas demostró particular elasticidad, aunque el resultado variaba de persona a persona. Al final se encontró que las mujeres eran, a grandes rasgos, más flexibles (suelen serlo).

Lo más sorprendente fue cuando los investigadores combinaron los resultados de las pruebas de flexibilidad con los mejores tiempos de cada sujeto en una carrera de 10 kilómetros. Gracias a esto descubrieron que los corredores cuyos tendones de la corva eran más rígidos y menos flexibles también tendían a ser los más rápidos. Además, éstos demostraron la mejor economía al correr, es decir, requerían menos energía para recorrer la misma distancia que otros atletas. Los investigadores concluyeron que, probablemente, tener músculos más rígidos "permite mayor almacenamiento y utilización de la energía elástica" en cada zancada. Imagina una liga de hule: cuando ha sido estirada muchas veces se vuelve flácida y si la jalas y sueltas no regresará a su forma original con la misma fuerza. Lo mismo sucede con los tendones. Si se aflojan no pueden alargarse y acortarse de manera eficiente, ni regresar a su forma original en cada zancada. En gran medida, cuando un atleta de alta resistencia elige ser flexible también está optando por ser flácido.

Por supuesto, muchos de nosotros podemos vivir con una reducción temporal de la fuerza o la velocidad si el estiramiento significa mayor protección contra lesiones. O por lo menos es lo que hemos creído hasta ahora. Sin embargo, múltiples estudios a gran escala, realizados con militares durante su entrenamiento básico, demostraron que estirarse antes de emprender marchas o carreras de larga duración no disminuye la incidencia de lesiones crónicas. En el mayor de estos estudios, un número igual de soldados desarrollaron lesiones en los miembros inferiores (como astillado de la espinilla o fracturas por estrés, entre otras), ya sea que hubieran realizado una rutina de estiramiento estático antes de las sesiones de entrenamiento o no.

De igual manera, en el mayor estudio que hasta ahora se ha llevado a cabo con atletas comunes, casi 1400 corredores recreativos de 13 a más de 60 años fueron asignados a dos grupos. El primer grupo siguió con su entrenamiento y calentamiento de siempre, pero sus miembros dejaron de estirarse antes de correr. El segundo grupo continuó estirándose.

Ambos grupos practicaron sus rutinas durante tres meses; para el final del experimento muchos de los corredores habían perdido algunos días de entrenamiento por culpa de una lesión. Este resultado era predecible, pues los corredores son los deportistas más propensos a lesionarse del planeta. Lo importante es que en la evaluación final de ambos grupos no hubo diferencias en términos de dolor; el mismo porcentaje de sujetos se lesionó en el primer grupo que en el segundo. El estiramiento estático no había cumplido su supuesta función de proteger a los corredores contra las lesiones. Estos resultados hacen surgir una pregunta evidente: ¿por qué inexplicable razón seguimos estirándonos para calentar?

La flexibilidad está sobreestimada

"La importancia del estiramiento está grabada en la mente de las personas: ¡Estírate, estírate, estírate! ¡Tienes que ser flexible!", dice el doctor Knudson. Hay algunas personas que realizan actividades específicas y necesitan alcanzar cierto grado de flexibilidad, como los gimnastas, los bailarines exóticos y los políticos. El resto de la gente no necesita ser súper flexible para potenciar su desempeño físico; además, lo más probable es que ello sea inalcanzable. "La flexibilidad depende en gran medida de la genética", explica el doctor Malachy McHugh, experto en flexibilidad y director del Instituto Nicholas de Medicina del Deporte y Trauma Atlético, en Nueva York.

La flexibilidad es innata. "Sólo un pequeño porcentaje de la elasticidad de una persona puede adaptarse", añade el doctor McHugh, "pero se requiere mucho tiempo y esfuerzo para lograr incluso los cambios más pequeños".

¿Entonces qué hemos logrado al estirarnos con tanto fervor antes de hacer ejercicio? La respuesta es más y menos de lo que desearíamos. "Después de mantener un estiramiento por 30 segundos, te sentirás capaz de alcanzar distancias más largas", explica el doctor McHugh, "entonces pensarás que tus músculos están más preparados para soportar el ejercicio". Sin embargo, lo que aumenta en realidad es la tolerancia mental al dolor causado por los estiramientos. "Existen dos elementos" involucrados en el acto de estirar un músculo, afirma McHugh. El primero es el músculo en sí mismo y el segundo es la mente, la cual envía distintos mensajes a los músculos y tendones para generar reacciones en torno al estiramiento. Cuando estiras un músculo el cambio se debe principalmente al mensaje neuronal, no a la estructura física del músculo. Las células no se alargan, en lugar de eso, "se desarrolla mayor tolerancia" ante el dolor causado por los estiramientos, según explica el doctor McHugh. El cerebro te permitirá mantener una posición por más tiempo, pero sólo hasta cierto punto. Si la prolongas demasiado, el sistema nervioso detectará la posibilidad de un desgarre muscular y emitirá una "respuesta inhibitoria neuromuscular" con el fin de proteger los tejidos. Esta reacción, la cual debería ser sólo un mecanismo de respaldo, dificulta que el músculo se contraiga con toda su fuerza, debilitándolo poco a poco. (Algunas investigaciones interesantes, pero no del todo fundamentadas, han encontrado que el estiramiento balístico, aquel estilo pasado de moda y que cuenta con mala, fama en el que se debe rebotar varias veces durante cada estiramiento, es mejor para el desempeño atlético que el estiramiento estático, porque no activa los inhibidores neuronales. Sin embargo, ninguno de los estudios recientes sobre el estiramiento balístico ha comprobado su efectividad a largo plazo. Por ello, recomendamos no intentarlo en casa.)

De acuerdo con el doctor McHugh, incluso la sensación de elasticidad dura muy poco. En un artículo de revisión sobre los efectos del estiramiento, McHugh analizó el impacto medible de distintas rutinas. Al final descubrió que la resistencia disminuía hasta 18% después de estirar el tendón de la corva durante 90 segundos, lo que generaba la sensación de elasticidad. No obstante, en menos de una hora el efecto desaparecía y los músculos regresaban a su nivel original de flexibilidad. Según el doctor McHugh, si tu meta fuera alcanzar un impacto de larga duración y estirar todos los músculos que se utilizan al correr o al practicar otros deportes, necesitarías dedicar una hora completa a una rutina de estiramiento coordinado todos los días, "y aun así, los efectos no serían permanentes". "Sólo verías cambios" en la estructura física de las células musculares y los tejidos circundantes, "después de varios meses dedicados a realizar más de una hora de estiramiento diario. La mayoría de la gente no está dispuesta a hacerlo".

Lo más probable es que ni siquiera lo necesites. "La flexibilidad debe ser funcional", señaló el doctor Knudson. "Para evitar lesiones, tus tendones sólo necesitan cierto rango de movimiento. Pero no siempre es sinónimo de un mejor desempeño". El peligro está en los extremos de la flexibilidad y la inflexibilidad. La mayoría de las personas se encuentra a la mitad del espectro.

Si te preocupa estar del lado negativo, intenta esta simple prueba, conocida como "la prueba de sentarse y alcanzar" —en inglés, *sit-and-reach test*—, nombre adecuado para describirla, aunque no muy imaginativo. Se trata de un método bastante efectivo y fácil para medir la flexibilidad del tendón de la corva. Puedes hacerlo en la comodidad de tu casa, porque no requiere equipo sofisticado, según explica el doctor Knudson: sólo debes sentarte al final de una escalera (si no hay escaleras en tu casa puedes utilizar una caja dura). Estira tus piernas y recarga tus pies en el último escalón con los dedos hacia arriba. Estírate hacia delante e "intenta tocar tus muslos con tu pecho". Si alcanzas los dedos de tus pies, sabrás que eres suficientemente flexible. (Por cierto, nadie ha encontrado la forma de reducir la flexibilidad, aunque se rumora que algunos entrenadores olímpicos de otros países lo están intentando.)

Si, por el contrario, "no puedes acercarte a tus pies y la parte baja de tu espalda prácticamente apunta hacia atrás" mientras te estiras, es probable que necesites trabajar un poco en la flexibilidad de los tendones para evitar lesiones durante una carrera o en tu rutina de ejercicio, explica Knudson. Consulta un fisioterapeuta para saber cuál es la mejor técnica de estiramientos y la más adecuada para ti. Pero, sobre todo, debes estar consciente de que los resultados tardarán mucho en llegar. "Nunca notarás un cambio radical", aclara el doctor Knudson, "pero esas pequeñas mejoras pueden ser justo lo que necesitas".

¿De verdad es necesario calentar?

El hecho de que existan pocos beneficios (y muchas desventajas) asociados al estiramiento previo al ejercicio no necesariamente significa que no deberías calentar antes de comenzar tu rutina. Un análisis reciente, y muy impresionante porque comprende más de 40 años de artículos científicos relacionados con el calentamiento, reveló que calentar los músculos tiene un efecto positivo en una gran variedad de deportes. Un calentamiento bien diseñado puede mejorar el desempeño atlético en 79 categorías distintas, desde el tiempo en el que los velocistas corren 100 metros hasta la potencia generada por los remadores. Según varios estudios, los ciclistas, los corredores de fondo, los nadadores e incluso los jugadores de bolos mejoraron su desempeño después de calentar. Un estudio separado que se llevó a cabo con golfistas, quienes no acostumbran calentar excepto cuando deben ponerse otro de esos suéteres con rombos, obtuvo resultados similares. Cuando los golfistas fueron divididos al azar en grupos que, o practicaban estiramiento estático, o calentaban (sin estirarse) con una serie de tiros de práctica, el juego de todos ellos cambió radicalmente. Los saques de los golfistas que se habían estirado fueron débiles y no llegaron muy lejos; por otro lado, aquellos que habían calentado con tiros de práctica lograron que la pelota volara 7% más lejos y su precisión incrementó 60 por ciento.

Sin embargo, muchos de los estudios que se han concentrado en el calentamiento se han enfrentado a algunos problemas, según comenta la doctora Andrea Fradkin, profesora de la Universidad de Bloomsburg en Pensilvania y autora del estudio sobre el golf y el artículo al respecto. La mayoría de estos experimentos han sido a corto plazo y a pequeña escala, y sus métodos suelen ser inconsistentes. En algunos de ellos, los voluntarios se estiraban antes de calentar; en otros, "hacían saltos de tijera, utilizaban un balón medicinal y luego hacían bicicleta". Ninguno de estos estudios ha comprobado que exista una técnica de calentamiento mejor que otras, o un calentamiento totalmente efectivo que sin lugar a dudas aumente el nivel de desempeño.

La ciencia del calentamiento "todavía no avanza lo suficiente", admite la doctora Fradkin. "Aún no podemos responder las preguntas más importantes": ¿debemos calentar o no? y ¿por qué? "Por supuesto, tampoco tenemos respuestas para las preguntas más específicas" sobre cómo deberíamos calentar.

Resulta sorprendente que ni siquiera sea posible asegurar que un calentamiento profundo ayude a prevenir lesiones. Un gran estudio realizado hace algunos años en el Centro de Control y Prevención de Enfermedades mostró que las lesiones de rodilla se reducían casi a la mitad entre las jugadoras de futbol universitarias que llevaban a cabo un programa complejo de calentamiento. Quizá la clave para esta disminución fue que lo complementaban con un programa de entrenamiento de equilibrio. Por otro lado, un pequeño estudio reciente con golfistas demostró que el calentamiento adecuado hacía que los jugadores tuvieran nueve veces menos probabilidades de lesionarse posteriormente.

Pero ¿en qué consiste un calentamiento adecuado? La mayoría de los expertos está de acuerdo en que éste debería servir para dos cosas: incrementar el rango de movimiento de las articulaciones que se utilizan en el ejercicio y, literalmente, calentar el cuerpo. Durante el estado de reposo, el flujo de sangre hacia los músculos y tendones es menor, y por tanto se endurecen. "Lo importante es hacer que los tejidos y tendones se adapten antes de comenzar la actividad física", dice el doctor Knudson. En un estudio muy reconocido y algo desagradable, los científicos tensaron, mediante máquinas, tejido muscular extraído de patas de conejos de laboratorio, y demostraron que era posible estirarlo a mayor distancia sin romperlo cuando había sido estimulado electrónicamente, es decir, después de moverlo y calentarlo. Si el tejido entraba en calor podía resistir una carga mayor, similar a la que los músculos experimentan durante el ejercicio intenso.

Para aumentar la temperatura del cuerpo, comienza tu calentamiento con actividad aeróbica; el trote ligero es una opción común. No importa que tu sesión de ejercicio sólo consista en una caminata acelerada, siempre debes calentar. En este caso, puedes optar por algunos minutos de caminata ligera y subir el ritmo poco a poco.

El tiempo y la intensidad son factores que se deben tomar en cuenta. Una serie de experimentos sugiere que los atletas competitivos suelen calentar con demasiada intensidad, o mucho tiempo, antes de comenzar el ejercicio. En 2002 se llevó a cabo un estudio con jugadores universitarios de voleibol, en el que se observó que los músculos de la espalda baja de los miembros del equipo que calentaban antes de un partido y luego se sentaban en la banca por 30 minutos terminaban más rígidos que antes del calentamiento. Si no vas a jugar durante el inicio del partido, debes programar tu calentamiento algunos minutos antes de entrar a la cancha.

Por otro lado, estudios recientes han demostrado que calentar con actividad aeróbica intensa sólo genera cansancio. Por ejemplo, los miembros de un equipo de kayak universitario que calentaron con una sesión intensa en una máquina de remar se volvieron más lentos que cuando calentaron en una máquina con una tensión menor. De igual forma, en un estudio neozelandés los científicos llevaron a un grupo de hombres sin entrenamiento, de entre 20 y 30 años, al laboratorio de desempeño humano y le permitieron a cada uno determinar la intensidad de la bicicleta fija para su calentamiento. De la nada, los hombres comenzaron a competir entre ellos, y al final estaban demasiado agotados como para completar una prueba de fuerza en la bicicleta. Este resultado dice más sobre los hombres veinteañeros que sobre los peligros de un calentamiento demasiado pesado.

En un estudio más decisivo, los investigadores de la Universidad de Calgary, en Alberta, Canadá, recientemente pidieron a un conjunto de ciclistas con mucha experiencia que cada dos días sustituyeran su calentamiento usual por una versión más ligera y breve del mismo. El calentamiento de los ciclistas es conocido (incluso famoso) por su gran duración y complejidad. En este caso, los voluntarios, todos competidores de alto rendimiento, realizaron primero su larga rutina de calentamiento, la cual comenzaba con 20 minutos de ciclismo. La intensidad de su pedaleo aumentaba hasta alcanzar cerca de 95 % del ritmo cardiaco máximo de cada ciclista. La sesión continuaba con cuatro intervalos intensos o una carrera cronometrada a toda velocidad en la que el sujeto pedaleaba tan rápido como pudiera durante ocho minutos. Este calentamiento representa más agotamiento del que la mayoría de nosotros estaría dispuesto a hacer en una sesión completa de ejercicio, y "sospechamos que podría ser más difícil de lo que debería", dice el doctor Brian R. MacIntosh, profesor de kinesiología en la Universidad de Calgary, y rey de las suposiciones evidentes.

Un año antes, el doctor MacIntosh había estudiado el calentamiento de los velocistas en hielo como parte del entrenamiento del equipo de patinaje nacional para las olimpiadas de invierno de 2010. Los patinadores "calentaban hasta dos horas para una carrera de 35 segundos", dice MacIntosh. Después descubrió que los músculos de los patinadores se contraían con menos fuerza que la que habían generado antes del calentamiento. En lugar de preparar sus músculos, los habían agotado.

Los ciclistas estaban haciendo lo mismo. Cuando los investigadores estimularon los músculos de sus piernas electrónicamente, notaron que los músculos se contraían con menor firmeza después del calentamiento. Las piernas de los ciclistas estaban más frescas y mejor preparadas con un calentamiento ligero de 15 minutos, tal como lo evidenció su desempeño en una prueba de esfuerzo que consistía en 30 segundos de pedaleo a toda velocidad. Al final estuvieron satisfechos con la fuerza de su pedaleo, pues generaron mucho más voltaje que después del calentamiento prolongado. "Con respecto al calentamiento, esta investigación ofrece un argumento en contra del tradicional concepto de 'mientras más, mejor', el cual ha sido aceptado entre los atletas competitivos", escribió el doctor Macintosh en su estudio, bien titulado "Menos es más".

Por lo general, los estudios más serios sobre el calentamiento sugieren que 10 o 15 minutos son suficientes, si es que decides hacerlo. Puedes empezar con una sesión aeróbica ligera, a 40 o 50% de tu ritmo cardiaco máximo o, en términos menos técnicos, a un ritmo en el que puedas cantar. Aumenta el paso hasta llegar a 60%, es decir, asegúrate de poder hablar, pero no tararear. Entonces será hora de ejercitarte como el Hombre Araña.

Estimula tus músculos

El estiramiento dinámico puede ser el elemento más importante de un calentamiento adecuado; sin embargo, suele dejarse de lado. Este tipo de estiramiento, o como muchos expertos prefieren llamarlo, *movimiento dinámico* o *calentamiento dinámico* ("no implica estiramiento", explica el doctor Knudson, "por lo que *estiramiento dinámico* es un nombre poco adecuado"), consiste en mover y despertar los tejidos que serán utilizados en el ejercicio posterior. Esto les permitirá a tus articulaciones alcanzar el rango de movimiento apropiado.

Alargar tus músculos y tendones con movimiento al parecer no activa los mismos mensajes neuromusculares que propicia el estiramiento estático. El estiramiento dinámico envía "mensajes estimulantes" desde las terminales nerviosas hasta los tejidos, dice el doctor McHugh.

El estiramiento dinámico es más efectivo cuando está diseñado para un ejercicio específico. Es decir, si planeas correr, evidentemente necesitas preparar los músculos y tejidos conectivos de las piernas para que las articulaciones de tus rodillas, tobillos y cadera puedan girar, moverse y absorber el impacto generado al dar zancadas sobre el pavimento. Si vas a jugar tenis, no sólo debes calentar tus piernas, sino también tus hombros, muñecas, codos y espalda. En la práctica, esto significa que el calentamiento ideal para los corredores incluye sentadillas, *lunges* (también conocidos como *media sentadilla con una sola pierna*) y ejercicios repetitivos como los de tocar los glúteos con los tobillos (conocidos como *drills*). Si un atleta necesita moverse rápido en distintas direcciones, como los futbolistas, tenistas o basquetbolistas, debe elegir movimientos dinámicos que involucren muchas partes de su cuerpo. El "Hombre Araña" es un ejemplo particularmente bueno, aunque un poco extravagante. Para hacerlo, debes colocar tus pies y manos sobre el piso y avanzar hacia delante por todo el ancho de la cancha como si escalaras una pared. Esto también puede ser muy útil si deseas robar casas con agilidad felina (si por alguna razón tu carrera como atleta no despega en términos financieros, claro).

Encontrarás una rutina completa de movimiento dinámico al final de este capítulo. Después del calentamiento que hayas elegido, tu cuerpo estará listo para una sesión de actividad física, un partido o una carrera. Al final enfrentaremos el delicado tema de la recuperación, el cual está repleto de ideas muy aceptadas pero poco fundamentadas sobre la importancia del enfriamiento, la efectividad de los baños de hielo y el masaje profundo, además del poder casi mágico del ibuprofeno.

Lidiar con los dolores musculares

El ejercicio es estrés muscular de carácter bastante nietzscheano a nivel molecular. Los músculos, huesos y tejido conectivo se fortalecen al experimentar daños. El músculo esquelético es un tejido único compuesto de fibras largas y delgadas hechas de distintas variedades de proteínas. (El tejido del músculo cardiaco es diferente, pero eso es irrelevante por ahora.) Estas proteínas se entrelazan como piezas de Lego dentro de compartimentos llamados sarcómeros. Estos últimos son capaces de estirarse, pero tienen un límite.

Algunos de los sarcómeros que se encuentran dentro de los músculos afectados pueden estirarse más allá de su tolerancia máxima al hacer cierto tipo de movimientos. Las proteínas internas se separan, lo cual según la mayoría de los fisiólogos resulta en microrroturas a lo largo de la fibra muscular. Algunas horas o hasta dos días después de la actividad física original, este daño celular genera inflamación; es decir, el cuerpo responde ante la invasión o alteración de los tejidos. El ejercicio puede ser bastante invasivo: los vasos sanguíneos de la zona muscular afectada se dilatan; los glóbulos blancos y otras células relacionadas con el sistema inmunológico entran; los tejidos se inflaman y se calientan. En términos generales, hacer ejercicio desata un caos dentro de tus músculos.

Es muy probable que esta sensación te resulte familiar, se llama *dolor muscular de aparición tardía* (DMAT) y afecta a cualquier persona después de hacer ejercicio. La principal causa del dolor de aparición tardía son las contracciones extrañas en las que se aplica fuerza sobre los músculos y al mismo tiempo se les estira; por ejemplo, al utilizar una mancuerna. (Es posible estirar un músculo mientras se contrae, pues en este caso "contracción" significa fuerza, no acortamiento.) Las contracciones concéntricas, en las que los músculos se acortan —el movimiento hacia arriba al flexionar los bíceps, por ejemplo— generan menos daños. Es por eso que correr en una superficie inclinada genera mayor dolor al día siguiente que hacerlo en una superficie plana.

Por lo general esta mialgia es buena noticia. "Es necesario tensar los músculos y el tejido conectivo. El resultado será positivo", dice el doctor Thomas Swensen, investigador a la vanguardia en el tema de la recuperación y profesor de ciencia del ejercicio y el deporte en la Universidad de Ítaca, en Nueva York. Los tejidos se reconstruyen, se vuelven más fuertes y flexibles, un proceso conocido de manera simple como adaptación: la base de una buena condición física. "Sin embargo, ésta sólo es efectiva cuando te recuperas adecuadamente", explica Swensen. La mayoría de nosotros no suele hacerlo.

Batalla en la pendiente

En un revelador estudio que se llevó a cabo hace algunos años, un grupo de científicos sudafricanos les pidió a sus voluntarios que corrieran durante media hora, hacia atrás, en caminadoras programadas con una inclinación negativa, con el fin de simular una pendiente que los corredores descendieran. Las probabilidades de que este ejercicio generara dolor muscular posterior eran altas. Después de ejercitarse por 30 minutos, la mitad del grupo comenzó a enfriar sus músculos caminando lentamente en una pendiente hacia arriba. La otra mitad se detuvo sin enfriarse formalmente, sólo se bajaron de la caminadora y fueron a tomar una ducha.

El conocimiento tradicional del ejercicio asegura que los corredores que no enfriaron sus músculos deberían sentir mucho más dolor al día siguiente. Es lo que entrenadores, colegas y extraños nos han dicho: el enfriamiento, por lo general una versión ligera de la sesión completa (caminar después de correr, pedalear lentamente al final de una carrera intensa), es esencial para mantener músculos saludables. No obstante, el estudio sudafricano no mostró diferencias en los reportes sobre el dolor muscular de ambos grupos en los días posteriores. El enfriamiento no previene el DMAT. (Otra lección para recordar: correr en descenso hacia atrás genera dolores musculares tremendos; casi todos los corredores declararon sentirse muy adoloridos.)

"Una de las cosas más importantes que la ciencia puede decirnos es que no hay mucho que hacer" para prevenir o reducir el dolor muscular de aparición tardía. De hecho, algunas de las supuestas soluciones pueden ser contraproducentes.

El ibuprofeno, por ejemplo, quizá sea una de ellas. Un sinnúmero de atletas consumen este medicamento antiinflamatorio no esteroideo (AINE) con mucha frecuencia, con la esperanza de evitar el dolor muscular. "Tomar analgésicos se ha vuelto un ritual para muchos atletas", dice el doctor Stuart Warden, profesor asociado de fisioterapia en la Universidad de Indiana, quien ha estudiado a profundidad el impacto fisiológico de los medicamentos. "Se ponen el uniforme", atan sus zapatos y tragan un par de grageas de Advil, o vitamina I, como muchos deportistas llaman al ibuprofeno, "como si fueran dulces". En un estudio reciente se descubrió que siete de cada 10 corredores del maratón Western States 100 Marathon de ultra resistencia tomaban analgésicos antes de la carrera con el fin de prevenir el dolor de piernas posterior. Por otro lado, más de 60% de los participantes de un Ironman reciente celebrado en Brasil declaró que planeaba utilizar tabletas de ibuprofeno antes, durante y después de la carrera. Los maratonistas también recurren demasiado a estas pastillas. En un maratón en Nueva Zelanda, en 2002, cerca de 13% de los participantes dijo haber consumido AINE con fines profilácticos antes de la carrera. En otros eventos el porcentaje ha sido todavía mayor, e incluso alcanza el 50% en algunos casos. En la Copa Mundial de Futbol de 2006, más de la mitad de los mejores jugadores tomaron ibuprofeno o algún otro AINE al menos una vez durante el torneo, con un consumo mayor a 10% antes de cada partido.

La popularidad del ibuprofeno tiene una razón evidente: los atletas realmente creen que este medicamento los ayudará a prevenir la mialgia. Por ejemplo, casi todos los triatletas del Ironman brasileño recitaron las palabras "prevención del dolor" como parte de su razonamiento para tragar AINE. De igual forma, cuando los investigadores encuestaron a los corredores de la carrera Western States, la mayoría de ellos demostraron estar convencidos de que el ibuprofeno los ayudaría a superar el dolor y el malestar de la carrera y a evitar el dolor agudo en los músculos más tarde. No obstante, de acuerdo con la encuesta realizada durante y después de la carrera, los corredores que habían consumido AINE sintieron dolor en ambos momentos. Lo peor de todo fue que, a pesar de tratarse de una sustancia antiinflamatoria, sus niveles de indicadores de inflamación eran mayores a los de las personas que no habían recurrido al medicamento. También mostraron signos de deficiencia renal leve y endotoxemia de bajo nivel, una horrible enfermedad en la que las bacterias del intestino grueso se filtran al torrente sanguíneo.

Quizá la noticia más preocupante respecto al ibuprofeno es que las pastillas interfieren con el proceso de adaptación del ejercicio. En algunos experimentos de laboratorio con tejidos de animales se encontró que los AINE disminuyen la velocidad de reparación de los músculos, tendones, ligamentos y huesos dañados. "Los AINE funcionan al inhibir la producción de prostaglandina", la sustancia involucrada en el dolor y en la generación de colágeno, explica el doctor Warden.

El colágeno es el ladrillo que construye la mayoría de los tejidos. La reducción en la cantidad de prostaglandina implica menos colágeno, "lo cual impide la recuperación de tejidos y huesos lesionados", dice el doctor Warden. Esto incluye las microrroturas que acompañan al ejercicio intenso. En pocas palabras, tomar analgésicos "disminuye la respuesta positiva al entrenamiento"; tus huesos no se harán más gruesos y tus tejidos no se fortalecerán como lo harían sin ellos. Es decir, serán menos capaces de soportar la siguiente sesión de ejercicio. Las pastillas que tomamos para reducir la probabilidad de terminar adoloridos incrementan la probabilidad de lesionarnos y, por tanto, de terminar adoloridos. Al final, como escribe Warden en un editorial reciente, no "existe una razón real para sustentar el uso profiláctico de AINE entre atletas. Este ritual representa un uso incorrecto de esta sustancia".

En fin, al menos podemos contar con los baños de hielo y el masaje para aliviar nuestros músculos adoloridos, ¿no?

El mito del masaje

En ocasiones la ciencia nos vuelve víctimas a todos. Si sueles disfrutar de un masaje después de tu sesión de ejercicio (yo lo hacía y sigo haciéndolo), los resultados del siguiente experimento sin duda te decepcionarán. Un grupo de investigadores canadienses reunió a 12 jóvenes saludables y les pidió que agotaran los músculos de su antebrazo apretando con su mano una máquina especializada a 40% de su fuerza máxima, durante dos minutos. "Si no les parece difícil, inténtenlo", dijo Michael Tschakovsky, autor de este estudio y profesor asociado de la Escuela de Kinesiología y Estudios de la Salud en la Universidad de Queen's, en

Kingston, Ontario, Canadá. Después de los dos minutos, los brazos de todos los hombres temblaban de cansancio y sus músculos estaban inundados de ácido láctico, una sustancia que se genera durante el ejercicio vigoroso.

Varios de nosotros, incluyendo algunos fisiólogos, pensábamos que la acumulación de ácido láctico contribuía al dolor muscular posterior al ejercicio, aunque, como gran parte de la ciencia sobre el ejercicio, esa teoría no se ha comprobado. Las nuevas investigaciones indican que el ácido láctico es, al menos en parte, combustible para los músculos. En este sentido, sería deseable conservarlo en los músculos después del ejercicio, aunque no todos los científicos están de acuerdo. Por ahora, con o sin fundamento, eliminar los restos de ácido láctico sigue siendo la razón principal por la que la gente programa masajes después de su ejercicio. Los investigadores querían averiguar si masajear los músculos afectados ayuda a eliminar más rápido el ácido láctico. "Queríamos saber si estos masajes cumplen lo que prometen", dijo el doctor Tschakovsky.

Cuando los músculos de los voluntarios estuvieron agotados y repletos de ácido láctico, los científicos los separaron en dos grupos. Quienes fueron asignados al primer grupo recibieron, durante 10 minutos, un masaje de un terapeuta del deporte certificado; los integrantes del segundo grupo reposaron tranquilamente durante el mismo tiempo. El flujo de sangre hacia los músculos del antebrazo fue monitoreado durante todo el proceso y se midió la concentración de ácido láctico en muestras de sangre.

Casi todos se sorprendieron, en especial los atletas, cuando se reveló que el masaje no había incrementado el flujo de sangre en los músculos afectados. De hecho, lo había reducido. El contacto había presionado los vasos sanguíneos pequeños y grandes de los músculos, lo que interrumpió el flujo. Aunque entre frotes la circulación regresaba a la normalidad, el efecto final fue una reducción significativa de la cantidad de sangre que irrigaba el músculo, comparada con el flujo sanguíneo del grupo no masajeado. El masaje "de hecho impide la eliminación de ácido láctico del músculo ejercitado", concluyeron Tschakovsky y sus colegas. Tristemente, este descubrimiento es congruente con las investigaciones más recientes sobre el masaje deportivo. Varios estudios han demostrado que los masajes no mejoran, sino impiden el flujo de la sangre a los músculos cansados; amasarlos no acelera su recuperación. En un experimento típico realizado con boxeadores, los sujetos declararon sentirse más relajados cuando recibían masajes entre peleas. Sin embargo, su desempeño en los rounds posteriores no fue mejor que cuando no recibían masajes. El contacto y la presión se sienten bien, pero no conllevan beneficios fisiológicos.

Esto no significa que los masajes sean inservibles. "Nuestro estudio fue diseñado sólo para saber si el masaje elimina el ácido láctico de los músculos cansados, pues por lo general ésa es la razón por la que los atletas quieren recibir masajes —explica el doctor Tschakovsky—. Los masajes no cumplen ese propósito, pero no quiere decir que no sean benéficos. Sin embargo, aún no sabemos cuál es su función."

Sin hielo

Quizá en este punto no te sorprendas tanto al descubrir que la eficacia de los baños de hielo, otro método popular para la recuperación muscular, también ha sido cuestionada. "Sumergirse en una tina de hielo parece ser una práctica común entre muchos atletas de alto rendimiento", reportó un estudio al respecto. Se cree que el agua helada disminuye la inflamación generada por el ejercicio, reduce de distintas maneras el dolor muscular y acelera la recuperación al mismo tiempo. Sin embargo, en una prueba controlada los integrantes de un grupo de sujetos que se habían sumergido en hielo después de haber saltado en un pie hasta quedar agotados sufrieron el mismo nivel de dolor e inflamación al día siguiente que las personas del grupo de control, que habían descansado tranquilamente después del ejercicio. De hecho, en otra prueba los miembros del primer grupo reportaron mayor dolor que los del grupo de control. En esta prueba tenían que levantarse de una silla apoyándose en la pierna cansada. Los autores de este estudio concluyeron que "el protocolo de la inmersión en agua helada no fue efectivo para reducir los síntomas del DMAT".

De igual manera, en un artículo reciente sobre un estudio de caso, un médico de emergencias reportó, bastante desconcertado, haber tratado a dos atletas —un artista marcial y un maratonista—, quienes después de ejercitarse intensamente se habían sumergido en hielo. Al día siguiente estaban tan adoloridos que no encontraron más remedio y tuvieron que acudir a la sala de urgencias. "Esta práctica" de sumergirse en hielo después del ejercicio "puede *causar* más dolor al día siguiente", declaró el doctor (las cursivas son nuestras).

No obstante, esto no parece desalentar a los atletas, quienes, con un optimismo intrépido, buscan llevar los baños de hielo a un nivel más allá de este mundo, con ayuda de las cámaras de crioterapia. El propósito original de estas cámaras era tratar ciertas condiciones médicas. Se trata de pequeños espacios sellados donde la temperatura puede descender hasta –110° C. En pocas palabras, son congeladores para humanos. Muchos atletas de alto rendimiento han comenzado a utilizar estas cámaras con la esperanza de acelerar la recuperación muscular tras una sesión de ejercicio intenso mediante la exposición a temperaturas extremadamente bajas.

Antes de entrar en una cámara de crioterapia, los usuarios deben ponerse shorts o traje de baño, quitarse cualquier accesorio o joyería, cubrir sus manos con varios pares de guantes y usar una máscara para la cara, una banda de lana para la cabeza y calcetas secas. (Justin Gatlin, un velocista estadounidense, hizo caso omiso a la última indicación al usar una cámara de crioterapia algunas semanas antes del Campeonato Mundial de Atletismo 2011. Sus calcetas estaban sudorosas por el ejercicio y se congelaron instantáneamente en sus pies. Llegó al campeonato con los pies lesionados y no logró calificar en las finales de los 100 metros planos.) Después de esto, los atletas entran a una cámara de aclimatación, cuya temperatura es de –59° C, y finalmente entran a la cámara de crioterapia, la cual está tan fría como la superficie de la luna.

La crioterapia de cuerpo completo a –110° C es "más fría que cualquier otra temperatura experimentada o registrada en la tierra", dice el doctor Joseph Costello, investigador de la Universidad de Limerick, en Irlanda, quien se dedica a estudiar los efectos de esta práctica. Los atletas permanecen en la cámara por no más de dos o tres minutos. Deben mover sus brazos y piernas para mantener la circulación. Un jugador galés de rugby describió la experiencia como entrar a un "sauna del mal", pero dijo a los reporteros británicos estar convencido de que las sesiones lo habían ayudado a recuperarse más rápido de su entrenamiento riguroso. Tal vez el frío lo había confundido y se estaba engañando a sí mismo.

Un estudio realizado por el doctor Costello demostró que la crioterapia de cuerpo completo no redujo los daños musculares en un grupo de voluntarios que habían hecho una serie de ejercicios de resistencia con sus piernas antes de entrar a la cámara. Su recuperación no fue más rápida que la del grupo de control, quienes no fueron sometidos a la temperatura más baja de la Tierra.

De cualquier forma, nadie puede negar que aplicar hielo en los músculos tiene cierto atractivo. En un estudio reciente, un conjunto de hombres jóvenes completaron 90 minutos de carreras cortas a gran velocidad, conocidas como *shuttle run,* y luego se enfriaron en una tina helada (el agua estaba a $-45°$ C) durante 10 minutos. Al final los niveles de creatina quinasa, enzima indicadora de daño muscular, fueron iguales entre estos corredores y los que no se habían sumergido en hielo. No obstante, dijeron sentirse menos adoloridos que los del grupo de control. De la misma forma, un conjunto de ciclistas competitivos también reportaron una mejora sustancial en sus piernas después de tomar un baño gélido tras una intensa prueba de velocidad, a comparación de las veces que se habían recuperado de manera natural. Aun así, la dura realidad fue que, en una segunda prueba realizada después de sentarse en la tina de hielos, su desempeño no superó al que habían alcanzado tras recuperarse con sólo descansar.

Este resultado, por ambiguo que sea, puede encerrar mucho de lo que necesitas saber sobre la recuperación a corto plazo en términos prácticos. Es cierto, no se ha comprobado la existencia de un método para acelerar la recuperación y reducir el dolor muscular después de una sesión de actividad física intensa. Sin embargo, muchas técnicas, desde masajes hasta baños de hielo, se sienten bien, y estos efectos placenteros no pueden ser ignorados. "No es que no sirvan para nada", dice el doctor Swensen. Si programar un masaje después de una carrera hace que correr se vuelva más soportable, entonces adelante, llama a tu masajista. Para algunas personas es peor cambiar su rutina que continuar con ella sin importar lo que diga la ciencia. Por ejemplo, cuando los investigadores le pidieron a un grupo de corredores competitivos y dedicados que dejaran de estirarse después de entrenar, reportaron una cantidad muy alta de lesiones posteriores, aunque pocas fueron comprobadas en los exámenes médicos. Esto significa que probablemente muchas de ellas eran psicosomáticas. Los corredores estaban convencidos de la importancia de estirarse después de una carrera para evitar lesiones y, al no poder hacerlo, creyeron haberse lastimado. La mente puede ser muy poderosa.

Únete al circo

Existe un método confiable que ha probado ser efectivo para ayudar a la recuperación muscular después del ejercicio intenso: abstenerse de la actividad física intensa por un tiempo, es decir, descansar. Recuerda, la condición física se construye a partir de la adaptación. Los músculos se agotan y, al repararse, se fortalecen. Si los sometes al mismo nivel de esfuerzo una y otra vez, el sistema no tiene tiempo de reaccionar y tu cuerpo no se fortalece. Los múltiples microdesgarres se acumulan y se convierten en desgarres. El cuerpo se avería. Por ello, es necesario descansar. La pregunta es cuánto. Al parecer la respuesta depende del ejercicio que hayas elegido para tu rutina actual y la meta final que hayas establecido. El doctor Swensen dice: "Si una sesión de ejercicio no es más intensa de lo usual y no consiste en movimientos a los que no estás acostumbrado", tus músculos ya se habrán adaptado a ella. En este sentido, si no hay cambios en el nivel de esfuerzo, es poco probable que sientas dolor posterior y, por tanto, no necesitarás descansar mucho para recuperarte. Por supuesto, si una persona evita realizar actividades a las que no está acostumbrada, ya sea en cantidad o intensidad, nunca logrará mejorar su condición física: se habrá estancado. Lo anterior no siempre está mal. Tal vez te basta trotar de tres a cinco kilómetros al día a paso ligero, quizá completar un maratón no sea tu sueño y no sientas una necesidad imperiosa de ser más ágil y veloz. Si eres de esas personas que evitan las pendientes sobre todas las cosas, tú y yo somos almas gemelas. Y lo más importante: "Es probable que no necesites pensar cuántos días de descanso deberías tomarte", dice el doctor Swensen. Realizar un día de ejercicio ligero a la semana, como caminar en vez de trotar, es suficiente para la pronta reparación de daños musculares menores.

Por otro lado, si buscas imponerte metas más ambiciosas y quieres ejercitarte de manera progresiva, debes seguir un programa en el que aumenten gradualmente la distancia o la intensidad y, por tanto, "también deberás descansar con mayor regularidad", dice el doctor Swensen. El estudio más riguroso sobre qué tanto debemos descansar produjo resultados sorprendentes. Fue realizado con un grupo de artistas y atletas del Cirque du Soleil, quienes suelen combinar fuerza, resistencia y una flexibilidad fuera de serie en un solo paquete. Convenientemente, también seguían un programa regular de días de descanso, lo cual los convirtió en los sujetos ideales. De acuerdo con este estudio, el programa típico durante una gira incluía un día libre a la semana durante las primeras semanas, seguido de un descanso de dos días antes de comenzar una segunda ronda de funciones interrumpidas por un día libre a la semana, y así consecutivamente. Los dos días de descanso eran "como pequeñas vacaciones y fueron implementados para aliviar la fatiga física y mental, con el fin de proteger a los artistas de posibles lesiones y enfermedades", escribieron los autores.

Sin embargo, cuando los científicos examinaron los reportes de los artistas, los resultados contradecían sus expectativas, pues encontraron mayor incidencia de lesiones en los días inmediatamente posteriores a los dos días de descanso, en comparación con las semanas en las que sólo había un día de descanso. Tanto los atletas de fuerza (por ejemplo, los trapecistas que sujetan a sus compañeros en el aire), como aquellos cuyo trabajo se basa en la resistencia y agilidad (acróbatas y payasos) tuvieron experiencias similares. Después de reflexionar, los autores concluyeron que este descubrimiento servía para demostrar que dos días seguidos de descanso tenían un efecto negativo en la "precisión" y "ritmo" de los artistas.

En última instancia, "un día de descanso a la semana por un periodo de cuatro a seis semanas puede ser suficiente para prevenir lesiones en sujetos sometidos a exigencias acrobáticas y atléticas de alto rendimiento".

Los investigadores del Cirque no son los únicos convencidos de que descansar demasiado puede ser innecesario e indeseable. Uno de los estudios más grandes que se han hecho hasta hoy sobre la utilidad de los días de descanso comprobó que los soldados que se habían abstenido de correr durante una semana al inicio del entrenamiento básico tenían más probabilidades de lesionarse que los corredores que habían continuado el entrenamiento con periodos de descanso mucho más breves.

Al parecer, la moraleja de estos estudios es que el descanso debe practicarse de manera estratégica. Demasiados días de reposo seguidos pueden poner en riesgo la adaptación neuromuscular que tanto trabajo le ha costado a tu cuerpo desarrollar como respuesta al ejercicio anterior. Por tanto, cuando regreses al mismo nivel o aumentes un poco la dificultad del ejercicio, tus músculos podrían estar listos para lesionarse.

Utiliza el sentido común, así como una pizca de ciencia, para decidir cuándo descansar y qué tanto es suficiente. "Si aún sientes punzadas de dolor en tus piernas después de un día de descanso o la sensación de fatiga persiste, debes descansar más", dice el doctor Swensen. "No se trata de una ciencia exacta; debes estar consciente de lo que sientes." Cuando el dolor haya desaparecido, debes reanudar el ejercicio. En palabras de los autores del estudio con los atletas del circo: "Es necesario encontrar un equilibrio entre el entrenamiento y el descanso para prevenir las consecuencias negativas de la actividad de alto rendimiento". Monitorea tus músculos y ellos te dirán cuándo es tiempo de volver al circo.

Tibio, caliente, hirviendo: sugerencias para elegir el calentamiento adecuado

1. Comienza con cinco a 10 minutos de ejercicio aeróbico ligero

Si planeas correr, trota; si planeas una caminata intensa, calienta con una ligera. Lo conveniente para la mayoría de los deportistas es, probablemente, trotar alrededor de la cancha o campo, pero la bicicleta estacionaria también es una buena opción. El punto es elevar el ritmo cardiaco y la respiración de manera gradual. Así, la temperatura del núcleo de tu cuerpo aumentará un poco. Mantén un ritmo lento; no tiene sentido agotarte antes de comenzar el ejercicio real.

2. Comienza la transición al "estiramiento dinámico"

En este punto necesitarás despertar y activar los distintos tejidos que se unen a tus articulaciones. Lo ideal sería completar cuatro o cinco movimientos dinámicos que trabajen las partes del cuerpo que utilizarás en el deporte de tu elección. Los ejercicios no deben ser difíciles o desconocidos. Los saltos laterales o de tijera son un buen ejemplo, pues activan los tobillos, las rodillas y, en menor medida, las articulaciones de los hombros. Puedes comenzar con una serie de ellos. Después, incorpora uno de los siguientes ejercicios repetitivos o *drills,* los cuales constituyen el tipo más apropiado de estiramiento dinámico para una gran variedad de deportes. Adopta uno que se ajuste a tus necesidades particulares y diviértete con ellos. Ahora que han sido legitimados por la ciencia, los conocemos como "movimientos dinámicos", pero en realidad son los mismos ejercicios que hacíamos en la clase de educación física. Algunos ejemplos:

- **Saltar**. Ya sabes de qué se trata. Levanta tu rodilla y salta hacia delante. Intenta aterrizar con la planta (no con los dedos de los pies) y empuja el piso con cada paso. Haz lo mismo con tu otra pierna. Repite la secuencia 10 veces. Este ejercicio es efectivo para preparar tobillos, rodillas y articulaciones de la cadera antes de correr, hacer ciclismo u otros deportes similares.

- **Saltar hacia atrás.** Haz el movimiento descrito arriba pero al revés. Por supuesto, asegúrate de que no haya obstáculos detrás de ti, sobre todo otros deportistas.

- **Patadas traseras.** Levanta un talón a la vez hacia tus glúteos. Asegúrate de que tus rodillas, muslos y hombros estén alineados y derechos. Comienza lento y sube el ritmo de tus patadas. Esto sirve para preparar el sistema nervioso, así como tus músculos y articulaciones, para actividades como correr, jugar futbol, basquetbol y tenis. Repite 10 veces con cada pierna.

- **Marcha con pierna derecha, también conocida como "El soldadito de plomo".** Extiende tu pierna en una patada frente a ti; tus dedos deben estar flexionados hacia el cielo. Levanta el brazo opuesto hacia los dedos de tus pies. Repite con la otra pierna y brazo. Completa la secuencia 10 veces o hasta que hayas cruzado la cancha o campo.

- **El escorpión.** Se llama así porque debes levantar tus piernas hacia los lados como si fueran la cola de un escorpión. Acuéstate sobre tu estómago con los brazos extendidos hacia los lados y los tobillos flexionados para que tus dedos toquen el piso. Levanta tu pie derecho sobre tu espalda hacia el lado izquierdo tanto como puedas. Después cambia de lado y empuja tu pie izquierdo sobre tu espalda hacia el lado derecho. Hazlo una vez al principio y poco a poco incrementa el número hasta llegar a 10 o 12 repeticiones rápidas. Aunque se trata de un ejercicio complicado y avanzado, representa una excelente manera de calentar las articulaciones de la espalda baja y cadera. Si después de algunos intentos aún te resulta incómodo o doloroso, puedes abandonarlo. En ese caso, acuéstate sobre tu espalda, sujeta tus rodillas contra tu pecho y mécete ligeramente de lado a lado.

- **Caminar con las manos.** Se trata de un ejercicio particularmente bueno para los jugadores de tenis y basquetbol, pues sirve para calentar los hombros, espalda y piernas. Párate en posición erguida con tus piernas juntas, dobla tu espalda hasta que ambas manos toquen el piso. "Camina" con tus manos hacia delante hasta que tu espalda esté extendida casi por completo. Mantén tus piernas erguidas y acerca tus pies hacia tus manos. Finalmente, camina con tus manos hacia delante de nuevo. Repite de ocho a 10 veces.

- **Tiros de práctica.** Es un movimiento de calentamiento dinámico muy simple y efectivo, diseñado para golfistas (quienes por lo general deciden saltarse incluso esta práctica rudimentaria). De acuerdo con un estudio reciente, este tipo de calentamiento puede aumentar la precisión del saque hasta en 60 por ciento. Mueve tus brazos, hombros y espalda imitando el *swing* sin sostener peso añadido. Luego comienza a practicar con los distintos palos disponibles. Tal como escribieron los autores de un estudio al respecto: "pasa de los palos más cortos y pesados a los más largos y ligeros. De este modo desarrollarás mayor velocidad y fuerza en tu juego".

3. Sensatez ante todo

El calentamiento debe ser un preludio al cansancio, no el cansancio en sí mismo. En un estudio memorable del doctor MacIntosh sobre ciclistas competitivos, aquéllos que habían completado un calentamiento largo e intenso tuvieron un desempeño más pobre en la prueba de ciclismo posterior que cuando no habían calentado en absoluto. ¿Cómo podemos saber si la intensidad del calentamiento es demasiado alta? Si tu calentamiento, como el mío, consiste en caminar a la puerta principal y luego seguir un poco más hasta que tus piernas reticentes estén listas para comenzar un trote ligero, probablemente te encuentres dentro del parámetro seguro. Si no es así, "quisiera decirles con exactitud cuánto es demasiado y cuánto es demasiado poco", dice el doctor MacIntosh, "pero la verdad no lo sabemos. Suponemos que, si has llevado una rutina de calentamiento por un tiempo, no te has lastimado hasta ahora y tu desempeño no disminuye al practicar el deporte de tu elección, tu rutina está funcionando. En ese caso, sigue así". Por otro lado, si tus piernas se sienten pesadas y lentas después del calentamiento, es posible que estés exagerando. MacIntosh sugiere probar acortando el calentamiento o reduciendo su intensidad. "Y si descubres algo que funcione, por favor cuéntanos", dice, pues eso significaría un avance notable para el conocimiento en este campo particular de la ciencia del deporte.

4. Sáltate el calentamiento, si así lo deseas

No serías la primera persona que decide no calentar. Jack La-Lanne es conocido por burlarse de la idea del ejercicio previo. "El calentamiento es la estupidez más grande que he escuchado en mi vida", dijo una vez durante una entrevista. "¡Quince minutos de calentamiento! ¿El león calienta cuando tiene hambre? ¿Acaso piensa 'Ay no, ahí viene el antílope, mejor comienzo mi calentamiento'? ¡No! Sólo sale corriendo y se come al animal."

3

NO SE TRATA DE MORDIDAS

Durante un breve periodo de mi adultez temprana decidí incursionar en las carreras de bicicleta. En esos tiempos inocentes, entrenar 80 kilómetros me parecía divertido. También podía quedarme atrás y aprender de los ciclistas más experimentados. Esto fue antes del advenimiento de las barras y el gel energético; entonces los ciclistas cargaban festines portátiles: sándwiches de mantequilla de cacahuate, plátanos, galletas de chispas de chocolate, pizza fría, Pop-Tarts, rebanadas de pay de nuez, combinación de nueces y frutos secos surtidos y, cuando salíamos al amanecer, café en vasos de unicel. Todo lo desenvolvíamos, masticábamos y bebíamos mientras pedaleábamos sin manos, habilidad que hoy utilizo para impresionar a mi hijo. En los días más calurosos, algunos ciclistas introducían paletas heladas en sus botellas de agua para sorber el jarabe mientras la temperatura iba en aumento. También cargaban botellas de Pedialyte congelado en el bolsillo de sus chamarras con el fin de que regresara al estado líquido poco a poco, kilómetro tras kilómetro.

La bicicleta de carreras nunca fue lo mío: demasiada velocidad, muchos baches y muy poca armadura para el cuerpo, además de mi bien merecida reputación de torpeza. (Una vez mi hijo, cuando era muy joven y estaba pasando por una etapa particularmente mórbida, comenzó a preguntarse qué pasaría si sus padres murieran. "Si papá muriera —dijo pensativo—, sólo me quedarías tú, mamá, y eres un poco torpe".) Sin embargo, la experiencia me enseñó mucho sobre el valor de la comida, comida real, para los atletas. Durante muchos años, la ciencia del ejercicio y muchos entrenadores se distanciaron de esta idea, pero hoy en día algunos han comenzado a reconsiderarla. De hecho, la nutrición deportiva está en una encrucijada, a punto de pasar por un interesante cambio de perspectiva, pues la nueva ciencia sugiere que el azúcar no es mala para los atletas, pero el exceso de agua sí; la leche con chocolate es un suplemento ideal, mientras que los antioxidantes parecen no serlo, y cargarse de carbohidratos, una vieja práctica común, no hace más que engordar a los corredores. La interacción entre el deporte y la nutrición se ha convertido en un tema de enorme complejidad, que muchas veces va en contra de la intuición, pero al mismo tiempo suele estar más anclado en el sentido común de lo que la mayoría de nosotros hubiera soñado durante aquellos días en los que un paquete de galletas en el bolsillo se consideraba planeación nutricional avanzada.

La sabiduría del cuerpo

En 1932 el profesor Walter Cannon escribió el libro *La sabiduría del cuerpo,* un texto clásico de fisiología. Gracias a él se popularizó el concepto de *homeostasis,* nombre con el que se conoce al deseo del cuerpo de mantenerse equilibrado y estabilizar su funcionamiento. "De alguna manera —escribió—, los elementos inestables que nos componen han aprendido un truco para mantener la estabilidad." Ésta es una lección a la que muchos de nosotros podríamos sacarle provecho cuando comenzamos a experimentar con la nutrición y el ejercicio.

"Siempre hay una nueva moda en la nutrición deportiva", dice Nancy Clark, dietista del deporte registrada y certificada, quien durante mucho tiempo ha sido una de las principales portavoces de la razón en este campo. "La mayoría de esas modas carecen de un valor duradero." Tal vez los primeros atletas en adoptarlas las recomienden; quizá cuenten con entusiastas patrocinios y anécdotas positivas; incluso pueden alcanzar cierto grado de éxito, pues es probable que algunas personas mejoren su desempeño siguiendo el régimen alimenticio más excéntrico, "tan sólo porque es el resultado esperado", explica Clark. "No obstante, la mayoría de estas modas no serían aprobadas después de ser sometidas a un escrutinio científico."

Los mecanismos básicos de la nutrición deportiva son simples. Durante el ejercicio hay movimiento; los músculos se contraen y queman energía (calorías), lo cual produce calor, el cual a su vez se disipa en gran medida a través del sudor. De este modo, el cuerpo pierde líquidos. Los fluidos y las calorías deben reponerse (a menos, por supuesto, que el propósito sea un balance negativo de energía o, en otras palabras, una pérdida de peso).

La controversia surge en los detalles. ¿Qué tipo de calorías proporcionan el mejor combustible: los carbohidratos, las grasas o las proteínas? ¿En qué momento deben ser ingeridas? ¿Cuánto líquido necesitamos? ¿Qué hay de las bebidas energéticas y los electrolitos? ¿Qué son los electrolitos? Si una estrategia nutricional funciona para la mayoría de la gente, en especial para un alto porcentaje de hombres, ¿significa que es adecuada para mí?

Sobrecarga de carbohidratos

No hace mucho tiempo, los fisiólogos del Instituto Australiano del Deporte, junto con los de otras instituciones, pusieron a prueba de manera sistemática el concepto de carga de carbohidratos. Todos hemos escuchado o incluso practicado la carga de carbohidratos, la cual cobró fama en los años setenta, después de que una serie de estudios mostrara que disminuir el consumo de carbohidratos de manera drástica cinco o seis días antes de una competencia, llevar una dieta rica en carbohidratos los días siguientes (porciones enormes de pasta) y al mismo tiempo reducir el volumen de ejercicio (permanecer en reposo) genera una acumulación de carbohidratos en el tejido muscular, los cuales se almacenan en forma de glucógeno, el combustible preferido de los músculos. En teoría, la energía adicional implica mayor capacidad, lo que nos permitiría correr o pedalear más lejos de lo normal. Hoy en día, la carga de carbohidratos sigue siendo una práctica común. Si eres maratonista, probablemente hayas asistido a una cena ceremonial para comer pasta la noche anterior a la gran carrera.

Los investigadores australianos reunieron a varios ciclistas entrenados de sexo masculino y los asignaron a uno de dos grupos. El primero llevaría una dieta rica en carbohidratos y el segundo una versión placebo de la misma, la cual consistía en la dieta usual de los ciclistas más una malteada dulce, que los sujetos creían repleta de carbohidratos azucarados, aunque en realidad no contenía azúcar. Los resultados sorprendieron a todos. Los ciclistas cuya dieta había sido rica en carbohidratos sí almacenaron más glucógenos en sus músculos que el grupo placebo. Sin embargo, la acumulación de carbohidratos no los hizo mejores atletas. Los científicos no encontraron diferencias estadísticas en el desempeño de ambos grupos en una serie de pruebas de tiempo subsecuentes, en las que todos los participantes tuvieron a su disposición bebidas deportivas con carbohidratos. En esos casos, el cuerpo de los ciclistas había optado por quemar las calorías ingeridas procedentes de las bebidas deportivas, lo que significa que los carbohidratos almacenados permanecieron intactos. En este sentido, la carga de carbohidratos había sido innecesaria; al final, sólo sirvió para aumentar el peso de los ciclistas.

Los carbohidratos almacenados hacen que las células musculares absorban agua. El peso adicional puede ser temporal, de tan sólo algunos gramos de agua, pero estará presente durante el evento para el cual una persona ha decidido cargarse de carbohidratos. Las porciones enormes de pasta no aseguran que mejorarás como maratonista, pero sí pueden aumentar considerablemente tu peso. En la nutrición de un atleta todas las comidas cuentan.

La carga de carbohidratos también es conocida por ser parcial al género. En los estudios mencionados se utilizaron hombres como sujetos. Al parecer, su presencia es mucho más frecuente en los laboratorios de fisiología. No obstante, cuando los investigadores reclutaron mujeres deportistas para realizar una serie de estudios muy famosos en el campo de la nutrición atlética, descubrieron que las corredoras no acumulan los carbohidratos en sus músculos de la misma manera que los hombres. Las mujeres sólo almacenen cerca de la mitad de la energía adicional, incluso después de incrementar el consumo total de calorías, además del porcentaje de su dieta dedicado a los carbohidratos.

NO SE TRATA DE MORDIDAS

Aun así, los carbohidratos son muy importantes para los atletas y, en cierta medida, también para las personas que se ejercitan casualmente. Al contraerse, los músculos dependen del adenosín trifosfato o ATP, una molécula especializada que proporciona energía como combustible. El ATP se genera en las mitocondrias, la central de energía microscópica de las células. Para las mitocondrias es más fácil trabajar con los carbohidratos una vez que han sido desintegrados en azúcares simples. Cuando mueves un músculo, las mitocondrias de las células musculares entran en acción y utilizan el azúcar de tus músculos (glucógeno, en términos más técnicos) o el azúcar que circula en el torrente sanguíneo para producir ATP.

Las mitocondrias también pueden convertir la grasa en ATP, ya sea la que se encuentra almacenada en los depósitos de todo tu cuerpo o la que acabas de comer. Sin embargo, este proceso es más complicado, y por lo general el cuerpo prefiere quemar primero los carbohidratos disponibles.

Esto no significa que todo el tiempo debas llevar chocolates de emergencia en tus bolsillos para sobrevivir a tu próxima caminata intensa.

Atletas cargados de carbohidratos

Si tu rutina de ejercicios dura una hora o menos, en realidad "requerirías una cantidad adicional mínima de carbohidratos", dice el doctor Asker Jeukendrup, director global del Instituto Gatorade de Ciencias del Deporte, experto y líder mundial en nutrición deportiva, y triatleta exitoso. Si no practicas deportes de manera profesional o competitiva, quizá no necesites preocuparte demasiado por la alimentación específica para atletas. Basta llevar una dieta normal y saludable para obtener los carbohidratos suficientes para realizar una rutina de ejercicio moderado de 90 minutos o menos. Comer un panquecito en el desayuno proporciona el combustible necesario para trotar dos kilómetros.

Si, por el contrario, planeas realizar actividad física durante dos horas o más, o si, por ejemplo, estás entrenando para un maratón, requerirás más combustible. La cuestión de cuál es el momento adecuado para comenzar el proceso de almacenamiento energético es un poco controversial. Durante décadas, muchos de nosotros escuchamos que no deberíamos comer carbohidratos una hora antes de hacer ejercicio. Esto se debe en parte a las desagradables consecuencias gastrointestinales, pero aún más a la necesidad de evitar el riesgo de lo que se conoce como el "rebote", hipoglucemia acompañada de temblores y fatiga.

Esta preocupación surgió después de que una serie de estudios arcaicos mostraran que el nivel de azúcar en la sangre disminuía cuando los atletas consumían alimentos o bebidas azucaradas antes de la actividad física. No obstante, existen experimentos más recientes y mejor diseñados, en los que se ha probado que, aunque la hipoglucemia del rebote puede llegar a ocurrir, es muy rara y en gran medida no afecta el desempeño. Cuando un grupo de ciclistas británicos consumió bebidas azucaradas antes de su ejercicio, sólo algunos de ellos manifestaron niveles críticamente bajos de azúcar en la sangre durante los primeros 10 minutos de actividad. Esta condición mejoró pronto y después pedalearon tan bien como el resto de los ciclistas en una carrera cronometrada. Estudios adicionales descubrieron que comer carbohidratos fáciles de digerir, como plátanos o (mis favoritas) paletas heladas, una hora antes del ejercicio puede ayudar a prolongar la actividad física. Entonces, ya lo sabes, no hay por qué matarse de hambre antes de la próxima rutina de ejercicios.

Usualmente, los carbohidratos consumidos durante una larga rutina de ejercicio o durante una carrera son los más importantes para el desempeño. La regla general dicta que "probablemente requieras ingerir alrededor de 60 gramos de carbohidratos por hora" durante la rutina o evento, dice el doctor Jeukendrup, y añade: "cuando realices ejercicios de resistencia durante dos horas y media o más, es recomendable incrementar el consumo a 90 gramos por hora".

Por cierto, a pesar de que atiborrarte de carbohidratos suena como una tarea deliciosa, en la práctica es muy cansado. Seguir este consejo se traduce en tragar casi dos litros de bebidas deportivas cada hora mientras corres o pedaleas tu bicicleta. Suena divertido. Quizá sea más sencillo confiar en el gel deportivo o en las barras energéticas, que tienen presentaciones más fáciles de transportar, si tu estómago puede con ellas, por supuesto. En una serie de elegantes experimentos recientes, el doctor Jeukendrup y sus colegas demostraron que, cuando un ciclista entrenado pedalea tres horas a paso moderado, metaboliza los carbohidratos de manera idéntica sin importar su origen, ya provenga de un gel, de barras o de bebidas energéticas. Sin embargo, es más sencillo cargar una cantidad mayor de barras y gel durante una carrera. Además implican una ventaja competitiva, aunque, hay que decirlo, no sin efectos secundarios.

En un estudio poco decoroso, por llamarlo de alguna manera, que se llevó a cabo con atletas entrenados para completar el *Ironman,* se encontró que los corredores que consumían una mayor cantidad de carbohidratos durante la competencia solían ocupar los primeros lugares. Sin embargo, también eran "más propensos a sufrir náuseas y flatulencia", tal como reportaron los autores del estudio. Los atletas pueden recurrir a extremos insospechados para ganar (y los científicos no conocen límites cuando se trata de investigar).

¿La fructosa es malvada?

Curiosamente, los estudios más completos hasta la fecha sobre la relación entre carbohidratos y desempeño descubrieron que los atletas obtienen mayores beneficios cuando sus bebidas, barras y gel no sólo están endulzadas con glucosa (el tipo de azúcar más simple, por lo general maltodextrina), sino también con fructosa, muchas veces en forma de jarabe de maíz de alta fructosa. La combinación de ambos edulcorantes genera "la mayor cantidad de energía", dijo el doctor Jeukendrup, y esto probablemente se debe a que cada uno activa secuencias metabólicas distintas dentro del estómago. Cabe mencionar que en los últimos años la fructosa se ha ganado una mala reputación, la cual no ha sido puesta en tela de juicio. Los medios han sugerido, con buenas razones, que en Estados Unidos el exceso en el consumo de fructosa así como de otros azúcares es la causa principal de la epidemia de obesidad, diabetes y otras enfermedades relacionadas con la alimentación. No obstante, debemos recordar que este fenómeno afecta a personas sedentarias. El azúcar, y en particular la fructosa, se comporta de manera distinta cuando es consumida por un cuerpo activo.

Consideremos los resultados de un estudio reciente con ciclistas de alto rendimiento y sus hígados. Para el experimento, un grupo de investigadores suizos y británicos les pidieron a sus ciclistas, todos del sexo masculino, que pedalearan hasta el agotamiento en distintas ocasiones. Después de cada carrera, los hombres debían tomar bebidas endulzadas con fructosa o glucosa. (Algunos también consumieron un edulcorante a base de lactosa.) Muchas veces, cuando analizamos los órganos esenciales para el ejercicio, olvidamos incluir al hígado, a pesar de que contiene una reserva importante de glucógeno, es decir, glucosa almacenada. Todos los azúcares, incluyendo la sacarosa (azúcar de mesa) y la fructosa, se transforman en glucosa que el cuerpo almacena en forma de glucógeno. El ejercicio intenso utiliza y agota las reservas de glucógeno en el hígado, por lo que el cuerpo no estará listo para otro episodio de actividad física rigurosa hasta que lo haya repuesto.

En el estudio, los científicos midieron el tamaño del hígado de cada ciclista mediante resonancias magnéticas tomadas antes de las carreras. Todos ellos perdieron volumen durante las rutinas de ejercicio, lo cual fue indicio de que el glucógeno almacenado se había acabado. Los sujetos que bebieron fructosa inmediatamente después recuperaron el volumen perdido de manera rápida, cerca de 9% después de seis horas y media, en comparación con la recuperación de 2% que presentaron los ciclistas que tomaron bebidas endulzadas con glucosa. Los investigadores llegaron a la conclusión de que el líquido adicionado con fructosa era dos veces más efectivo para estimular la recuperación hepática.

En términos generales, la fructosa parece ser una sustancia deseable para los atletas. Como parte de un estudio a gran escala, algunos ciclistas tomaron una bebida deportiva endulzada únicamente con glucosa durante un episodio de pedaleo moderado de dos horas de duración. En una prueba cronometrada posterior, éstos lograron superar la velocidad de aquellos que sólo habían tomado agua. Sin embargo, cuando consumieron una bebida deportiva que contenía tanto glucosa como fructosa (en proporción de dos a uno), los ciclistas fueron 8% más rápidos en la prueba de velocidad que aquellos que habían consumido bebidas endulzadas sólo con glucosa. (La mayoría de las bebidas deportivas embotelladas disponibles en el mercado estadounidense están endulzadas con jarabe de maíz de alta fructosa, es decir, contienen glucosa y fructosa en una proporción de casi uno a uno.)

En vista de lo anterior, y por más extraño que parezca, se puede concluir que el azúcar ayuda a ejercitarse mejor. Al mismo tiempo, como la naturaleza es justa con este tipo de cosas, la actividad física es una gran manera de evitar el impacto negativo que el alto consumo de azúcar podría tener en la salud. El ejercicio puede "reducir considerablemente los riesgos de salud asociados con la ingesta de fructosa y otros tipos de azúcar", explica el doctor Richard J. Johnson, profesor de medicina de la Universidad de Colorado en Denver con una larga carrera en el estudio de la fructosa y el metabolismo.

Regresemos por un momento a la cuestión del hígado. El alto consumo de fructosa entre personas sedentarias se ha asociado con el trastorno conocido como hígado graso, pues este órgano se encarga de metabolizarla. Esta condición puede reducir la capacidad del cuerpo para responder a la insulina, la hormona que ayuda a controlar el nivel de azúcar en la sangre. Las personas que sufren de hígado graso tienden a desarrollar resistencia a la insulina y pierden la capacidad de equilibrar la glucosa presente en el torrente sanguíneo, lo cual casi inevitablemente evoluciona a diabetes tipo 2.

El ejercicio puede proteger al hígado y evitar que se vuelva graso. Múltiples estudios han demostrado que basta con hacer ejercicio moderado para disminuir de manera sustancial el riesgo de desarrollar hígado graso, incluso en personas con sobrepeso. En una revisión reciente de varios estudios se concluyó que comenzar un programa de ejercicios puede reducir la cantidad de grasa en el hígado de manera considerable, sin importar si la persona pierde peso o no durante dicho programa.

Al final, "la ciencia moderna sugiere que la actividad física ejerce una influencia fisiológica positiva" en algunas de las secuencias metabólicas afectadas por el azúcar, según explica el doctor Johnson. "El ejercicio puede hacer que desarrolles resistencia ante los efectos no deseados del azúcar", añade.

Esto no quiere decir que todos debamos vivir de los dulces. "El azúcar no es mala, para nada —concluye el doctor Johnson—, pero tampoco podemos fingir que es saludable." Desempeña un papel importante en la actividad física prolongada, "pero es un papel limitado. El azúcar no debe ocupar el lugar principal en la dieta de nadie".

En este sentido, la fructosa y otros edulcorantes son "el coco" de la nutrición deportiva. Si eres el tipo de persona que conduce una bicicleta durante tres horas o más al día, la fructosa es tu amiga. Para cualquier otra persona, sería demasiada azúcar. Estas contradicciones pueden volver loco a cualquiera.

Sed de conocimiento

La cuestión de cómo, cuándo y cuánto hay que beber durante el ejercicio puede ser más confusa y estar rodeada aún de más mitos que la cuestión de cómo y cuánto comer. "Antes, la recuperación de fluidos parecía un tema simple", dice el doctor Edward Coyle, fisiólogo del ejercicio de la Universidad de Texas en Austin, quien ha estudiado este asunto durante varias décadas y ha trabajado como consultor del ciclista Lance Armstrong. "Al parecer, ahora ya no es tan sencillo."

Para enfatizar estas complejidades, debemos considerar los descubrimientos de un reciente estudio sobre los hábitos de rehidratación de los corredores kenianos. Todos sabemos que durante años los kenianos han dominado las carreras de medio fondo. De hecho, en algún momento ocuparon más de la mitad de los primeros lugares mundiales en desempeño de distancia media, y eso que en este país habita apenas 0.5% de la población mundial. Durante mucho tiempo, los científicos, entrenadores y otros atletas se han preguntado cuál es su secreto (y qué pueden hacer para vencerlos). Este estudio les abrió los ojos en muchos sentidos.

Para este experimento, los científicos del Centre for East African Running Science, de Escocia, visitaron durante el verano un campamento de entrenamiento en Kenia, ubicado en una zona de gran altitud. Entre los asistentes estaba la élite deportiva nacional, incluyendo medallistas olímpicos y campeones mundiales. Durante cinco días los investigadores pesaron a los corredores, con pocas horas de diferencia, y al mismo tiempo monitorearon su producción de orina y la composición de ésta. Los atletas profesionales están acostumbrados al escrutinio público de sus secreciones corporales; es un gaje del oficio. Durante el ejercicio, los corredores usaban parches que medían su sudor, y también llevaron diarios detallados de todo lo que comían y tomaban en el día.

Cuando los investigadores compararon la cantidad de fluidos que los corredores habían perdido a través del sudor durante el entrenamiento con la cantidad de líquido que habían consumido durante el mismo, se dieron cuenta de que los números no coincidían. Los corredores habían sudado mucho, pero no habían bebido casi nada. Esta práctica contradice todo lo que la mayoría de los estadounidenses sabe sobre el tema. Por lo general, los kenianos perdían varios kilos durante cada entrenamiento, pero en la tarde tomaban taza tras taza de té de rooibos con leche, y a la mañana siguiente no sólo estaban como nuevos, sino que habían recuperado su peso anterior. Poco después de que terminó el estudio, varios de estos corredores arrasaron en los campeonatos mundiales de atletismo.

¿Cuál es la moraleja aparente de este estudio? ¡El té de rooibos con leche es la bebida de los campeones! Y, evidentemente, no deberíamos tomar nada durante el ejercicio.

En realidad, el mensaje es que la ciencia aún tiene mucho que extraer de este tipo de costumbres y mucho que aprender sobre cuánto líquido necesita un cuerpo activo.

¿Es necesario beber?

Sin duda en la primaria te enseñaron que el cuerpo humano está compuesto de entre 55 y 60% de agua; el tejido muscular es tres cuartos de agua y hasta los huesos, aparentemente sólidos, contienen 20% de líquido. El agua es esencial para el movimiento. En distintas condiciones, el agua del cuerpo ayuda a absorber el impacto alrededor de las articulaciones y órganos, lubrica ciertas partes del cuerpo, transporta nutrientes y desechos y regula la temperatura. En 2010 los científicos anunciaron una función todavía más crítica: las moléculas de agua parecen ser el agente que inicia los procesos químicos a través de los cuales el ATP libera energía (se había especulado mucho sobre dicho agente, pero nunca antes había sido identificado). Sin las reservas de agua, el cuerpo no sería capaz de producir la energía necesaria para beber agua, valga la redundancia.

Durante muchos años los atletas siguieron el consejo de evitar consumir agua y otros fluidos al realizar actividad física, sin importar su duración. El ganador del Ultramaratón Comrades de casi 90 kilómetros, que se llevó a cabo en Sudáfrica en la década de 1950, alguna vez le dijo a un grupo de investigadores que "correr un maratón completo sin reabastecer el cuerpo de líquido era una de las metas más importantes para la mayoría de los corredores, así como una gran prueba para su condición física". En los primeros años del maratón moderno no se acostumbraba poner bebederos de agua a lo largo de la pista y, si existían, estaban muy separados unos de otros. Antes de la década de 1970, los ciclistas del Tour de France apenas bebían un par de botellas de agua durante las cinco o seis horas de pedaleo sin descanso.

La actitud sobre cuánta agua y en qué momento deben tomarla los atletas comenzó a cambiar a finales de los setenta, cuando el Gatorade, una de las primeras bebidas postejercicio, llegó a las tiendas. Los Lagartos de la Universidad de Florida (Gators, en inglés) ganaron el campeonato nacional de futbol americano después de haber tomado una versión temprana de Gatorade entre jugadas. Por eso fue fácil vender este producto como garantía de éxito, una fórmula para mejorar el desempeño atlético. Al mismo tiempo (y en parte gracias a los fondos de Gatorade), se realizó y publicó una serie de estudios que vinculaban la deshidratación con los golpes de calor que afectaban a muchos deportistas. En estos experimentos, los atletas que no habían consumido fluidos durante el ejercicio alcanzaban una temperatura corporal mayor que quienes habían bebido líquido.

Muy pronto los atletas comenzaron a recibir indicaciones de los científicos y entrenadores sobre la importancia del consumo constante de fluidos durante las sesiones de ejercicio, con el fin de reemplazar el líquido perdido a través del sudor. El Colegio Americano de Medicina del Deporte publicó una guía en la que se sugería a los atletas "beber tanto como su cuerpo tolerara". Los maratones comenzaron a colocar bebederos y centros de ayuda, muchas veces en cada kilómetro, en lugar de cada tres o cinco como antes.

Todo esto parecía ser una gran idea hasta que Oprah decidió correr maratones.

Beber en exceso

El famoso maratón que Oprah Winfrey corrió en 1994 inspiró a una gran ola de imitadores, muchos de los cuales nunca habían intentado algo ni remotamente atlético, mucho menos tan atlético como correr más de 42 kilómetros. Antes del debut de Oprah en el mundo de los maratones, la maratonista promedio terminaba la carrera en un poco más de cuatro horas. Algunos años después de que Oprah corriera su primer maratón, el tiempo promedio nacional para las corredoras había aumentado a más de cinco horas. Este número sigue en aumento. El tiempo promedio en el que los hombres terminan un maratón también se ha incrementado.

En conjunto, los maratonistas se han vuelto mucho más lentos. De hecho, un gran porcentaje ya no "corre" como los líderes, sino que trotan, caminan, conversan, se toman su tiempo y se detienen a beber agua en todos los bebederos que encuentran en el camino. Esto último fue muy común hasta el Maratón de Chicago, en 1988, en el que murió una dentista pediátrica de 43 años, madre de tres hijos.

"Éste es uno de esos momentos extraños e improbables en el que los expertos crean una enfermedad que antes no existía", dice el doctor Timothy Noakes, profesor de ciencia del ejercicio y el deporte en la Universidad de Ciudad del Cabo, en Sudáfrica, además de una de las figuras más prominentes y decisivas de la ciencia de la hidratación. "Gracias a los expertos, la gente creía que deshidratarse durante la actividad física era nocivo; sin embargo, el problema más grave resultó ser tomar demasiada agua."

La maratonista de Chicago murió de hiponatremia o intoxicación por agua, una condición peligrosa causada por consumir más líquido del que se pierde a través del sudor. A un corredor más bien lento no le resulta difícil beber demasiado en un maratón. Las personas que trotan o caminan a paso tranquilo por cinco o seis horas no generan demasiado calor interno y, por lo tanto, no sudan en grandes cantidades. Sin embargo, es probable que esa persona beba agua en cada bebedero y quizá también lleve una botella de agua con ella.

En pocas horas la sobredosis de líquidos puede diluir la sangre y alterar la concentración de sodio. (Piensa en un vaso lleno hasta la mitad con agua de mar. Si añades agua simple el contenido se vuelve menos salado, es decir, baja la concentración de sal.) No obstante, la concentración de sodio en otras células —por ejemplo en la piel, los músculos y los órganos internos— permanece igual. El cuerpo no responde bien ante este desequilibrio, pues piensa que la concentración de sodio dentro y fuera de estas células debería ser la misma. Entonces, por ósmosis, el cuerpo comienza a extraer agua de la sangre y la reparte en las otras células, lo que reduce su concentración de sodio y causa inflamación. Las manos y los pies se hinchan. El pecho se constriñe, mientras las células pulmonares son invadidas por el agua. La persona gana peso de pronto, pues ya no está secretando fluidos. En casos extremos, el cerebro se inflama y esto causa desorientación, desmayo, coma e incluso la muerte. Los reportes indican que esto fue lo que mató a la corredora de Chicago. Desde entonces, la hiponatremia ha causado la muerte de varios maratonistas. Resulta curioso que dentro del mismo periodo de tiempo no haya habido muertes vinculadas con la deshidratación en los maratones.

"Todas y cada una de esas muertes eran prevenibles —dice el doctor Noakes—. Si las personas hubieran escuchado a su cuerpo en lugar del consejo de los 'expertos', habrían sobrevivido."

Sí, tal como Noakes dice, deberían haber escuchado a su sed.

Déjate guiar por la sed

Según la ciencia más avanzada, la capacidad del cuerpo para regular su equilibrio interno es maravillosamente precisa, siempre y cuando, por supuesto, lo dejemos hacer su trabajo. En 2010 una revisión del conocimiento científico sobre la hidratación señaló que la mayoría de las personas saludables recupera los fluidos perdidos a lo largo del día con una precisión increíble, sin necesidad de guías que le digan cuándo y qué debe tomar.

De igual forma, a pesar de que los corredores kenianos consumían muy pocos líquidos durante su entrenamiento y perdían peso en cada uno, todas las tardes lograban rehidratarse con tanta precisión que al día siguiente despertaban con el mismo peso que el día anterior y sin presentar síntomas de deshidratación clínica.

Cuando funciona correctamente, el sistema de hidratación del cuerpo humano se regula mediante la sed. La sed, a su vez, es una respuesta a los cambios en los niveles de sodio. Si la concentración de sodio en el torrente sanguíneo aumenta, aunque sea un poco, significa que la sangre se ha vuelto más espesa. Esto activa las alarmas en todo el sistema, lo cual dispara el mecanismo de la sed. "No es necesario anticiparse a la sed —dice el doctor Noakes—; es el mejor indicador para determinar el estado de hidratación del cuerpo."

Algunas personas le ponen tanta atención al consumo diario de fluidos que nunca llegan a sentir sed. En una encuesta reciente que los investigadores de la Universidad de Loyola hicieron a corredores recreativos, más de un tercio de los sujetos declaró beber según un "horario" de algún tipo, sin importar cuánta sed tuvieran. De hecho, casi 10% de ellos estaban convencidos de que debían tomar "tanta agua como fuera posible" con el fin de tener buena salud y mejorar su desempeño físico.

"Demasiadas personas aún creen en la falacia de tomar ocho vasos de agua al día", dijo el doctor Noakes, aunque un reporte muy completo realizado en 2005 por el Instituto de Medicina, que se basó en varios años de estudios y revisiones científicas, concluyó que no existe evidencia irrefutable que sustente esta creencia ampliamente difundida, sobre todo cuando sabemos que un gran porcentaje del requerimiento diario de fluidos se satisface mediante la comida. La carne y los vegetales contienen agua, la leche también. Incluso el café contribuye a la hidratación de nuestro cuerpo, pues, aunque se trata de un diurético (o sea que propicia la micción), el organismo retiene más líquido del que pierde cuando bebemos un *latte*. Beber ocho vasos de agua, además de los fluidos consumidos normalmente, "es probablemente demasiado para la mayoría de la gente", dice el doctor Coyle, "incluso para personas muy activas".

La cantidad de líquido que se consume durante el ejercicio suele superar por mucho la pérdida de fluidos a causa del sudor. De acuerdo con un reporte precautorio publicado en *Medicine & Science in Sports & Exercise,* algunos maratonistas aficionados pueden beber hasta seis o siete litros de fluidos a lo largo de los 42 kilómetros del evento. Por otro lado, los corredores expertos apenas consumen dos litros. "Los atletas más deshidratados son los que siempre ganan las carreras", dice el doctor Noakes.

Sopesa las consecuencias

Entonces, ¿cuánto y qué debes beber si te ejercitas con regularidad? "Es lo que todos queremos saber", dice el doctor Coyle. La respuesta, en términos prácticos, al parecer depende, como suele pasar, de quién eres y cómo te ejercitas. ¿Vas a salir a andar en bicicleta a paso moderado durante 45 minutos en un día fresco? Es probable que no sudes mucho y, aunque seas un hombre maduro, no necesitarás tomar la rehidratación de tu cuerpo demasiado en serio.

El método más aceptado y sencillo para saber si has tomado suficientes líquidos es "pesarte antes y después de una rutina o carrera", sugiere Coyle. En un estudio de 2008 se concluyó que la mayoría de los métodos formales para evaluar la deshidratación después de un episodio de ejercicio intenso —piel seca, ojos hundidos, falta de saliva, orina de color más oscuro y membranas libres de mucosidad— se correlacionaban de manera muy pobre con el diagnóstico de deshidratación clínica. El único indicador infalible era una pérdida de peso sustancial. Por ello, procura pesarte antes de la próxima vez que salgas a correr, andar en bicicleta o practicar otro deporte durante una hora, de preferencia sin zapatos ni camiseta. Recuerda beber la cantidad de agua que acostumbras consumir. Al terminar, vuelve a pesarte. "Si no pierdes más de un kilo en una hora de actividad física a causa de la sudoración, no tienes de qué preocuparte —dice el doctor Coyle—, y cambiar tus hábitos sería innecesario. Por otro lado, si pierdes más de un kilo en una hora, es probable que requieras consumir más líquidos." Si, como sucede en raras ocasiones, ganas peso, deberás reducir considerablemente tu consumo en las siguientes sesiones. Ganar peso durante el ejercicio es el síntoma principal de la hiponatremia (por suerte, esta condición es muy poco común cuando el ejercicio dura menos de tres o cuatro horas y se realiza a un ritmo lento).

Caliente y húmedo

En este punto quizá es importante mencionar que, al contrario de la creencia popular, la hidratación no te protege contra el sobrecalentamiento. "Es un mito; no es necesario estar deshidratado para desarrollar hipertermia", dice el doctor Douglas Casa, profesor de kinesiología en la Universidad de Connecticut, quien ha estudiado a profundidad el efecto del calor en el desempeño atlético, en parte inspirado por el sobrecalentamiento que sufrió cuando corría en su adolescencia. Hace algunos años se llevó a cabo un triatlón en Melbourne, Australia, durante una mañana sofocante y húmeda de diciembre, la versión de las antípodas de nuestro junio. Quince corredores fueron tratados por enfermedades relacionadas con el sobrecalentamiento; tres de ellos fueron diagnosticados con hipertermia, lo cual puso en riesgo su vida. El golpe de calor afectó a todos en una etapa temprana de la carrera, antes de que tuvieran tiempo de deshidratarse.

En otro caso definitivo, investigadores sudafricanos le permitieron a un grupo de ciclistas hombres tomar tantos fluidos como quisieran durante una serie de pruebas de tiempo de alta intensidad en condiciones extremas de calor y humedad reproducidas en un laboratorio. La mayoría bebió menos de lo que sudó. Todos perdieron peso, pero ninguno de ellos sufrió un sobrecalentamiento grave. La conclusión general fue que, al parecer, beber al gusto constituye una estrategia de hidratación óptima, "pues evita que los atletas ingieran demasiados fluidos o muy pocos".

"La lección no es: 'no bebas durante el ejercicio' —aclara el doctor Noakes, uno de los autores del estudio—. La lección es 'toma lo que necesites, ni más ni menos'". Con respecto a qué debemos tomar, el agua tiene una trayectoria larga e impresionante. Sin embargo, las bebidas deportivas cumplen una función. "Algunas personas disfrutan el sabor, por lo que la probabilidad de que las consuman aumenta, en comparación con el agua simple", dice el doctor Casa.

Los edulcorantes de las bebidas deportivas también representan una fuente de carbohidratos, aunque probablemente no sean suficientes para los atletas de alto rendimiento y sean demasiados para el resto. "Hay muchas personas que caminan media hora todos los días y luego consumen una botella entera de este tipo de bebidas —dice Noakes—, las cuales contienen más calorías de las que acaban de quemar. Y luego se preguntan por qué no pierden peso." Los electrolitos añadidos a estas bebidas, por lo general sodio y potasio, son innecesarios para la mayoría de las personas saludables. "Todos vivimos en un exceso de sal", dice Noakes. Es poco común requerir más sal de la ingerida, sin importar cuánto se sude o la concentración de sales en el sudor. Por otro lado, la pérdida de potasio a través del sudor es prácticamente nula. Sin embargo, si por alguna razón sospechas que los electrolitos pueden ser benéficos para tu salud, siempre puedes tomar té de rooibos poco cargado, con leche. En el estudio realizado en Kenia se descubrió que esta mezcla contenía restos de sodio y potasio en cantidades suficientes para reponer lo poco perdido durante las carreras.

¿Qué sigue después del ejercicio?

Ahora que tu carrera, sesión de bicicleta, partido de tenis o rutina de escaladora ha terminado, ¿qué sigue? Quizá tengas la esperanza de que la nutrición deportiva termine al salir de la cancha. Sin embargo, te equivocas.

Lo siguiente es reponer sustancias. "En los primeros años de los noventa, la mayoría de los atletas, en especial los corredores y ciclistas, se preocupaban por el consumo de carbohidratos durante el ejercicio", dice el doctor John Ivy, profesor de kinesiología de la Universidad de Texas en Austin y uno de los pioneros en la investigación de los horarios en la nutrición deportiva. No obstante, comer y beber sólo carbohidratos durante una sesión de ejercicios casi nunca sirve para reemplazar los consumidos. Mientras la rutina seguía, los atletas agotaban el combustible almacenado en sus músculos y comenzaban a percibir mayor dificultad en sus movimientos. De este modo, les costaba más trabajo completar el ejercicio. El doctor Ivy, quien también estudia la mecánica del azúcar en la sangre de diabéticos, notó que estos pacientes mejoraban su capacidad de controlar los niveles sanguíneos de azúcar después de ejercitarse. "El ejercicio hace que los músculos respondan mejor a la insulina —dice—, y la insulina a su vez incrementa el consumo de glucógeno de los músculos." En otras palabras, el ejercicio propicia la absorción de azúcar del torrente sanguíneo por parte de tus músculos. Gracias al ejercicio, tu cuerpo estará preparado para reabastecerse del combustible perdido. Éste es el momento ideal para comer o beber carbohidratos e incrementar los niveles de azúcar en la sangre.

La respuesta mejorada a la insulina dura una fracción breve de tiempo después de la actividad física. "La ventana de oportunidad es de 45 minutos más o menos", afirma el doctor Ivy. Después de eso, tus músculos pierden la receptividad aguda a la insulina y se vuelven menos capaces de absorber el azúcar. Consumir proteínas con los carbohidratos inmediatamente después del ejercicio puede ayudar a prolongar esta ventana de sensibilidad a la insulina. "La ingestión simultánea de proteínas y carbohidratos acelera la acumulación de glucógeno en el músculo, al estimular la secreción endógena de insulina", dice el doctor Luc van Loon, profesor asociado de ciencias del movimiento humano en Holanda y autor de muchos estudios sobre la nutrición en el deporte. Esto se traduciría así: combinar proteínas y carbohidratos hace que los músculos almacenen una mayor cantidad de glucógeno, el cual puede ser utilizado durante la siguiente rutina de ejercicios. Además, comer proteínas poco tiempo después de haber concluido la actividad física también ayuda a la recuperación de los músculos, incluso si la sesión fue particularmente larga o intensa.

Es importante subrayar que este efecto se ha comprobado en casos en los que la proteína se consume después del ejercicio, no durante éste. Aunque algunos estudios han sugerido que ingerir proteínas durante la actividad física puede, de alguna manera, mejorar el desempeño o acelerar la recuperación, la mayoría de los fisiólogos se muestran escépticos, pues los resultados de los experimentos no han sustentado tal hipótesis. En un revelador estudio, un grupo de ciclistas experimentados bebió una de dos bebidas deportivas. La primera sólo contenía carbohidratos y la segunda estaba adicionada con proteína de suero de leche. Los ciclistas las consumieron durante un paseo largo y ligero, seguido de una prueba de velocidad intensa con duración de una hora. Los científicos no encontraron beneficios asociados a la proteína; los sujetos no produjeron más energía, no cubrieron más kilómetros en la prueba cronometrada ni sufrieron menos daños musculares al día siguiente. El consumo de proteínas no afectó su desempeño, pero tampoco lo mejoró de manera cuantificable. Tal como señala el doctor Jeukendrup, coautor de este estudio: "No hay ninguna razón real por la que la proteína debería funcionar" para mejorar el desempeño durante el ejercicio. "Las proteínas no son muy buen combustible." No obstante, si las consumes al terminar, pueden hacer cosas muy buenas para tus músculos. Ahora una buena noticia (para las personas que, como yo, gozan al atiborrarse de ambas): existe un alimento particular que contiene una proporción casi ideal de azúcares y proteínas para estimular el reabastecimiento de glucógeno. El hecho de que se trate de algo delicioso es una feliz coincidencia. Estoy hablando de la leche con chocolate baja en grasa. Los expertos recomiendan beberla después del ejercicio. Nada me hace más feliz que ese enunciado.

"Me encanta la leche con chocolate —dice el doctor Ivy—, la tomo todo el tiempo." Si por alguna razón desconfías de la simplicidad del jarabe de chocolate Hershey's, puedes invertir en bebidas embotelladas con una mezcla de carbohidratos y proteínas sabor chocolate o malteadas deportivas con proteínas en polvo. Pero antes de eso, pregúntate: ¿por qué lo harías?

Alimentación vudú

Al final del día, la nutrición deportiva, ya sea en cuestión de alimentos o fluidos, parece reducirse a una cosa evidente: "La gente cree que se trata de vudú, una fórmula mágica. Sin embargo, el sentido común es el ingrediente más importante", dice el doctor Allen Lim, fisiólogo y entrenador que ha trabajado con algunos de los mejores ciclistas de carreras del mundo. "Si tienes hambre necesitas comer. La comida es la solución para eso." En su experiencia, un menú típico para muchos de los ciclistas más extraordinariamente activos a nivel mundial puede ser "lasaña para cenar, granola o un burrito para desayunar. Mucho arroz, pollo y huevo. La nutrición deportiva no es más que nutrición con un adjetivo al final".

Por supuesto, esta sabiduría práctica no servirá de nada para prevenir la oferta creciente de dietas de moda y mala calidad. Sin duda seguirán llegando obstinadamente y tarde o temprano desaparecerán. El alto consumo de grasa, por ejemplo, tuvo un apogeo seboso y breve, así como la dieta del índice glicémico. Ninguna de las dos fue aprobada después de ser sometida al escrutinio de la ciencia, en particular la primera. La teoría de ésta era que, en vista de que el cuerpo almacena más grasa que carbohidratos (incluso los maratonistas más esqueléticos han tenido lípidos en su cuerpo), era posible entrenar al sistema para que prefiriera quemar grasa sobre quemar carbohidratos. De este modo, las personas serían capaces de ejercitarse por más tiempo y con mayor intensidad. Los creyentes redujeron su consumo de carbohidratos de manera radical, comían demasiado pollo frito y untaban todo con mantequilla. En los estudios preliminares, estos sujetos sí utilizaron más grasa como combustible durante el ejercicio que las personas que habían mantenido una dieta rica en carbohidratos.

Sin embargo, casi nunca lograron un mejor desempeño. En un estudio representativo realizado en Nueva Zelanda, 12 ciclistas competitivos comieron alimentos ricos en grasa o en carbohidratos antes de completar una carrera extenuante. Los atletas consumidores de grasa quemaron más de esta sustancia durante la sesión, pero no pedalearon más rápido ni con más energía. De igual manera, en un estudio un tanto repugnante llevado a cabo en Australia, un conjunto de ciclistas competitivos ingirieron una comida alta en carbohidratos, normal o extremadamente grasosa, un par de horas antes de una carrera agotadora. Los ciclistas a los que se asignó la comida alta en grasa recibieron una inyección adicional de una sustancia que incrementa la secreción de ácidos grasos en el torrente sanguíneo. Sus músculos estaban empapados de grasa. Durante la carrera, los ciclistas que previamente habían consumido carbohidratos quemaron dichos carbohidratos; aquellos que estaban nadando en grasa quemaron grasa. No obstante, ningún grupo pedaleó más rápido o lejos que el otro.

Cambiar la dieta del atleta no lo cambia mucho como atleta

Este hecho es muy importante, en particular cuando de suplementos se trata. Los atletas y las personas que se ejercitan diariamente tienden a ser los consumidores más ávidos de pastillas, malteadas y mejunjes alimenticios de todo tipo. Se sabe que los jugadores profesionales de futbol americano llegan a tragar cientos de vitaminas y suplementos diferentes cada día. Muchas de estas pastillas tienen nombres impronunciables y su eficacia es cuestionable. En una reunión reciente del Colegio Americano de Medicina del Deporte, un grupo de científicos de Taiwán reportó que la esencia de pollo con ginseng se ha convertido en uno de los suplementos más populares en su país, pues se cree que acelera la recuperación muscular después de un ejercicio prolongado. En un estudio a pequeña escala, esta mezcla cumplió dicha función.

Sin embargo, resulta mucho más común que estos suplementos tengan efectos negativos, contraproducentes o incluso imaginarios, en la salud o en el desempeño atlético. En un experimento nuevo y muy interesante, un grupo de estudiantes universitarios se sometieron a pruebas de ejercicio y luego tomaron supuestos multivitamínicos. Algunas de las pastillas sí contenían vitaminas, pero otras no eran más que placebos. Los estudiantes tragaron las pastillas que se les habían asignado durante tres semanas y luego repitieron las pruebas de ejercicios. Todos mejoraron su desempeño, sin importar quiénes habían tomado las píldoras reales y quiénes no. Los miembros del grupo de control no habían tomado suplementos y no mostraron mejora alguna.

En un ejemplo más radical, un grupo de investigadores alemanes inscribió a 40 hombres jóvenes en un programa de ejercicio de un mes de duración. La mayoría de ellos tenía alrededor de 25 años y gozaba de una buena salud. Aunque no eran atletas, algunos realizaban actividad física moderada antes de comenzar el experimento (como jugar algún deporte o hacer una rutina leve de ejercicios un par de veces a la semana). Los demás eran sedentarios.

El programa de ejercicios supervisado que llevaron a cabo durante el estudio era bastante simple: 20 minutos en una bicicleta estacionaria o corriendo en una caminadora, seguidos de 45 minutos de entrenamiento de pesas en circuito. En este último debían moverse de una máquina a otra con rapidez suficiente como para mantener el ritmo cardiaco elevado. Los hombres se ejercitaron cinco días a la semana por cuatro semanas.

Mientras tanto, la mitad del grupo comenzó a tomar simultáneamente suplementos antioxidantes compuestos de dosis moderadas de vitamina C y E. Con frecuencia escuchamos que el ejercicio incrementa los niveles de radicales libres y agentes oxidantes. Los radicales libres (también llamados *especie reactiva de oxígeno,* aunque este nombre carece de poesía) son moléculas que se generan cuando el oxígeno se descompone durante los procesos metabólicos. La creación de radicales libres es constante en todos nosotros y sucede por el mero acto de respirar; es decir, es normal que haya cierta cantidad de moléculas en circulación, es un indicador de que estamos vivos. No obstante, tener demasiados radicales libres en el sistema puede ser peligroso, pues son altamente reactivos y tienden a atacar a otras células y dañar los tejidos. Es posible que esto contribuya al proceso de envejecimiento y al desarrollo de varias enfermedades. Por lo general, las defensas innatas del cuerpo desactivan estas moléculas y mantienen el daño al mínimo. Pero si el número de radicales libres se sale de control, las defensas del cuerpo se saturan, lo cual genera estrés oxidativo, y su acumulación puede representar riesgos para la salud.

El ejercicio causa una explosión en la producción de radicales libres, porque respiramos más durante éste. Debido a esto, hace algunos años muchos expertos comenzaron a recomendar a los atletas de alto rendimiento el consumo de altas dosis de suplementos vitamínicos y antioxidantes. Lo anterior se debía a la hipótesis de que, si hacer ejercicio incrementa la producción adicional de radicales libres, los comprimidos repletos de antioxidantes pueden detener esas moléculas, mantener bajo control la oxidación y demás efectos secundarios no deseados del ejercicio, y así se podría gozar de una buena salud en general. Desde luego, ése era el resultado que los investigadores alemanes esperaban encontrar.

Al principio eso fue lo que sucedió. El torrente sanguíneo de los hombres que habían tomado suplementos de este tipo contenía un nivel más alto de antioxidantes. Los científicos esperaban que la circulación de estas sustancias combatiera a los radicales libres producidos por el ejercicio. Sin embargo, los músculos de estos hombres también mostraron una incidencia considerablemente menor de cierta actividad genética y enzimática. Esto significaba que el sistema innato de defensas no estaba redoblando esfuerzos. De hecho, su cuerpo había notado el alto nivel de antioxidantes en la sangre y decidió parar la respuesta natural y detener la producción, porque ya no era necesaria.

Por otro lado, los hombres que no habían consumido suplementos desarrollaron un sistema de defensa antioxidante más fuerte y activo como respuesta al flujo creciente de radicales libres causado por el ejercicio.

Lo más sorprendente fue que la sensibilidad a la insulina no aumentó en los hombres que habían tomado las vitaminas, a comparación del resto. En general, se espera que el ejercicio moderado mejore la capacidad de respuesta de los músculos ante la insulina, así como la extracción de azúcar del torrente sanguíneo para utilizarla como combustible. Se trata de uno de los beneficios distintivos asociados con la actividad física y una de las razones por las cuales el ejercicio se cree tan efectivo para combatir la diabetes tipo 2. En este caso, el cuerpo no necesitaba actuar en contra de sus propios radicales libres, lo cual al parecer evitó al mismo tiempo otros procesos de adaptación que hacen saludable al ejercicio. Los suplementos antioxidantes "evitan la sensibilización de los reguladores moleculares de insulina y la producción de defensas endógenas antioxidantes generalmente inducidas por la actividad física", concluyeron los científicos alemanes. Para ponerlo en términos más burdos, las vitaminas debilitan los beneficios del ejercicio.

Los investigadores alemanes no fueron los únicos en llegar a la conclusión anterior. Algunos años antes, investigadores de la Universidad de Valencia, en España, y de la Universidad de Wisconsin, en Madison, hicieron correr a un grupo de ratas en pequeñas caminadoras hasta el agotamiento. Algunas ratas habían sido inyectadas previamente con un poderoso compuesto antioxidante de uso farmacéutico, que detiene la producción de radicales libres casi por completo, incluso durante el ejercicio. Los investigadores midieron los niveles de diversas sustancias en los músculos de las patas de las ratas. No resultó sorprendente que las ratas inyectadas mostraran carencia casi absoluta de radicales libres.

Los músculos de las patas de las demás ratas estaban repletos de radicales libres. Al mismo tiempo, estaban repletos de otras reacciones bioquímicas aparentemente relacionadas. Los genes habían actuado de manera tal que activaron los factores de crecimiento que, a su vez, incrementaron los niveles de "enzimas importantes asociadas a la protección celular" y a "la adaptación al ejercicio", según escribieron los investigadores. Las ratas con niveles bajos de radicales libres no mostraron actividad comparable. De alguna manera, los investigadores habían anticipado que los radicales libres harían la función de mensajeros moleculares.

En este sentido, estaban catalizando los procesos que, a la larga, les permitirían a los músculos de los roedores adaptarse al ejercicio. Una cantidad insuficiente de radicales libres en el organismo significa que estas "vías importantes de comunicación celular" no se activarán, lo cual implica menor adaptación al ejercicio. A la luz de estos descubrimientos, los investigadores escribieron que "la práctica de consumir antioxidantes" para detener el supuesto daño de los radicales libres que se generan durante el ejercicio "debería ser reconsiderada".

Por supuesto, algunos suplementos nutricionales sí tienen sentido y, según una nueva investigación alemana, uno de ellos, por suerte, es la cerveza, aunque del tipo sin alcohol (lo siento). Los investigadores de la Universidad Tecnológica de Munich se acercaron a algunos corredores mientras entrenaban para el maratón de esa ciudad y les preguntaron si estarían dispuestos a tomar mucha cerveza, en el nombre de la ciencia, claro. Cientos de atletas estuvieron de acuerdo, incluso cuando les dijeron que sería sin alcohol y, en algunos casos, un placebo con saborizante. Los corredores bebieron al menos un litro de su bebida asignada al día. Después del maratón, aquellos que habían consumido la cerveza sin alcohol reportaron menos resfríos y otras enfermedades que los maratonistas que habían tomado el placebo. Además, los primeros mostraron signos de un sistema inmune más saludable. El doctor Johannes Scherr, autor principal del estudio, dijo que este resultado es muy importante porque no contraer gripa después de una carrera es un indicio de que el cuerpo de estos maratonistas había sufrido menos abusos, por lo que probablemente serían capaces de regresar a su entrenamiento antes de lo normal. "Podemos conjeturar que la frecuencia del entrenamiento sería mayor y que los descansos serían más breves después de una sesión de entrenamiento intensa" en los sujetos que consumen cerveza, dijo.

Según el doctor Scherr, al parecer los efectos benéficos se deben a la rica variedad de polifenoles, una sustancia conocida por su capacidad para combatir virus, que contiene este brebaje. Evidentemente, la variante con alcohol también está inundada de polifenoles, "incluso más que la cerveza sin alcohol", dice Scherr, pero tiene la marcada desventaja de contener alcohol. "No hemos determinado si los efectos secundarios del alcohol en la cerveza anularían los efectos positivos de los polifenoles", explica. "Pero, sobre todo, es imposible beber de un litro a litro y medio de cerveza alcohólica al día, en particular durante entrenamiento exigente." Tal como sospechábamos, ¿no es cierto?

Al final, claro, la lección más completa que la ciencia puede darnos sobre los suplementos y, ciertamente, sobre la nutrición deportiva, es que el cuerpo es experto en cuidarse a sí mismo. Quizá requiera algo de ayuda en algunos periodos de agotamiento extremo, como durante el entrenamiento para un maratón. En esos momentos, lo más recomendable es quedarse en casa a disfrutar una deliciosa cerveza sin alcohol. (Un amigo experto, arduo conocedor de muchas, muchas cervezas, recomienda la St. Pauli Girl.)

En cualquier otra circunstancia, debes dejar a tu cuerpo hacer su trabajo. "El cuerpo se adapta" al ejercicio "muy bien por sí mismo", dice el doctor Li Li Ji, profesor de fisiología del ejercicio y ciencias de la nutrición de la Universidad de Wisconsin y coautor del estudio con las ratas y los antioxidantes. "El cuerpo humano es una máquina muy inteligente", afirma.

Recomendaciones para una nutrición deportiva inteligente y saludable

1. Pregúntate: ¿soy atleta?

Responde con sinceridad. Si no haces ejercicio más de una hora al día o a una intensidad dolorosa, entonces, la verdad, no lo eres. Querer mejorar tu salud y tu condición física es una buena meta, y puedes lograrla si mantienes una dieta saludable normal. Por el otro lado, si te ejercitas con regularidad más de una hora al día, quizá sería recomendable llevar una dieta relativamente rica en carbohidratos, lo que significa que alrededor de 60% o más de tu consumo diario de calorías debería provenir de éstos. Se trata de un porcentaje mayor que el máximo recomendado, el cual se acerca a 55%. Si no sabes con seguridad de qué se componen algunos de los elementos de tu dieta (¿el brócoli contiene carbohidratos? ¿qué hay del queso?), en internet existen muchos sitios (uno de ellos es la página del Laboratorio de Información Nutricional del Departamento de Agricultura de Estados Unidos) que te pueden ayudar. Sólo debes escribir el nombre de los alimentos para obtener la información nutrimental relevante y su perfil calórico.

2. Lleva carbohidratos

Si vas a ejercitarte intensamente, lleva carbohidratos contigo para consumirlos a lo largo del camino. Muchos expertos en nutrición deportiva sugieren ingerir al menos de 200 a 300 calorías de carbohidratos cada hora. Una barra energética promedio contiene entre 200 y 300; un paquete de gel, cerca de 100 calorías.

3. No desprecies la comida real

"Los atletas suelen olvidar que el desempeño puede mejorar significativamente a partir del consumo de comida real, simple y natural —dice el doctor Lim—. La mejor dieta deportiva consiste en alimentos cuyos nombres sí son pronunciables, ésos que tu madre y su sentido común te hacían comer." Como ejemplo, puedes llevar contigo algunas barras de sushi casero a tu próxima carrera grupal en bicicleta o a la siguiente carrera de entrenamiento antes de un maratón, en lugar de las típicas barras energéticas. Para prepararlas, combina arroz de sushi cocido, huevos revueltos, salsa de soya y un poco de tocino o *prosciutto*. Presiona la mezcla en un sartén y córtala en barras. También puedes hacer lo mismo que yo y optar desvergonzadamente por algo dulce. Sustituye los ingredientes salados con un poco de Nutella o crema de cacahuate. Sin duda, al final terminarás compartiéndolas, así que prepárate.

4. Evita beber en exceso

Muchas veces nos han dicho que debemos "anticipar" nuestra sed durante el ejercicio y beber tanto como sea posible, para evitar la deshidratación. Sin embargo, tanto los avances científicos recientes como las recomendaciones actuales de los expertos coinciden en que la sed constituye un indicador fisiológico confiable para medir los requerimientos de fluidos. Si tienes sed, bebe. Si no, es probable que cuentes con la hidratación suficiente.

5. Establece un horario para comidas y refrigerios

Aunque incontables veces nos han dicho que comer en la hora previa al ejercicio provoca que el nivel de azúcar en la sangre se eleve mucho antes de lo necesario, para luego decaer trágicamente durante la carrera o la actividad física, la ciencia a la vanguardia sugiere algo muy distinto. En algunas personas, el nivel de azúcar en la sangre puede disminuir, pero por lo general se estabiliza durante los primeros 15 minutos de ejercicio. Entonces, eres libre de comer ese plátano antes de salir a correr. Debes comer durante la hora inmediatamente posterior a una sesión exhaustiva, pues en ese momento es más fácil reabastecer el combustible perdido en términos fisiológicos, sobre todo si combinas carbohidratos y proteínas.

6. Tres palabras: leche con chocolate

Estudios recientes han demostrado que la leche con chocolate baja en grasa ofrece la proporción ideal de carbohidratos y proteínas para mejorar la recuperación de combustible después del ejercicio. En un experimento particularmente digno de atención se determinó que cuando los atletas bebían leche con chocolate después de una rutina no sólo se recuperaban más que cuando consumían una bebida deportiva con alto contenido de azúcar o agua, sino también ganaban más músculo, perdían más grasa y desarrollaban una capacidad superior de resistencia. Además de esto, un régimen de leche con chocolate no representa un gran sacrificio, lo cual produce excelentes resultados.

4

LA BATALLA PERDIDA

Prepárate para una historia triste. Todo comenzó en un laboratorio de calorimetría avanzada en la Escuela de Medicina de la Universidad de Colorado, Denver. Los investigadores querían saber si tanto las personas con buena condición física como las que están fuera de forma eran capaces de quemar calorías adicionales después de haber terminado la actividad física. Al parecer, el ejercicio debería incinerar calorías incluso después haber concluido. Nadie puede negar que hacer ejercicio es difícil y cansado. Sin embargo, los científicos no habían estudiado este fenómeno a fondo y en condiciones controladas con el fin de determinar si este proceso ocurría o no. Por eso, decidieron reclutar grupos conformados por distintos tipos de personas. Algunos sujetos eran delgados atletas de alto rendimiento; otros también eran delgados, pero principalmente sedentarios; el resto, francamente, eran gordos y llevaban una vida bastante inactiva. A lo largo del experimento, cada uno de los voluntarios aceptó pasar varios periodos de 24 horas dentro de una habitación especial en el laboratorio: un calorímetro de cuerpo completo, que mide los gases que una persona inhala y exhala y, de ese modo, determina el número de calorías quemadas. Por medio de diversos cálculos, los investigadores también pudieron identificar si las calorías utilizadas provenían de grasa o de carbohidratos, las dos fuentes principales de combustible en nuestro cuerpo.

Evidentemente, para perder peso es deseable quemar grasa antes que carbohidratos, pues la grasa proviene en su mayoría de los depósitos adiposos del cuerpo. No existe una persona, ni siquiera la más delgada, que no cuente con suficientes de ellos. No obstante, la cuestión más general sobre cómo y cuándo quemamos grasa es sorprendentemente compleja, sobre todo si consideramos también al ejercicio. En el transcurso de los años, la ciencia ha establecido de manera bastante definitiva que entrenar regularmente con el fin de desarrollar mayor resistencia incrementa la habilidad del cuerpo para utilizar la grasa como combustible durante el ejercicio. Los músculos prefieren consumir carbohidratos, su fuente de energía favorita, pero es posible enseñarles a utilizar la grasa para el mismo fin y con la misma eficacia. Para ello, es necesario realizar actividad física intensa como correr, nadar y andar en bicicleta por largas distancias y con cierta frecuencia. Los maratonistas, por ejemplo, necesitan utilizar un poco de su grasa, pues ningún individuo puede almacenar los carbohidratos suficientes para proporcionar el combustible necesario para tres horas o más de ejercicio sin interrupciones. Asimismo, es importante desmentir la creencia popular de que el ejercicio lento quema más grasa que los episodios largos e intensos. Incluso si 100% de la energía utilizada en una caminata tranquila de 30 minutos proviniera de los depósitos de grasa (lo cual es imposible; siempre hay un porcentaje de combustible derivado de carbohidratos), se quemarían menos calorías de grasa de las utilizadas al correr 90 minutos. Eso sería cierto incluso si la persona en cuestión también quemara una gran cantidad de carbohidratos.

Regresemos al laboratorio de calorimetría, donde los investigadores pretendían responder una primera pregunta relacionada con la manera en la que los cuerpos dividen y utilizan las calorías, no sólo durante, sino también después del ejercicio. ¿Es verdad que los atletas, o cualquiera de los otros voluntarios, son capaces de quemar calorías adicionales después de ejercitarse? Éste es un fenómeno conocido entre los deportistas como *afterburn* (aunque el término se usa con mayor frecuencia en los libros de dieta y acondicionamiento físico).

Muchas personas creen que el metabolismo se acelera después de una sesión de ejercicio, es decir que "el cuerpo incrementa la quema de grasa adicional durante el día", dice el doctor Edward Melanson, profesor de endocrinología de la Universidad de

Colorado y uno de los autores del estudio. Si se comprobara la existencia del *afterburn,* significaría que podríamos seguir perdiendo peso incluso si reemplazáramos las calorías utilizadas durante la sesión de ejercicios. En este sentido, si te comieras un chocolate media hora después de hacer una hora de caminadora, seguirías quemando calorías sin tener que hacer ejercicio. Esta creencia dio origen al proverbial concepto del almuerzo gratis, pero no hay nada gratis en esta vida.

Todos los sujetos de Melanson pasaron 24 horas de reposo dentro del calorímetro, durante las cuales no desempeñaron ninguna actividad física planeada. Este primer periodo fue seguido de otras 24 horas que incluyeron una hora de bicicleta estacionaria. Este ejercicio se realizó a un ritmo relativamente ligero (cerca de 55% de la capacidad aeróbica predeterminada de cada persona), con la esperanza de que la baja intensidad de la actividad propiciara una quema moderadamente alta de calorías provenientes de la grasa almacenada en el cuerpo. Todos los participantes ingirieron tres comidas normales al día.

Al final, los investigadores compararon el patrón de quema de calorías registrado en el calorímetro, para saber si los sujetos habían quemado más calorías de grasa durante las horas posteriores al ejercicio. La respuesta fue un rotundo no. Ninguno de los grupos, ni siquiera el de los atletas, experimentó el famoso *afterburn;* no quemaron grasa adicional el día que realizaron ejercicio. De hecho, la mayoría de los sujetos quemaron un poco menos de grasa durante el periodo de 24 horas en el que se ejercitaron que durante el día de reposo. Esto quizá se deba a que habían quemado calorías de carbohidratos durante la sesión de ejercicio y no tantas cuando estuvieron sentados tranquilamente.

"El mensaje de nuestro trabajo es simple", dice el doctor Melanson; aunque tal vez no sea muy agradable escucharlo. "La quema de calorías no es casual." El ejercicio, o al menos el moderado, no acelera el metabolismo; no hay truco para convertirte en una máquina quemagrasa por el resto del día. La quema de calorías adicional termina al mismo tiempo que la sesión de ejercicio. Entonces, si te comes un chocolate después de tu rutina, probablemente habrás recuperado las calorías que acabas de quemar (o incluso más). "Todo se reduce al balance de energía", dice el doctor Melanson, o, como quizá ya has adivinado, el balance entre las calorías consumidas y las quemadas. Las personas "sólo queman entre 200 y 300 calorías" en una sesión estándar de 30 minutos de ejercicio, señala. "Basta comer una galleta para reemplazarlas."

"Ejercitarse es inútil"

¿Por qué el ejercicio no hace que las personas sean inevitablemente delgadas? Ésta es una de las preguntas más fascinantes y molestas de la fisiología. Sin embargo, un sinfín de estudios, salvo raras excepciones, han probado que simple y sencillamente eso no sucede. En uno de ellos, un reporte realizado en Australia, 58 hombres y mujeres obesos completaron 12 semanas de entrenamiento aeróbico supervisado sin cambiar su dieta. Los participantes perdieron en promedio tres kilos, mucho menos de lo esperado según la cantidad de calorías que gastaron durante el ejercicio. Muchos de los sujetos perdieron apenas la mitad. De hecho, algunos incluso subieron de peso. Todo esto es muy común. De acuerdo con una revisión exhaustiva de décadas de estudios sobre la pérdida de peso y los programas de ejercicio aeróbico supervisado, los participantes sólo perdieron un tercio del peso esperado por los investigadores de cada estudio. En casi todos ellos, había voluntarios que terminaban más gordos. "Por lo general, hacer ejercicio sin dieta es poco útil si se quiere perder peso", dice el doctor Eric Ravussin, profesor del Centro de Investigaciones Biomédicas de Pennington y experto en el tema.

Muchos conocemos la dura realidad. "Dudo que exista un científico del deporte que no haya sido acorralado en algún punto por una persona que quiere saber por qué, si va al gimnasio de manera religiosa tres o cuatro veces a la semana, no ha logrado adelgazar", dice el doctor Barry Braun, profesor de kinesiología de la Universidad de Massachusetts, Amherst, y director del Laboratorio de Energía y Metabolismo, quien ha estudiado el asunto del ejercicio y la pérdida de peso de manera exhaustiva.

Se trata de una pregunta sensata. ¿Por qué el ejercicio no disuelve los kilos de más? Después de todo, quema calorías, incluyendo las que provienen de la grasa, de eso no hay duda. "Caminar, incluso a un ritmo ligero, significa que quemarás entre tres y cuatro calorías por minuto; más de lo que consumirías si no te pararas de la silla", dice el doctor Dan Carey, profesor de fisiología del ejercicio en la Universidad de St. Thomas, en Minnesota, quien se ha dedicado a estudiar el mecanismo de quema de grasa. En general, las matemáticas asociadas a la pérdida de peso, ya sea mediante el ejercicio o por cualquier otro medio, son poco complicadas. Sólo hay que saber restar. "Si consumes menos calorías de las que quemas, entrarás en un balance de energía negativo y, al final, perderás peso", explica el doctor Braun, quien ha llevado a cabo múltiples estudios sobre el ejercicio y la pérdida de peso durante muchos años. El déficit calórico puede generarse al reducir la cantidad ingerida o incrementar la cantidad quemada (es decir, aumentar el nivel de actividad), o ambas. A tu cuerpo no le importa cuál de las dos elijas, ni notará la diferencia. Este hecho fue comprobado en un estudio reciente realizado por el doctor Ravussin y sus colegas, en el cual un grupo de adultos con sobrepeso emprendieron un programa de pérdida de peso durante seis meses. Algunos de los sujetos redujeron 25% el número total de calorías ingeridas diariamente. Otros redujeron en 12.5% el consumo calórico y también aumentaron en 12.5% su actividad física. De este modo, ambos grupos tenían el mismo balance negativo de energía: -25%. Al término de los seis meses, los científicos no encontraron diferencias importantes (sólo menores, en los dos casos) entre la pérdida de peso de ambos grupos, lo cual parece alentador. No obstante, es necesario responder algunas preguntas relevantes, como qué tan posible sería sostener el programa de ejercicios durante un periodo más largo —o qué tanto funcionaría si los investigadores no supervisaran la mayoría de las sesiones, como lo hicieron durante el estudio—. La "dosis" de ejercicio requerido es de casi una hora al día, cinco veces a la semana, a intensidad moderada, "y representa mucho más de lo que la mayoría de la gente puede o está dispuesta a hacer, en particular si no hay una persona encargada de su monitoreo", dice el doctor Ravussin. "Al parecer, la idea de que es posible caminar hacia la salud es un mito."

De hecho, en muchos casos, mientras más intentos hace una persona, mayores son las probabilidades de que subestime su propio esfuerzo. En un revelador estudio reciente, los investigadores les pidieron a más de 400 mujeres de mediana edad que comenzaran una serie de rutinas de ejercicio divergentes. Algunas de ellas realizaron actividades ligeras, como caminar o pedalear en una bicicleta estacionaria, durante un total de 72 minutos a la semana, alrededor de la mitad del tiempo recomendado para obtener beneficios. Otras cumplieron con la guía nacional de recomendaciones de salud vigente y se ejercitaron por lo menos 136 minutos a la semana. El último grupo se ejercitó 50% más de lo sugerido en la guía, es decir, casi 45 minutos al día cinco veces a la semana (aunque algunas los agruparon en dos sesiones largas a la semana). Todas las participantes mantuvieron sus hábitos alimenticios, aunque su dieta no fue supervisada. Cuando los seis meses terminaron, tanto el grupo de actividad de baja intensidad como el que había cumplido con las recomendaciones actuales habían perdido peso, tal como los investigadores anticiparon a partir de su quema de energía. Sin embargo, todo este esfuerzo no se tradujo en una gran pérdida de peso; en los seis meses las mujeres del primer grupo sólo se deshicieron de 1.3 kilos en promedio. A pesar de que los científicos habían calculado una pérdida promedio de 3.5 kilos para el tercer grupo, cuyos miembros habían realizado la mayor cantidad de ejercicio, estas mujeres perdieron todavía menos peso que las del primero: menos de un kilo. El grupo que más se había ejercitado había perdido la menor cantidad de peso. "Nuestros descubrimientos representan un excelente ejemplo de la compleja naturaleza de la relación entre consumo y gasto de energía", dijeron los autores, como si no se tratara de una explicación insuficiente.

La dieta de la compensación

¿Cómo explicar lo anterior? ¿Por qué el ejercicio influye tan poco en la pérdida de peso de la mayoría de la gente? Lo más probable es que la respuesta sea, en palabras de muchos estudios recientes, "multifactorial". Uno de los factores que inciden en ello, quizá el más extraño y decisivo de todos, es que como especie somos increíblemente eficaces para recuperar las calorías perdidas o, dicho con la jerga científica, para compensar.

"El organismo de las personas es muy bueno para reconocer el momento en el que el balance energético se torna negativo, y lo es más para hacer algo al respecto —explica el doctor Ravussin—, lo cual suele involucrar recuperar el peso perdido."

La compensación puede suceder de muchas formas, pero en el contexto del ejercicio y el sobrepeso, nada es más engañoso que el fenómeno conocido como "inactividad no volitiva inducida por el ejercicio". En ocasiones, cuando una persona confía en el ejercicio para quemar calorías, sin saberlo comienza a moverse menos durante el resto del día. Esa persona poco a poco se vuelve sedentaria; en lugar de permanecer de pie o caminar por su casa, decide sentarse. Al reducir el consumo de alimentos, sucede una dinámica similar. El cuerpo intenta mantener su peso a toda costa. En un estudio con ratas obesas, los científicos redujeron el contenido calórico de su alimento entre 50 y 60% durante cuatro meses. Los animales se volvieron notablemente menos activos, incluso después de que regresaron a la abundante dieta de siempre. Las ratas holgazaneaban en la esquina de su jaula siempre que les era posible, con excepción de cuando era hora de acercarse al plato de comida. En dos meses, las ratas recuperaron su peso inicial.

Los estudios con humanos han producido resultados similares, aunque un poco menos perturbadores. En uno de ellos, 34 mujeres con sobrepeso completaron un programa de ejercicio de ocho semanas que consistía en 150 minutos semanales de bicicleta estacionaria a ritmo moderado. Todas llevaron un diario en el que detallaban sus actividades y dieta. El registro comenzó una semana antes del inicio del programa. Al final, sólo 11 habían perdido la cantidad de peso esperada (alrededor de un kilo). Las otras 23 no lo consiguieron y una incluso ganó más de dos kilos. Cuando los investigadores analizaron minuciosamente los diarios de las participantes, descubrieron que muchas de ellas habían comido más de lo normal (a pesar de la indicación de mantener la misma dieta), y otras habían comenzado a moverse menos. La cantidad de pasos que daban al día disminuyó de manera constante. Sin embargo, no se trataba de un acto consciente. Curiosamente, las 11 mujeres que cumplieron las expectativas de pérdida de peso en promedio realizaron más actividad física fuera de las sesiones de ejercicio de lo que acostumbraban antes de iniciar el programa. No obstante, la pereza no es la única arma con la que nuestro cuerpo puede minar los esfuerzos por perder peso; también es capaz de recalibrar el apetito.

La injusticia de la leptina

No hace mucho tiempo, el doctor Braun supervisó un estudio en el que 18 hombres y mujeres con sobrepeso caminaron en una cinta durante múltiples sesiones. Después del ejercicio, los sujetos debían comer la misma cantidad de calorías que habían quemado, o menos (o sea, entraban en un balance energético negativo). El experimento desató alteraciones importantes, aunque esperadas, en el nivel de ciertas hormonas en la sangre de los voluntarios, las cuales se encargan de controlar el apetito. Por lo general los mecanismos que rigen el apetito y el balance de energía en el cuerpo humano son regulados con mucha precisión. "La meta del cuerpo es lograr la homeostasis", dice el doctor Braun. El organismo prefiere mantener el peso al que está acostumbrado. Es por eso que los pequeños cambios en el balance energético pueden producir alteraciones hormonales rápidas, las cuales se asocian principalmente con el apetito, en particular la ghrelina acilada, conocida por incrementar el deseo de comer, así como la insulina y la leptina, hormonas que afectan la manera en la que el cuerpo quema combustible.

Después de cada sesión, los investigadores sacaban muestras de sangre de los voluntarios para medir los niveles de hormonas del apetito. En general, los hombres mostraron cambios mínimos en las hormonas encargadas de regular la energía y el apetito, hubieran alcanzado el balance energético negativo o no. Sin embargo,

las mujeres mostraron un aumento en la concentración de ghrelina acilada en la sangre, así como de insulina, después de las sesiones en las que comieron menos de lo que habían quemado. Su
cuerpo les pedía reemplazar esas calorías inmediatamente.

En términos fisiológicos, estos resultados fueron "consisten-
tes con el paradigma de que los mecanismos para mantener la grasa corporal son más efectivos en las mujeres", escribieron el doctor Braun y sus colegas. En pocas palabras, está científicamente
comprobado que la vida es injusta. El cuerpo femenino hace todo
lo posible para aferrarse a cada molécula de grasa, seguramente por "la necesidad biológica de mantener energía almacenada
para facilitar la reproducción", dice el doctor Braun. En muchas
mujeres (y algunos hombres) el ejercicio inevitablemente aumenta el deseo de comer.

Arde, nena, arde

Por supuesto, existen excepciones, las cuales, como probablemente habrás observado, tienden a presentarse a partir del ejercicio intenso y repetitivo. No hay muchos maratonistas regordetes
en el mundo. La ciencia más actual sugiere que el ejercicio prolongado o dolorosamente intenso puede reprimir, o por lo menos
no iniciar, el incremento de apetito. Incluso puede afectar la quema de calorías posterior al ejercicio.

Una revisión reciente de docenas de estudios sobre los efectos
del ejercicio intenso en el apetito concluyó que, en general, ejercitarse más de 60 minutos o a una intensidad suficientemente alta
como para quemar 800 calorías disminuye el apetito, sobre todo
en hombres. Según dicho análisis, este tipo de rutinas tiende a
incrementar la concentración de leptina en la sangre, la cual "pro-
mueve la reducción de masa corporal al actuar como receptor
dentro del hipotálamo con el fin de disminuir el consumo de alimentos". Este descubrimiento fue revelado por un estudio reciente, que se presentó en la reunión del Colegio Americano de
Medicina del Deporte. En éste, un grupo de hombres jóvenes,
saludables y en forma corrió vigorosamente durante una hora y
media en una caminadora. Al finalizar, los científicos midieron la

concentración de ghrelina acilada en su sangre y comprobaron que había disminuido. Por otro lado, sus niveles de leptina se habían incrementado y la comida resultó poco atractiva para los sujetos durante el resto del día. El ejercicio había calmado su apetito. Para las personas delgadas y ágiles resulta muy fácil volverse más delgadas y ágiles.

Según al menos un estudio, incluso el fenómeno casi quimérico conocido como *afterburn* puede activarse si se logra sudar lo suficiente. Cuando la Universidad de Carolina del Norte completó la construcción de la cámara de pruebas metabólicas más novedosa de Estados Unidos, los fisiólogos locales no tardaron demasiado en monopolizarla para realizar experimentos sobre los efectos del ejercicio en el metabolismo. (Los fisiólogos suelen ejercitarse con regularidad y les interesa analizar la influencia que el ejercicio tiene sobre el cuerpo.)

Uno de estos científicos fue el doctor David C. Nieman, profesor de la Universidad Estatal de Apalaches y autor de incontables estudios sobre el ejercicio. Nieman solía expresar escepticismo ante el fenómeno conocido como *afterburn*. En las ediciones anteriores de su famoso libro de texto, *Exercise Testing and Prescription,* había escrito que la evidencia sugería que el ejercicio, sin importar su intensidad, generaba poca amplificación metabólica, si es que acaso generaba alguna.

Sin embargo, después de que él y sus colegas obtuvieran acceso a la nueva cámara metabólica de la Universidad de Carolina del Norte, estas nociones arraigadas se tambalearon. Nieman y otros investigadores reclutaron a un grupo de hombres jóvenes y saludables de entre 22 y 33 años. Ninguno de los sujetos calificaba como atleta, aunque algunos mostraron resistencia superior a la promedio durante las pruebas básicas de condición física. Algunos de ellos tenían sobrepeso. "Queríamos realizar el experimento con un rango amplio de niveles de resistencia y tipos de cuerpo", explicó Nieman. Los voluntarios acudieron dos veces para completar sesiones separadas de 24 horas dentro de la cámara metabólica. Como estaban en sus propias habitaciones, los sujetos pasaron las primeras sesiones en estado de reposo, vieron televisión, leyeron y se ocuparon de otras actividades de baja intensidad. Durante todo ese tiempo, la cámara estuvo trabajando y recolectando los gases expirados con el fin de calibrar la salida de energía.

En la segunda sesión, los sujetos se ejercitaron durante 45 minutos en una bicicleta estacionaria computarizada. El ritmo fue intenso y agotador: se aproximó al 75% de la resistencia máxima de cada voluntario. A esa intensidad, las personas sudan, respiran con dificultad y "se sienten bastante incómodas", dijo el doctor Nieman. "No obstante, todos los sujetos, incluso los que tenían sobrepeso, fueron capaces de completar la rutina, así que cualquiera podría lograrlo."

Al terminar, todos los voluntarios recibieron la instrucción de consumir comida adicional para reemplazar las calorías quemadas durante la actividad física —en promedio 519 por cabeza— y les pidieron que descansaran por el resto del día. Luego volvieron a medir las calorías utilizadas durante su estancia de 24 horas. Al final, los científicos compararon el gasto calórico total de cada sesión.

Para sorpresa del doctor Nieman, estos hombres habían quemado calorías adicionales después del episodio de ejercicio. De hecho, seguían quemando calorías 14 horas después de la sesión de ciclismo; su metabolismo permaneció sobreestimulado, incluso algunas horas después de que se fueran a dormir. Al término de las 14 horas, los hombres habían quemado, en promedio, 190 calorías adicionales en comparación con la sesión en la que no realizaron actividad física. Ninguno de ellos se movió más durante las horas de reposo posteriores al ejercicio. Sin embargo, su metabolismo, al parecer estimulado por el pedaleo, consumió una mayor cantidad de energía.

Las implicaciones de este descubrimiento son emocionantes, pero también extremadamente limitadas. "Creo que estos datos representan una buena noticia en términos de su efecto potencial en el ejercicio", en la pérdida y control de peso, dijo el doctor Nieman. En conjunto, las 519 calorías quemadas durante la sesión de ciclismo y las 190 calorías adicionales "representan una cantidad suficiente" como para generar pérdida de peso a la larga, siempre y cuando no sean reemplazadas de inmediato y, por supuesto, no se consuma una cantidad mayor, lo que, como bien sabemos, sucede con mucha frecuencia. Las 190 calorías quemadas sin esfuerzo en el *afterburn* son menos de las que contiene una botella de un litro de Gatorade, o una barra de chocolate Milky Way. Además, el doctor Nieman y sus colegas les pidieron a los voluntarios recuperar las calorías perdidas durante la rutina de ejercicio. ¿El resultado habría cambiado si no lo hubieran hecho? Es imposible saberlo con seguridad, pero siempre existirá la posibilidad. Si el cuerpo teme que la desaparición repentina de energía signifique hambruna, el metabolismo puede bajar el ritmo y aumentar la producción de ghrelina acilada, o encontrar alguna otra manera de sabotear el arduo esfuerzo.

Existen otras preguntas evidentes e importantes que no tienen respuesta, en particular las relacionadas con el género. "Este estudio no nos dice nada sobre los efectos del ejercicio en otras personas" que no sean jóvenes, saludables o del sexo masculino, dice el doctor Braun. "No podemos saber si las mujeres, por ejemplo, experimentarían este elevado ritmo metabólico postejercicio" después de pedalear intensamente hasta el agotamiento. Aun así, esta información puede ser útil. La conclusión aparente es que, si buscas beneficios relacionados con la pérdida de peso mediante el ejercicio, es necesario llegar al límite. "Cuando se trata de ejercicio, Estados Unidos es un país de debiluchos", dice el doctor Nieman. "Demasiada gente no se molesta o teme agotarse durante el ejercicio. Quizá la única manera de perder peso con ejercicio sea aumentar la intensidad."

La esperanza muere al último

Por suerte, la ciencia sí ofrece información alentadora con respecto a cómo el ejercicio puede ayudar a combatir la acumulación de grasa, incluso para mujeres y personas que, de entrada, no son atletas en potencia. Por una parte, según datos obtenidos recientemente, la actividad física regular puede prevenir un potencial futuro de gordura. Hace algunos años los investigadores descubrieron que algunas personas poseen ciertas variaciones de un gen conocido como "gen de la masa grasa" o "gen asociado a la obesidad", comúnmente llamado FTO, las cuales generan un riesgo exponencial de desarrollar obesidad en algún punto de su vida. Cerca de un tercio de los estadounidenses con ascendencia europea alojan este gen. No obstante, de acuerdo con un estudio europeo a gran escala que aún no concluye, la actividad física que se inicia durante la adolescencia parece "contrarrestar el efecto" de ser portador del gen FTO. En este estudio, los científicos pesaron, midieron y encuestaron a un grupo de adolescentes cuyo genotipo poseía una versión de este gen, con el fin de saber más sobre sus actividades diarias. Los sujetos que declararon llevar a cabo actividad física por lo menos una hora la mayoría de los días de la semana tenían un índice de masa corporal significativamente menor que los jóvenes portadores del gen FTO que dijeron no ejercitarse. Muchos de estos últimos estaban encaminados a la obesidad.

El ejercicio también reduce la probabilidad de que los alimentos altos en grasa se conviertan en muslos celulíticos o, aún más importante, aunque menos notorio en términos estéticos, en arterias tapadas por la acumulación de grasa. Un estudio reciente a gran escala, llevado a cabo en la Universidad Johns Hopkins, sugiere de manera convincente que el ejercicio es esencial para cualquier persona que haya elegido llevar una dieta tipo Atkins, es decir, baja en carbohidratos y rica en grasa.

Varias investigaciones han demostrado que este tipo de dietas pueden ser efectivas para perder peso. "De acuerdo con nuestra investigación, los sujetos con una dieta rica en grasa tardaron menos tiempo en bajar cinco kilos" que las personas cuya dieta era alta en carbohidratos, baja en grasa y diseñada a partir de las recomendaciones de la Asociación Americana del Corazón, dice el doctor Kerry J. Stewart, director clínico y de investigación sobre fisiología del ejercicio en la Escuela de Medicina de la Universidad Johns Hopkins y autor principal de este reporte. Las personas que seguían la dieta de la Asociación del Corazón requerían en promedio 70 días para perder alrededor de cinco kilos. Por otro lado, aquellos cuya dieta era rica en grasas alcanzaban la misma meta en un promedio de 45 días. Sin embargo, existe una preocupación única asociada al régimen rico en grasa y bajo en carbohidratos, el cual surgió en los años setenta, cuando la dieta Atkins original estaba en su apogeo. Comer alimentos grasosos de manera repetida puede bloquear tus arterias y generar enfermedades cardiacas. Algunos estudios anteriores con personas bajo el régimen Atkins establecieron que éstas eran más propensas a desarrollar enfermedades cardiovasculares que las personas que seguían otras dietas.

En un estudio particularmente revelador se encontró que las personas sedentarias practicantes de una dieta estilo Atkins baja en carbohidratos perdían mucho peso durante las primeras seis semanas. Sin embargo, los kilos perdidos no provenían del torso; su cintura no se había reducido y, de acuerdo con Shane Phillips, profesor de la Universidad de Illinois en Chicago, encargado de este estudio, la consecuencia aparente era que comenzaban a mostrar signos tempranos de insuficiencia en los vasos sanguíneos tan sólo un mes después de seguir el régimen rico en grasas. Cabe mencionar que sus sujetos no realizaban actividad física.

Los investigadores de la Universidad Johns Hopkins reclutaron un grupo de 46 hombres y mujeres saludables pero con sobrepeso, con el fin de determinar si acompañar el consumo de grasa con el sudor puede modificar el riesgo de enfermedades cardiacas. Los voluntarios fueron asignados de manera aleatoria a uno de dos grupos; el primero debía seguir una dieta rica en carbohidratos y baja en grasa aprobada por la Asociación Americana del Corazón, la cual consistía en frutas, granos, vegetales y carne baja en grasa. Al resto de los sujetos, 23 voluntarios, se les asignó una dieta rica en grasas, la cual consistía en abundantes quesos y carnes, además de alimentos untables con alto contenido de grasas y bajos en carbohidratos. Cerca de 55% de las calorías consumidas se derivaban de grasas; sin embargo, la dieta evitaba la ingesta de grasas trans. Ambos regímenes redujeron el consumo calórico diario, recortando alrededor de 750 calorías de su dieta normal.

Al mismo tiempo, los voluntarios comenzaron un programa moderado de ejercicios, que comprendía caminata intensa o trote y una rutina con pesas. Las sesiones tenían al menos 30 minutos de duración y se llevaban a cabo tres veces a la semana bajo la supervisión de los científicos.

Antes de comenzar el experimento, todos los voluntarios tenían vasos sanguíneos saludables, tal como los científicos constataron con una prueba de presión arterial. La prueba consistía en apretar una banda alrededor del brazo de los voluntarios para luego soltarla y medir el trayecto de la sangre acumulada hacia las puntas de los dedos. Durante este flujo, los vasos sanguíneos saludables se dilatan o relajan. Por el contrario, los vasos que no están en buenas condiciones se endurecen y estrechan, impidiendo el paso de la sangre. Esto último es una señal de una posible enfermedad cardiaca incipiente.

Los investigadores se sentaron a observar y esperar a que cada participante perdiera alrededor de cinco kilos. Después de haber cumplido dicha meta, fueron sometidos a la prueba con la banda por segunda vez. No resultó sorprendente cuando el grupo que había llevado la dieta aprobada por la Asociación Americana del Corazón mostró el mismo flujo de sangre, normal y saludable. Sin embargo, el segundo grupo obtuvo resultados similares, a pesar de que sus miembros habían consumido una gran cantidad de carne grasosa. Sus arterias se dilataban con tanta normalidad como en la primera prueba, igual que las del grupo con la dieta baja en grasa. "No se encontró evidencia de que hubiera efectos vasculares negativos causados por la dieta baja en carbohidratos", explicó el doctor Stewart.

Lo mejor fue que los voluntarios mejoraron su condición física durante el experimento, lo cual aumentó su resistencia física. Este cambio por sí mismo suele asociarse con un menor riesgo de desarrollar enfermedades cardiacas. A diferencia de los voluntarios de los primeros estudios con personas sedentarias bajo el régimen Atkins, los participantes de este experimento también perdieron peso del torso. Por supuesto, el estudio monitoreó el estado de las arterias durante pocas semanas. "Es verdad que ninguno de los sujetos mostró el impacto negativo de la dieta rica en grasas después de 45 días" si la acompañaban con actividad física, dijo la doctora Dena Bravata, internista de la Universidad de Stanford, quien ha dirigido estudios sobre el impacto de distintos tipos de dieta en la salud. "No obstante, ¿qué pasa después de cinco o 10 años con la misma dieta? ¿Basta trotar tres veces a la semana para mitigar los efectos negativos de ingerir porciones abundantes de mantequilla y carne roja? Hasta ahora, nadie lo sabe.

De cualquier forma, incluso los resultados preliminares sugieren de manera contundente que, si planeas adoptar una dieta alta en grasas, debes ejercitarte. Por su parte, el doctor Stewart ha reunido evidencia convincente a partir de anécdotas y experiencias personales con el fin de sustentar esta hipótesis. Hace varios años, durante un pequeño estudio piloto que llevó a cabo antes de su experimento, el doctor Stewart fungió como su propio conejillo de indias y decidió seguir un régimen bajo en carbohidratos y rico en grasas. Al mismo tiempo comenzó su primera rutina constante de ejercicios. A partir de ese momento, ha mantenido tanto la dieta como el ejercicio. Hoy pesa 18 kilos menos y, según dice, aún pasa la prueba de salud arterial con honores.

Incluso las personas como yo, cuyas incursiones en dietas ricas en grasa son esporádicas, pues sucumben cada año ante la tentación de las galletas de navidad o ante una buena porción de filete Wellington, pueden reducir las probabilidades de sufrir las consecuencias negativas si por lo menos logran ejercitarse antes del desayuno. Cuando científicos en Bélgica reclutaron a un grupo de hombres activos y saludables para atiborrarlos durante seis semanas con una dieta tan abominable que te dejaría con la boca abierta —50% grasa y 30% más calorías de las que acostumbraban consumir—, la mayoría de estos valientes (y quizá un poco imprudentes) voluntarios ganaron peso. Muchos también desarrollaron resistencia a la insulina y grasa intramuscular, ambos signos de mala salud. Esto sucedió a pesar de que realizaron ejercicio intenso todas las tardes. Sin embargo, un pequeño subconjunto de voluntarios llevó a cabo su rutina de ejercicio muy temprano, antes del desayuno. Estos sujetos (que corrieron o pedalearon 90 minutos a gran intensidad) casi no ganaron peso ni mostraron signos de resistencia a la insulina. Como su torrente sanguíneo carecía de los carbohidratos de la primera comida del día, su cuerpo había recurrido a las abundantes grasas de su dieta para obtener combustible. Según los autores del estudio, "los datos actuales indican que el ejercicio en ayuno es más efectivo para estimular la tolerancia a la glucosa, incluso cuando una persona lleva una dieta hipercalórica y rica en grasas". En otras palabras, si no pretendes dejar de comer mal, el ejercicio puede ser un paliativo. Parece justo que por lo menos tengas que levantarte de la cama más temprano para hacer ejercicio, y sin siquiera poder darle una mordida a tu pan dulce.

De hecho, por lo general, el ejercicio parece ser uno de los pocos métodos confiables para evitar la acumulación de peso adicional. Aunque no sirva de mucho para bajar de peso, es muy útil para su control. Por ejemplo, en un estudio precautorio reciente los investigadores monitorearon a un grupo de casi 5 000 hombres y mujeres jóvenes en el transcurso de 15 años. La mayoría de los participantes, que tenían entre 18 y 30 años al inicio del experimento, ganaron cerca de medio kilo al año (lo cual desafortunadamente se ha convertido en el estándar estadounidense). Sin embargo, las personas que salían a caminar con regularidad, sobre todo si caminaban más de 15 minutos al día, tendían a engordar menos. Los mayores beneficios fueron para las personas más pesadas al inicio del estudio. Los adultos obesos que caminaron más de 15 minutos al día ganaron menos kilos a lo largo de los 15 años del estudio que las personas que en un principio se encontraban dentro de los estándares normales pero habían llevado una vida sedentaria desde entonces.

Los investigadores de la Universidad de Harvard descubrieron algo similar al examinar el historial de cambios de peso de más de 34 000 participantes de un enorme estudio a largo plazo sobre la salud de las mujeres. La conclusión fue que el ejercicio era de gran ayuda para el control y mantenimiento del peso corporal. Las mujeres en cuestión se inscribieron en este proyecto cuando estaban en la mediana edad, es decir, la mayoría de ellas tenía entre 45 y 55 años. Los científicos las monitorearon durante 13 años. Durante ese periodo el grupo subió casi tres kilos en promedio. Algunas subieron un poco más. Sin embargo, una pequeña minoría de mujeres se mantuvo en un rango muy cercano al peso con el que habían arrancado el estudio. Estas mujeres reportaron una hora de actividad física casi todos los días. El ejercicio no había sido muy intenso, sino el equivalente a una caminata moderada (aunque algunas mujeres nadaban, hacían bicicleta o iban a clases de baile). No obstante, todas ellas habían sido constantes. El ejercicio "no fue algo que estas mujeres comenzaran y abandonaran", dice la doctora I-Min Lee, profesora de la Escuela de Salud Pública de Harvard y directora de este estudio. "De hecho, realizaron estas actividades durante años y, evidentemente, estaban cosechando sus beneficios. No subir de peso tanto como otras mujeres es un beneficio notable."

Para siempre, adiós

De muchas maneras que apenas comienzan a hacerse claras, el ejercicio también es esencial para mantener el peso perdido una vez que hayas logrado deshacerte de los kilos de más. "Al analizar los resultados del Registro Nacional de Control de Peso", dice el doctor Braun, "es importante notar que el ejercicio ha sido la constante más crucial" entre las personas que han logrado mantener el peso perdido. Cerca de 90% de las personas inscritas en este registro que han triunfado en no recuperar su peso anterior dicen ejercitarse de manera regular. Este mismo resultado ha sido comprobado en incontables estudios. En un experimento representativo, casi 100 mujeres saludables pero con un ligero sobrepeso comenzaron una dieta estricta de 800 calorías, la cual siguieron hasta que perdieron en promedio 12 kilos cada una. A algunas de las participantes se les asignó un programa de trote ligero o un régimen de entrenamiento con pesas, y el resto recibió la instrucción de no ejercitarse. A todas les permitieron comer tanto como quisieran.

Al cabo de un año todas habían recuperado peso. Sin embargo, aquellas que se habían apegado a alguno de los dos programas de ejercicio todo el año sólo recuperaron la mitad de los kilos perdidos. Aún más importante, no habían acumulado grasa en su torso, a diferencia de las mujeres que no se ejercitaron. Es bien sabido que la grasa abdominal (también conocida como visceral) es particularmente peligrosa, pues contribuye al desarrollo de problemas metabólicos, diabetes y enfermedades cardiacas. "Se trata de una muy buena noticia; al parecer el ejercicio no sólo reduce la recuperación de peso, sino que también mantiene el aumento de grasa visceral prácticamente en cero", dice el doctor Gary Hunter, profesor de ciencias del ejercicio en la Universidad de Alabama y director de este estudio.

Los científicos aún no están completamente seguros de cómo y por qué el ejercicio es tan importante para el mantenimiento del peso perdido. No obstante, en los experimentos con animales, el ejercicio parece remodelar de manera significativa las secuencias metabólicas que afectan la manera en la que el cuerpo almacena y utiliza la energía obtenida de los alimentos. En un estudio fascinante realizado recientemente en la Universidad de Colorado, en Denver, el doctor Melanson y sus colegas engordaron a un grupo de ratas macho. Los roedores tenían una predisposición genética a engordar y, gracias a un régimen alto en grasa al estilo "todo lo que puedas comer", alcanzaron dicho destino genético. Después de 16 semanas de comer como cerdos (o más específicamente, como ratas insaciables) y permanecer en reposo dentro de sus jaulas, las ratas alcanzaron la obesidad, para estándares de roedores, claro. Entonces los científicos las sometieron a una dieta baja en grasa y de consumo calórico controlado. Las ratas bajaron de peso, aunque de manera un tanto reticente, pues disfrutaban mucho su comida y mientras más calórica fuera, mejor. En promedio, perdieron 14% de su masa corporal.

Al final, las ratas entraron a una dieta muy estricta diseñada para mantener su pérdida de peso. La mitad de ellas fueron obligadas a correr en una pequeña caminadora por 30 minutos al día. La otra mitad permaneció en un sedentarismo absoluto. A las ratas corredoras se les permitió comer un poco más que a las otras, para asegurar que no siguieran perdiendo peso. Durante ocho semanas, las ratas mantuvieron su peso más bajo, que, de este modo, se estableció como el nuevo peso base.

A partir de ese momento comenzó la diversión. Durante los dos meses restantes del experimento, los científicos les permitieron a las ratas comer todo lo que quisieran; es decir, podían recaer en todos sus malos hábitos alimenticios anteriores. Las ratas que no habían corrido consumieron su alimento golosamente. La mayoría de ellas regresó al peso original e incluso ganaron más peso. No obstante, la historia fue diferente para las ratas corredoras.

Gracias a un complejo proceso, el cerebro y los músculos de estas ratas comenzaron a mandar señales al estómago para indicar que estos animales estaban satisfechos mucho antes que las ratas sedentarias. Decidieron comer menos a pesar de tener la posibilidad de comer todo lo que pudieran. Quizá lo más importante fue que, cuando midieron el consumo de combustible de su cuerpo, los científicos descubrieron diferencias en la metabolización de calorías entre ambos grupos. Las ratas corredoras tendían a quemar grasa inmediatamente después de comer, mientras que las ratas sedentarias utilizaban los carbohidratos del alimento. Las calorías de grasa de la comida se almacenaban en el cuerpo. Aunque los roedores activos sí recuperaron un poco de su peso original, no recayeron en los malos hábitos de manera tan extrema. El ejercicio "reestableció la estabilidad del estado homeostático entre el consumo y el gasto de energía, lo cual les permitió mantener el peso perdido", concluyeron los autores del estudio. La actividad física cambió el metabolismo de los roedores, de tal modo que optaron por comer menos.

Gordo, delgado, y todo lo de en medio

Quizá el impacto más profundo y permanente del ejercicio sobre los programas de pérdida o control de peso es que mejora la salud. En el estudio australiano en el que los voluntarios alcanzaron una perdida de peso mucho mayor que la esperada, también acumularon otros beneficios muchas veces imperceptibles. Los sujetos incrementaron de manera significativa su capacidad aeróbica y, al mismo tiempo, redujeron su presión sanguínea y ritmo cardiaco durante el estado de reposo. Los autores también reportaron un "incremento de buen humor inducido por el ejercicio"; es decir, los sujetos se volvieron más felices, aunque no necesariamente más delgados. "Es posible obtener beneficios considerables y significativos para la salud incluso cuando la pérdida de peso no cumple las expectativas de un individuo", escribieron los autores. Recuerda eso cuando te subas a la báscula.

Otros científicos descubrieron que la buena condición física, esté o no acompañada de gordura, implica una vida más larga y saludable. En un estudio parteaguas, publicado en 2006, los investigadores de la Clínica Cooper, en Dallas, reportaron que, de un grupo compuesto de más de 11 300 mujeres que fueron examinadas en la clínica y luego monitoreadas durante décadas, el 20% que ocupaba los últimos lugares en condición aeróbica tenía más probabilidades de una muerte prematura que el resto de ellas, sin importar su peso. En las primeras etapas de prueba, los investigadores encontraron la misma curiosa relación entre la condición física, la gordura y la mortalidad entre decenas de miles de hombres. "Sin importar a qué categoría de sobrepeso pertenecieran", dijo el doctor Stephen Farrell, investigador líder de este estudio. "El riesgo de muerte prematura disminuye si estás en forma."

Esto no significa que no deberías seguir intentando perder algunos kilos si tienes sobrepeso, incluso si ya corres, nadas o realizas algún otro tipo de actividad física. Una buena condición física puede mitigar, aunque no solucionar, las consecuencias desafortunadas de ser robusto. Cuando los científicos reunieron datos de casi 40 000 mujeres inscritas en el masivo Estudio de la Salud de las Mujeres de 2009, descubrieron que aquellas cuyo índice de masa corporal era más alto, incluso si eran activas, tenían mayor riesgo de desarrollar enfermedades coronarias que las mujeres activas con peso normal. Las células de grasa no son benignas, señalaron los autores de este estudio, pues pueden liberar moléculas inflamatorias, las cuales incrementan las probabilidades de diabetes y enfermedades cardiacas. Además, también interfieren con la función muscular.

Muchos de nosotros probablemente debemos tomar decisiones relativas a nuestra posición en el espectro de salud y obesidad. Desafortunadamente, la ciencia no ofrece mucha certeza con respecto a estos asuntos. "Este debate alcanza niveles increíbles de complejidad", dice el doctor Timothy Church, director del Laboratorio de Medicina Preventiva en el Centro de Investigaciones Biomédicas de Pennington, quien durante años se ha dedicado a estudiar el ejercicio y la pérdida de peso. "Pero sí sabemos una cosa y es que, no importa nuestro peso, es importante conocer nuestro perfil metabólico" para buscar síntomas incipientes de resistencia a la insulina o algún otro trastorno metabólico. "Si la circunferencia de la cintura es mayor a 100 centímetros en hombres y 88 en mujeres, no es una buena noticia. Quizá, si te encuentras en ese rango, necesites perder algunos kilos —dice el doctor Church—. Más allá de eso, ¿cómo se define lo normal o ideal? Yo no lo sé y he dedicado mi vida a ello."

El doctor Ravussin, quien ha colaborado con el doctor Church en numerosas ocasiones, está de acuerdo en ese punto. "Evidentemente, siempre es mejor estar en forma que estar gordo", dice, "pero es mejor tener una buena condición física, aunque también se tenga sobrepeso. Todos lo sabemos, aunque muchas veces no queramos aceptarlo. Si quieres perder peso, debes entrar en un balance de energía negativo; es decir, comer menos o ejercitarte más, o ambas cosas" (lo que, como vimos, no es importante en términos de dicho balance). "Sin embargo, el ejercicio conlleva beneficios para tu perfil metabólico, lo cual representa una ventaja. Lo importante es no salir a atiborrarte después del ejercicio para compensar. Es así de simple." Pero eso puede ser más difícil de lo que parece para muchos de nosotros.

Maneras de utilizar el ejercicio para controlar el peso

1. Aprovecha la utilería

Numerosos de estudios han probado que llevar un diario detallado de lo que comes y cuánta actividad física realizas al día puede ayudarte a reducir lo primero e incrementar lo segundo. Además, es útil para evitar el reflejo de compensar las calorías perdidas. Los podómetros son una gran herramienta para esto, pues registran la cantidad de pasos que se dan en un día. Muchas personas dejan de caminar después de perder peso, incluso cuando siguen una estricta rutina de ejercicios. También solemos sobreestimar cuánto caminamos al día, tal como se constató en un estudio en el que las personas debían calcular la distancia caminada durante un día normal. Los sujetos declararon caminar más de seis kilómetros, sin contar sus rutinas de ejercicio. Sin embargo, cuando fueron sometidos al inclemente escrutinio del acelerómetro (un podómetro avanzado), resultó que la mayoría de ellos caminaban la mitad de lo que creían.

2. Entiende la zona de quema de grasa

Muchos hemos escuchado de la existencia de una zona de quema de grasa. Durante la actividad física moderadamente intensa, tu cuerpo recurre a los carbohidratos almacenados para obtener combustible. Sin embargo, cuando el ejercicio es menos intenso —por ejemplo si realizas una caminata en lugar de trote—, tu cuerpo quemará una cantidad mayor de calorías de grasa. Según el doctor Carey, esto no significa que perderás peso. Hace poco, Carey publicó una serie de fórmulas en el *Journal of Strength and Conditioning Research,* las cuales establecían los ritmos cardiacos en los que una persona maximiza la quema de grasa. "El ritmo cardiaco de entre 105 y 134 latidos por minuto representa la zona de quema de grasa", explica el doctor Carey. El problema de hacer ejercicio en esta "zona" es que en realidad no estarás quemando muchas calorías. La carga de trabajo es demasiado ligera. Si quieres incinerar tantas calorías como lo harías con un ejercicio más intenso, debes ejercitarte por un periodo de tiempo más largo. Muchos de nosotros no somos capaces. Además, las calorías de grasa suelen venir de la comida más reciente, no de tus lonjitas. Así que no te engañes, no lograrás mucho con una caminata ligera y breve. "Probablemente la mejor opción sea ejercitarte al ritmo máximo dentro de dicha zona —sugiere el doctor Carey—; de este modo quemarás más calorías en general."

3. Llega a tu límite

Al parecer, el ejercicio intenso es la única manera de incitar el *afterburn* o la quema de calorías posterior al ejercicio. Se trata de un fenómeno en el que el metabolismo se mantiene activo durante varias horas después de la actividad y sigue quemando calorías sin necesidad de hacer esfuerzo adicional. Múltiples estudios han mostrado que el ejercicio ligero no genera *afterburn*. Sin embargo, existe evidencia de que el ejercicio largo y dolorosamente intenso genera recompensas a corto plazo, pues incrementa el ritmo metabólico casi de inmediato. Este tipo de ejercicio no es para los débiles de corazón (o para aquellos que no cuenten con la aprobación de su cardiólogo). "La indicación es que el ejercicio debe ser vigoroso y prolongado", dice el doctor Nieman, quien dirigió el estudio antes mencionado sobre el *afterburn*. "Caminar es un ejercicio maravilloso", dijo. "No quiero desalentar a las personas que caminan. Los beneficios para la salud general son impresionantes", pero si esperas que genere una quema amplificada de calorías posterior, "prepárate para la decepción". ¿Qué aconseja? "Para sacarle mayor provecho al ejercicio", en términos de pérdida de peso, "aumentar la intensidad es la mejor opción". En vez de caminar, corre, o "carga una mochila con peso mientras subes y bajas escaleras". Aunque te parezca terriblemente doloroso, sáltate el helado de celebración, a menos que seas de esas personas que se preocupan por mantener su peso actual. En ese caso, puedes guardarte tus problemas.

4. Ejercítate antes del desayuno

Quizá te resulte desagradable pararte de la cama ponerte de inmediato los zapatos deportivos, pero muchos estudios confiables han demostrado que hacer ejercicio en ayuno, incluso si se trata de actividad intensa, genera una mayor quema de grasa que si se hace después de consumir alimentos. Recuerda, mucha de la grasa quemada proviene de las comidas recientes, no de los depósitos del cuerpo. Sin embargo, este método ha demostrado ser efectivo para evitar el aumento de peso, incluso con una dieta rica en grasa. Además, el perfil metabólico mejora, lo cual hace del ejercicio al amanecer un asunto mucho más aceptable. Cuando por fin llegue la hora de desayunar, procura comer huevo. Otra investigación demostró que cuando las personas saludables comen huevos en el desayuno, disminuyen el consumo de calorías durante el resto del día a comparación de los días en los que optan por un emparedado o algún otro alimento rico en carbohidratos.

5. Levántate y anda

"Cierta evidencia emergente sugiere que, a diferencia de los episodios de actividad intensa, la ambulación de baja intensidad, permanecer de pie, etc., pueden contribuir al gasto diario de energía, lo cual evita el efecto de la compensación calórica", escribió el doctor Braun en un boletín reciente publicado por el Colegio Americano de Medicina del Deporte. Esto significa que es posible perder peso mientras lees este libro, siempre y cuando permanezcas de pie. Durante una investigación en el laboratorio del doctor Braun, los voluntarios pasaron todo un día sentados en una silla de ruedas. En otra sesión permanecieron parados "sin realizar alguna actividad en particular", evitando saltar, correr o hacer ejercicio de cualquier tipo, dijo el doctor Braun. Sólo estuvieron parados. La diferencia en el gasto de energía de la misma persona durante las dos sesiones fue notable y se tradujo en "cientos de calorías", dijo Braun, y los voluntarios no mostraron incremento alguno en los niveles de hormonas estimulantes del apetito. Los parados quemaron calorías sin sentirse motivados a comer más. Si deseas perder peso, explica el doctor Braun, "salir a correr no es la única opción. Sólo deja la silla de lado".

5

DE LO QUE HABLAMOS CUANDO HABLAMOS DE RESISTENCIA

Comencé a correr en la universidad. Durante la preparatoria había practicado atletismo, pero en realidad no corría. Cuando estaba en la preparatoria, ya estaba vigente el Título IX, el cual establecía que las mujeres debían tener acceso a los deportes organizados; sin embargo, su impacto fue lento y tardó mucho en llegar a los suburbios del oeste medio estadounidense, donde crecí. El equipo de campo traviesa para mujeres no existía, pues la pista mide entre tres y cinco kilómetros, y si una chica corre esa distancia su útero podría caerse. El equipo de atletismo de los hombres era muy grande y recibía muchos fondos; el nuestro era pequeño y el único entrenador era un asistente de futbol americano aburrido con demasiado tiempo libre durante la primavera. Después de la escuela, mis compañeras y yo nos poníamos unos shorts aguados y un par de tenis, salíamos al óvalo de asfalto pegajoso y, siguiendo las instrucciones concisas de nuestro entrenador, corríamos hasta vomitar bajo el atardecer.

Renuncié al equipo de atletismo después del segundo año de preparatoria.

Sin embargo, en la universidad descubrí que me gustaba correr, no como parte de un equipo, sino en soledad. Corría algunas cuadras desde mi dormitorio hasta los campos de experimentación del departamento de agricultura. Me gustaba rodearlos corriendo a paso ligero. Su aroma era dulce y amargoso, con un toque químico agudo. (Yo estaba estudiando literatura inglesa, y no me preocupaban los gases emitidos por los pesticidas.) En algunos campos crecían flores o enredaderas; en otros, plantas altas y llenas de hojas. Los árboles delineaban el perímetro. Era un lugar tranquilo y por lo general el camino de terracería era sólo para mí.

Al principio llegaba a los campos sin aliento. Entonces reducía el paso y caminaba alrededor de ellos antes de trotar a casa. Desconozco la distancia exacta, pero me parece que una vuelta alrededor de los campos medía casi un kilómetro. No me interesaba registrar la distancia, sólo sentía la necesidad de salir y moverme después de pasar seis horas sentada leyendo *Coriolano* o *La rama dorada*. Además, como toda chica de 18 años, no quería engordar.

Ahora bien, deténganme si ya han escuchado esto (y si corres, es muy probable): descubría que me gustaba correr. Después de algunos meses, llegaba a los campos respirando de manera normal y podía seguir así; corría tres o cuatro vueltas alrededor de los rectángulos verdes y luego corría a casa, aún sin sentir cansancio. A veces decidía correr las últimas cuadras a toda velocidad. Mis rodillas se levantaban y mis brazos se agitaban sin que tuviera que decirles qué hacer. Presionaba los dedos de mis pies a gran velocidad contra el asfalto; me sentía rápida y poderosa. Nunca fui una niña gorda. De hecho, mi familia siempre ha tendido a ser flacucha. Pero tampoco había llevado una vida particularmente atlética. Mi carrera de atletismo había sido, como ya mencioné, molesta, breve y húmeda. Mi mayor éxito en los deportes había sido en el equipo de *softball* del cuarto año, cuando era chaparra y, al no tener una zona de *strike* visible, anotaba con frecuencia.

Ahora, de pronto, había alcanzado cierta competencia física e incluso cierta gracia. Los músculos de mis muslos se contraían y extendían con una belleza animal inconsciente. ¿Quién diría que eran capaces de ello? Cuando un chico de mi clase de estadística sugirió que pasáramos tiempo juntos le pregunté si le gustaría correr conmigo. No pasó de las dos cuadras. Nunca volvimos a salir. ¿A quién le importa? Hubo un momento muy breve en el que consideré cambiar de carrera. Fue en mi tercer año, un día que salí a correr y no paré al pasar por mi dormitorio a gran velocidad. Pensé estudiar biología y medicina, para adentrarme mejor en los mecanismos de la respiración y en el funcionamiento de los músculos y del corazón que sentía bombear debajo de mi piel.

Pero eso requería demasiadas matemáticas. Además, correr era poético para mí; entonces, encajaba perfectamente en mi campo. Henry David Thoreau escribió: "Lo bueno para el cuerpo es obra del cuerpo. Lo bueno para el alma es obra del alma, y lo bueno para uno es obra del otro". Al leerlo sentí que en esa idea se concentraba todo aquello a lo que nos referimos cuando hablamos de resistencia. En eso y, por supuesto, en la glicólisis aeróbica.

Ver un kilómetro al futuro

Solemos llamarlo "cardio", pero esto hace que suene clínico o medicinal. El ejercicio aeróbico, la resistencia, es el manantial de la salud. Para decirlo con palabras más poéticas y al mismo tiempo literales, el cardio es el corazón palpitante del ejercicio, y su valor es incalculable. Un campo creciente de la ciencia sugiere que la condición aeróbica puede ser el factor más importante para determinar qué tan larga será tu vida; mucho más que el tabaquismo o la obesidad. Por ejemplo, un nuevo estudio de gran importancia, que incluyó a casi 10 000 hombres estadounidenses de entre 20 y 82 años, encontró que en el transcurso de cinco años las personas con mala condición aeróbica eran más propensas a morir por cualquier causa y a cualquier edad. Una quinta parte de los hombres del estudio gozaban de una condición aeróbica superior y ellos mostraron las probabilidades más bajas de morir por cualquier causa, en particular si pertenecían al contingente de los octogenarios. De igual manera, en un estudio de 15 años de duración con más de 2 000 adultos noruegos de mediana edad, se concluyó que si lograban mejorar su condición física durante el estudio, sin importar qué tanto o qué tan poco, terminaban con "un riesgo de mortalidad significativamente menor", incluso los que estaban (hay que ser cruel para hablar con la verdad) muy gordos.

Quizá lo más revelador fue un estudio reciente a la Cassandra, que fue realizado en parte por el Instituto Cooper. En éste se demostró que la velocidad a la que un hombre o una mujer de entre 40 y 50 años puede correr 1.6 kilómetros puede predecir, de manera un tanto espeluznante, el riesgo de desarrollar enfermedades cardiacas 30 o 40 años después. En el experimento se determinó que los hombres de mediana edad incapaces de correr esa distancia en 10 minutos —es decir, muchos, muchos hombres de mediana edad— corrían un riesgo mayor, alrededor de 30%, de desarrollar y morir de una enfermedad del corazón, en comparación con el pequeño conjunto de hombres de esta edad capaces de correr más de kilómetro y medio en ocho minutos. Para las mujeres de entre 40 y 50 años, correr 1.6 kilómetros en nueve minutos era signo del menor riesgo de contraer enfermedades cardiacas a los 70 u 80 años; por otra parte, correr esta distancia en 12 minutos o más era un indicador de mayores probabilidades de sufrir o morir por una afección de este tipo.

Sí, después de leer sobre esta prueba corrí a hacerla. Ve a hacer la tuya (siempre y cuando no corras riesgo de paro cardiaco o algún otro problema similar). Si calificas arriba del umbral de "a este ritmo morirás de manera prematura", no entres en pánico. Hasta donde sabemos, un programa de ejercicio aeróbico bien estructurado puede alterar el futuro.

Primero repasemos el vocabulario. El ejercicio aeróbico, a diferencia de muchos tipos de entrenamiento de fuerza y de los episodios cortos de actividad intensa o *sprints* a gran velocidad, sirve para probar "la capacidad del sistema circulatorio, respiratorio y muscular para abastecer oxígeno durante el ejercicio prolongado", según un reciente artículo de revisión publicado por el *Journal of the American Medical Association*. Durante el ejercicio cardiorrespiratorio prolongado, el corazón y los pulmones comienzan a bombear y trabajar a un ritmo mucho más alto que cuando estamos en reposo. Si tu frecuencia cardiaca en reposo —el número de latidos por minuto de tu corazón cuando no realizas actividad física— es de 70 latidos por minuto (el promedio para los adultos saludables aunque no atléticos), aumentará con rapidez al inicio de una sesión de cardio, llegará a más de 100 y luego a 140, 150 o más latidos por minuto.

La palabra *aeróbico* significa "con oxígeno", y *anaeróbico* significa, como podrás adivinar, "sin oxígeno". Tanto el ejercicio aeróbico como el anaeróbico generan energía a través del proceso de glicólisis, o la conversión de glucosa (azúcar almacenada) en combustible. Sin embargo, aunque el ejercicio aeróbico utiliza oxígeno para descomponer la glucosa, el anaeróbico utiliza otros mecanismos menos eficientes pero más rápidos. La glicólisis anaeróbica no puede sostenerse por mucho tiempo; es por eso que un *sprint* corto a toda velocidad, durante el cual tus músculos se contraen con demasiada fuerza y rapidez como para depender del oxígeno, te agota tanto. La mayoría de las personas sólo pueden soportar algunos minutos de actividad anaeróbica. Sin embargo, un cuerpo entrenado puede realizar este tipo de ejercicio durante horas.

La clave es, precisamente, el entrenamiento. Las personas nacen con cierta capacidad aeróbica; podemos culpar o agradecer por eso a nuestros padres. Se trata de la capacidad máxima de oxígeno o VO_2 máximo, una medida de la que he hablado antes y que complementa la descripción de cualquier programa de entrenamiento. El VO_2 máximo representa la máxima cantidad de oxígeno que los pulmones de una persona pueden inhalar y luego distribuir a los músculos en movimiento. Técnicamente, es el número de mililitros de oxígeno utilizados en un minuto de actividad por kilogramo de peso. En la mayoría de los casos se determina mediante una prueba de caminadora, en la cual el sujeto debe usar un monitor de frecuencia cardiaca y una especie de máscara de gas para medir la entrada de oxígeno a cada paso. Durante esta prueba los investigadores incrementan la velocidad de la caminadora de manera gradual, con el fin de que el sujeto esté obligado a invertir más energía para no caer. Por lo general, el consumo de oxígeno se incrementa de forma lineal, conforme el esfuerzo físico aumenta. Mientras más rápido corras, pedalees o hagas cualquier actividad aeróbica, mayor será la cantidad de oxigeno entrante y utilizado. Sin embargo, este proceso continúa sólo hasta cierto punto, hasta alcanzar un grado de esfuerzo determinado que varía de persona a persona. A partir de ese momento, la entrada de oxígeno se estabiliza y tu cuerpo ya no es capaz de absorber o distribuir más oxígeno. Esto se conoce como el VO_2 máximo. (Puedes calcular tu máximo VO_2 a partir de los resultados de la "prueba de la milla" —1500 metros—, aunque este número sólo es una aproximación. Ve al final del capítulo para saber más detalles.)

El VO_2 máximo de una persona en cualquier momento es una forma útil de medir la condición física. Sin embargo, a pesar de toda la atención que se ha invertido en la investigación de este número en la ciencia de los deportes, así como entre entrenadores y atletas, en la práctica es muy ambiguo. Múltiples estudios con atletas de alto rendimiento, incluyendo competidores olímpicos, ciclistas del Tour de France, futbolistas de la Copa Mundial, maratonistas galardonados, miembros de equipos nacionales de remo e incluso jugadores de cricket británicos, han comprobado que los mejores deportistas tienen un VO_2 máximo muy alto. Si no cuentas con una gran capacidad aeróbica, no podrás competir. Sin embargo, los atletas con los VO_2 más altos no siempre consiguen medallas olímpicas, ganan los maratones, ni son los poseedores del título de bateo en cricket. No importa si el VO_2 máximo de un atleta es inferior al de muchos de sus rivales, podría llegar a romper un récord mundial. El desempeño atlético depende de muchos factores además del VO_2 máximo.

Ahora bien, muchas personas podrían beneficiarse al mejorar su condición cardiorrespiratoria, la cual suele asociarse con el VO_2 máximo, ya sean deportistas por diversión, atletas de rendimiento medio, lectores de libros de salud o personas cuya calificación en la prueba de kilometraje resultó ser preocupante (la verdad, todas estas personas hipotéticas pueden ser una sola). Por lo menos, yo estoy segura de que puedo mejorar.

Lo bueno de ser principiante

Hoy en día, el récord mundial de la "prueba de la milla" es de 3:43.13, es decir, tres minutos y un poco más de 43 segundos, sorprendente marca impuesta por el corredor marroquí Hicham el-Guerrouj en 1999. Este tiempo se logró 147 años después de la primera competencia de milla cronometrada reconocida, la cual fue completada en cuatro minutos y 28 segundos, en 1852, en Inglaterra. Antes de esa carrera los tiempos no eran oficiales, porque las distancias no habían sido estandarizadas. Después de que los oficiales comenzaran a medir y certificar la distancia de las pistas, fue posible registrar y comparar los tiempos. En 147 años el récord mundial masculino se redujo en 45 segundos, una mejora de 17%. Tal progreso inspira algunas consideraciones importantes. En primer lugar, debemos tener en cuenta que casi todos los avances ocurrieron a finales de la década de 1920, después de que Paavo Nurmi —el finlandés volador, famoso por romper récords mundiales— y su entrenador introdujeron avances científicos en sus métodos de entrenamiento, incluyendo sesiones de intervalos. En segundo lugar, esta mejora de 17%, a la que se llegó a lo largo de un siglo y medio de carreras intensas, no se acerca a los avances en la condición física y desempeño que el típico corredor, ciclista o deportista principiante verá durante su primer año de entrenamiento.

"Lo bueno de ser un corredor principiante" o de empezar a practicar cualquier otro deporte de resistencia "es lo fácil que resulta mejorar el desempeño de manera significativa", me dijo Joe Vigil, entrenador legendario que ha trabajado con muchos de los mejores maratonistas de Estados Unidos, así como con otros corredores de distancia. "Es una de las cosas que inspiran a los principiantes a cumplir con el programa."

El porcentaje de avance que un atleta principiante puede esperar en términos de condición física y desempeño durante las etapas tempranas de una nueva rutina de ejercicio cardiovascular siempre varía, pero la evidencia, que incluye las estimaciones de entrenadores y practicantes, demuestra que una manera sencilla, confiable y matemática de expresarlo es: "mucho".

"Cuando alguien comienza a caminar casi todos los días, después de una vida de no caminar, probablemente muy pronto reducirá su frecuencia cardiaca en reposo al menos algunos latidos por minuto", dice el doctor Michael Joyner, investigador de la Clínica Mayo en Minnesota y experto en fisiología del ejercicio. Si un caminante aumenta la intensidad de sus sesiones de ejercicio hasta llegar al trote, "su frecuencia cardiaca en reposo puede bajar de 70 a 60" en los primeros 12 meses.

Estos cambios suceden porque el cuerpo se moldea rápida y drásticamente en respuesta al ejercicio aeróbico. Cuando el corazón trabaja, como cualquier músculo, se fortalece. En un estudio con ratones sedentarios a los que se les dio acceso a ruedas para correr se observó que las células musculares del corazón se alargaron pocos días después de que éstos comenzaran a correr, lo que mejoró su función cardiaca. Los indicadores genéticos de actividad molecular de cada célula cardiaca también mejoraron en los ratones corredores.

El corazón de las personas que se ejercitan con regularidad crece de manera significativa. Gracias a esta condición, conocida de manera un tanto poética como "corazón de atleta", las válvulas del corazón se fortalecen. Con cada latido, el corazón estimulado bombea más sangre a las arterias, lo cual le permite contraerse con menor frecuencia la mayor parte del tiempo. Un atleta entrenado puede tener una frecuencia cardiaca en reposo de 40 latidos por minuto, lo cual, en una persona sedentaria, sería síntoma de alguna patología. "En ocasiones los doctores se preocupan" cuando se encuentran con algún atleta con una frecuencia cardiaca tan baja, explica el doctor Paul Thompson, un reconocido experto en el corazón de los atletas y maratonista él mismo. "No obstante, esto es una señal normal y saludable de la adaptación aeróbica al ejercicio. El corazón siempre debería verse y comportarse de esa manera, pero la mayoría de las personas no han desarrollado la condición física necesaria" para tener un corazón de atleta.

Al mismo tiempo, los vasos sanguíneos mejoran su capacidad para soportar las exigencias de un corazón fuerte, es decir, incrementan su maleabilidad. Varios estudios han demostrado que las células de las paredes arteriales proliferan después de iniciar el ejercicio, lo cual les permite estirarse y mantener su flexibilidad, incluso cuando una mayor cantidad de sangre y oxígeno fluye a través de ellas. Los músculos requieren más sangre durante el ejercicio y los vasos entrenados cumplen esta tarea con mayor eficiencia. Durante el reposo las arterias mantienen su flexibilidad, lo cual da como resultado una presión sanguínea más baja. Con el tiempo, el ejercicio regular también ayuda a la creación de nuevos vasos capilares encargados de llevar sangre de las arterias a los músculos activos. Esto facilita el flujo sanguíneo durante la actividad física.

Los pulmones también cambian gracias al ejercicio de resistencia. El incremento en la fuerza de cada latido hace que entre más sangre a los pulmones, lo que genera mayor irrigación de los alvéolos, la cual a su vez causa un aumento en la cantidad de aire inhalada. Los pulmones también se vuelven más sensibles a los mensajes que los centros respiratorios del cerebro emiten con la instrucción de succionar más aire. Por su parte, los músculos abdominales respiratorios, que ayudan a empujar el aire al interior de los pulmones y luego a expulsarlo, se fortalecen cada vez más mientras se adaptan al ejercicio. La actividad física que exige más oxígeno genera ciertas condiciones bajo las cuales tu cuerpo puede respirarlo y distribuirlo más y mejor.

Todo esto significa que es posible aumentar el VO_2 máximo mediante el ejercicio. Por lo general, el cambio se vuelve notable algunas semanas después de comenzar un programa regular de ejercicio de resistencia. En algunos estudios, atletas principiantes han demostrado una mejora de hasta 30% en su VO_2 máximo tras empezar una rutina de cardio. En ocasiones los voluntarios trotaban en una caminadora; en otras hacían bicicleta estacionaria, nadaban o, según una serie de estudios recientes realizados con adultos mayores, hacían taichi. En cada uno de estos ejemplos, la capacidad aeróbica de los sujetos se incrementó de manera significativa y con gran rapidez. En particular, dice el doctor Thompson, "si habían perdido peso", pues el VO_2 máximo está determinado en parte por el peso corporal.

Después de un año, dejan de ser principiantes "y las mejoras se vuelven graduales", dice Vigil. Esto quizá sea suficiente para las personas cuya meta primaria es lograr y mantener una buena salud y condición física básica. Si éste es tu caso, puedes casarte con un solo programa de ejercicios para siempre. Sin embargo, es posible que quieras ampliar tus objetivos, algo muy común entre los principiantes que, después de comenzar a trotar o andar en bicicleta por diversión o para mejorar su salud, descubren una pasión ardiente e inesperada por competir. De ser así, ha llegado la hora de cambiar tu manera de ejercitarte. Es tiempo de ponerte los pantalones, reunir toda tu fuerza de voluntad y comenzar un entrenamiento.

¡Fartlek!

En la década de 1930, Suecia comenzó a morder el polvo en las carreras internacionales de larga distancia, por culpa de su vecino y rival, Finlandia. Esto no le gustó a Suecia para nada. Finlandia no sólo contaba con el maravilloso y talentoso Paavo Nurmi, quien ya había comenzado su colección de medallas olímpicas y reconocimientos a nivel mundial, sino que también los demás miembros del equipo finlandés de corredores de fondo habían aplastado a los suecos en los encuentros regionales y europeos de atletismo. Esta lucha de "güeros" contra "güeros" generó mucha preocupación en Estocolmo. El entrenador del equipo sueco masculino, Gosta Holmer, ganador de una medalla de bronce en el decatlón olímpico, decidió imitar a los finlandeses. En ese momento casi todos ellos estaban siguiendo el ejemplo brutal de Nurmi y entrenaban hasta el límite del dolor una vez a la semana. Al menos estas rutinas duraban poco.

El astuto Holmer instituyó el mismo tipo de régimen entre sus corredores, pero, en lugar de confinarlos a la pista, los mandó a las colinas y campos suecos para que hicieran *sprints* a toda velocidad de un árbol a una roca; luego les permitía correr a paso ligero durante un rato antes de volver a correr con todas sus fuerzas hasta el siguiente abeto a la vista. Les dijo que estos entrenamientos consistían en "juegos de velocidad" o, en sueco, *fartlek*. Así, cambió la nomenclatura atlética y, hasta cierto punto, la naturaleza del entrenamiento científico.

Hay muchas maneras de estructurar un programa de entrenamiento para mejorar tu resistencia, pero la mayoría cuenta con una cantidad alarmantemente pequeña de ciencia que la respalde. Según una revisión reciente de la ciencia del entrenamiento, la "distribución ideal" del tiempo, en la que se alterna entre rutinas largas y lentas, episodios cortos e intensos, y algo intermedio, "no están fundamentadas desde el punto de vista científico".

Sin embargo, existen ciertos elementos que casi todos —desde entrenadores hasta fisiólogos, pasando por los atletas más holgazanes (o sea, personas como yo)— aceptan como una parte esencial de cualquier programa de ejercicio cardiovascular diseñado para incrementar tanto la velocidad como la condición física. El primero de ellos, y el más evidente aunque muchas veces se omita, es el "volumen", según dice Vigil. Si quieres ser mejor en tu deporte, ya sea correr, nadar o taichi, debes incrementar las horas que dedicas a correr, nadar o hacer taichi de manera continua. El cuerpo se acostumbra a los movimientos a través de la práctica simple y repetitiva, a cada zancada, brazada o pose. Por decirlo de alguna manera, tu cuerpo desarrolla "muletillas musculares". Algunos estudios con maratonistas principiantes han concluido que uno de los indicadores más confiables para calcular el desempeño de un maratonista novato es la distancia que fue capaz de correr durante el mes anterior a la carrera. Las personas que cubrieron 96 kilómetros o más a la semana tuvieron un desempeño muy superior a los que recorrieron 64 kilómetros semanales o menos.

Por supuesto, si hoy en día corres 24 kilómetros a la semana, esa distancia suena sobrecogedora. No obstante, añadir volumen a tu entrenamiento es el cambio más fácil de todos, pues no necesitas adquirir habilidades nuevas o más experiencia. Sólo debes hacer un poquito más de lo mismo que has estado haciendo. La regla general dice que puedes incrementar el volumen de entrenamiento hasta en 10% a la semana. Si esta semana corres 16 kilómetros, puedes sumar 1.6 al total durante la próxima. Muchos expertos opinan que añadir una distancia mayor a 10% semanal genera lesiones crónicas y fatiga. No obstante, hay muy pocas pruebas científicas detrás de esa creencia. Si quieres añadir 15% al volumen de tu entrenamiento, adelante. Pruébalo una semana. Si después de eso las piernas o el cuerpo te duelen de manera excesiva, sobre todo si tus músculos siguen adoloridos después de 72 horas, tómate un respiro y reduce el volumen de tu entrenamiento.

Ahora enfócate en la velocidad. Hace poco, a un grupo de corredores con experiencia pero no profesionales se les asignó un régimen de entrenamiento que enfatizaba una de dos cosas: añadir distancia adicional o reducir el volumen general del entrenamiento y añadir dos sesiones de intervalos, cortas pero intensas, a la semana. El grupo de los intervalos mostró un mejor desempeño en las siguientes carreras de cinco kilómetros. "La manera más efectiva de mejorar la resistencia y el desempeño de los atletas entrenados es implementar el entrenamiento por intervalos de alta intensidad", concluyeron los autores de este estudio.

No obstante, como la autora de este libro ya ha mencionado, los intervalos pueden ser muy desagradables. Su efectividad depende de utilizar un porcentaje enorme y doloroso de la capacidad aeróbica. Según un estudio reciente con ciclistas competitivos, la "intensidad ideal del ejercicio" durante una sesión de entrenamiento por intervalos es "de 78 a 93% del VO_2 máximo".

Determinar con exactitud a qué porcentaje de tu capacidad aeróbica estás operando no es tan fácil como suena. Además, esta tarea se dificulta cada vez más, pues los científicos se han dedicado a estudiar el proceso con mucha minuciosidad. Durante años, muchos de nosotros (o al menos las personas que queremos competir y/o incrementar nuestro desempeño) hemos recibido la instrucción de realizar intervalos entre 75 y 90% de nuestra frecuencia cardiaca máxima. Este número se creía menos difícil de alcanzar y más útil que el VO_2 máximo. Todos los gimnasios de Estados Unidos colgaron un cartel para mostrar los porcentajes de frecuencia cardiaca y las zonas de entrenamiento deseadas en términos de ritmo cardiaco. Nos dijeron que podíamos determinar nuestra frecuencia cardiaca máxima con una simple resta, 220 menos nuestra edad. Si esa fórmula fuera correcta, todos los hombres y mujeres de 40 años tendrían una frecuencia cardiaca máxima de 180 latidos por minuto, por lo que el 85% de eso, un buen rango para los intervalos intensos, sería 153 latidos por minuto.

Muchos atletas, entre los que me incluyo, decidimos invertir en costosos monitores de frecuencia cardiaca. Por suerte, hace poco un grupo de científicos volvió a analizar los números relacionados con el ritmo cardiaco. Las tablas originales se habían diseñado en los años setenta y su propósito era ayudar a los cardiólogos a tratar a sus pacientes enfermos. Cuando los investigadores de nuestra década realizaron nuevas pruebas de frecuencia cardiaca con hombres y mujeres saludables, la fórmula resultó ser demasiado simple, en particular para las mujeres. El estándar estimado de frecuencia cardiaca era demasiado alto. De acuerdo con los investigadores de la Universidad Northwestern, en Evanston, Illinois, la fórmula de 220 menos la edad del sujeto arrojaba un cálculo excesivo para el ritmo cardiaco de una mujer promedio, con alrededor de ocho latidos adicionales por minuto. Este estudio se realizó con más de 5 500 mujeres de entre 35 y 93 años. Los científicos determinaron que la fórmula correcta era 206 menos 88% de la edad de una mujer. Este nuevo modelo no se graba tan fácil en la mente y no se ve tan lindo en los carteles, pero sí es más preciso. Si una mujer promedio de 40 años quiere ejercitarse al 85% de su frecuencia cardiaca máxima utilizando esta fórmula, debe dejar que su pulso se incremente a 145 latidos por minuto, no a 153.

Sin embargo, otros estudios han demostrado que esta fórmula no es infalible si la mujer en cuestión tiene más de 40 años, sobrepeso o alguna predisposición genética que haga que su corazón lata tan rápido como el de un pájaro o tan lento como un caracol. Según un pequeño estudio realizado en Noruega, esta fórmula general también es incorrecta para hombres de más de 45 años. De hecho, múltiples estudios con corredores y ciclistas experimentados han mostrado que el ritmo cardiaco es, por lo general, un indicador dudoso para determinar el verdadero esfuerzo fisiológico. En un nuevo experimento representativo con un grupo de ciclistas usuarios de monitores de frecuencia cardiaca, éstos fueron sometidos a rigurosas pruebas fisiológicas para medir su esfuerzo y condición física. En ellas se demostró que las cifras arrojadas por los monitores subestimaban en casi 6% el ritmo cardiaco y el consumo de oxígeno real de cada ciclista durante el pedaleo y calculaban un exceso mayor a 13% en el uso total de energía.

Pero si los monitores de frecuencia cardiaca no son confiables, ¿cómo podemos medir nuestro esfuerzo? La ciencia moderna sugiere confiar en ti mismo. De acuerdo con un gran conjunto de experimentos, el rango de esfuerzo percibido o REP es un mejor indicador del esfuerzo fisiológico real que las fórmulas basadas en el ritmo cardiaco. Los científicos utilizan las tablas formales de REP en muchos experimentos, con una escala de seis a 15 —no de cero a 10, como se esperaría—, pues los números deberían corresponder, por lo menos a primera vista, al pulso cardiaco, el cual puede medirse como múltiplo de seis. En esta escala, seis representa inmovilidad y 20 el máximo esfuerzo, el cual es insostenible. Una caminata ligera, por ejemplo, estaría en el nueve de esta escala, de acuerdo con las cifras del CDC. Los intervalos individuales deberían realizarse cerca del REP 15, y la mayoría de los estudios dice que sería necesario sostenerlos por varios minutos. Por supuesto, también puedes utilizar una escala de cero a 10, que para mucha gente puede ser más lógica. Según esta última medida, deberías ejercitarte a un nivel REP de al menos seis durante varios minutos.

Para poner en práctica todos estos número abstractos y, aceptémoslo, un poco intimidantes, prueba el ejercicio *fartlek*. O mejor, cuéntale a tus amigos y colegas que tienes la intención de "fartlekear". Esta rutina es, en esencia, una sesión de intervalos no estructurada. Puedes fartlekear en cualquier lugar. Sólo debes comenzar con 10 o 15 minutos de trote ligero (o ciclismo o natación, aunque la mayoría de las personas que hacen fartlek son corredores) hasta divisar a lo lejos alguna marca que se cruzará en tu camino; puede ser un árbol, el punto más alto de una colina, o una grieta en el pavimento. Lo único indispensable es que esté suficientemente lejos o alto como para que te obligues a correr a gran velocidad por varios minutos para alcanzarlo. No corras, vuela. Pon tu cuerpo a trabajar. Tu percepción del esfuerzo involucrado debe alcanzar y sostener al menos el cinco de la escala REP (si la cuentas de cero a 10). Cuando hayas alcanzado el objeto o la cima de la colina, baja el ritmo. Trota o corre de manera ligera hasta que tu ritmo cardiaco se haya estabilizado y tu REP alcance, digamos, un tres. Luego encuentra otro árbol y juega con la velocidad, fartlekea, hasta alcanzarlo. Aunque no lo creas, el objetivo de estas rutinas es acabar con la tiranía de la fatiga.

La prueba de sorber y escupir

No hace mucho tiempo, el Instituto de Investigaciones Biomédicas del Movimiento Humano y la Salud, de la Universidad de Birmingham, Inglaterra, hizo una prueba con ocho ciclistas hombres altamente competitivos, poseedores de una gran condición física. En ella, los ciclistas pedalearon con todas sus fuerzas en ocho ergómetros (bicicletas estacionarias computarizadas). Estas máquinas midieron su ritmo cardiaco, cadencia de pedaleo y gasto de energía. Los investigadores circulaban entre los ciclistas agotados y les ofrecían fluidos.

Estos fluidos no eran para beber, sino para jugar con sus confundidas mentes. Cada ciclista tomaba un largo sorbo, mantenía el líquido en su boca por 10 segundos y luego lo escupía en un balde que, convenientemente, los científicos sostenían para ellos. Ninguno se tragó el líquido; todos seguían pedaleando.

Algunas de las botellas contenían agua disfrazada con un potente saborizante de naranja, que no contenía calorías ni carbohidratos, sino sólo un polvo sin azúcar tipo Tang. Otras botellas tenían fluidos complementados con una dosis abundante de glucosa (azúcar líquida), además del mismo saborizante de naranja. El último tipo de fluido contenía maltodextrina, un carbohidrato insípido, además del polvo sabor naranja. Los tres fluidos tenían un sabor idéntico y ninguno de los ciclistas sabía cuál estaba tomando.

Recuerda, ninguno de ellos tragó. En estricto sentido, nadie ingirió calorías o combustible. Sin embargo, los atletas que habían sorbido y escupido fluidos con carbohidratos, ya sea glucosa o maltodextrina, el combustible preferido del cuerpo durante el ejercicio intenso, terminaron sus pruebas de esfuerzo más rápido que aquéllos que sólo escupieron agua. Su ritmo cardiaco y gasto de energía también fueron considerablemente más altos. Esto significa que se habían esforzado más durante el ejercicio que los ciclistas que sorbieron agua. Cuando los investigadores les preguntaron a los ciclistas cómo se habían sentido durante la rutina, los que enjuagaron sus bocas con carbohidratos alzaron los hombros y en pocas palabras dijeron que, aunque todas las pruebas de esfuerzo suelen ser muy desagradables, ésta no había estado tan mal. Los ciclistas que escupieron el agua declararon estar exhaustos.

La pregunta de qué genera el cansancio en un cuerpo aeróbicamente ejercitado es un asunto muy debatido por la ciencia.

Hasta hace poco, la mayoría de los investigadores habría dicho que los procesos mentales y el pensamiento no influían en este proceso. Los músculos fallan, pensaban los fisiólogos, por las reacciones bioquímicas dentro de los mismos. Si reciben mucho oxígeno, los músculos comienzan a sentirse demasiado repletos de ácido láctico, por ello se endurecen y engarrotan.

No obstante, esa teoría comenzó a aclararse hace algunos años, cuando un buen número de investigadores empezaron a cuestionar de manera independiente el papel del ácido láctico en particular. Estos científicos no encontraron señales de que la acumulación del ácido láctico afectara la capacidad de contracción de los músculos. De hecho, en lugar de eso encontraron evidencia convincente de que el ácido láctico, que se genera en los músculos durante la glicólisis, es un combustible. Las mitocondrias de los músculos utilizan el ácido láctico como una fuente de energía de respaldo; como bien dice el título de un artículo de revisión en *The Journal of Phisiology,* "El lactato no es el diablo".

Existen otros problemas asociados a la idea de que la fatiga sólo involucra a los músculos. "Sabemos que las personas aumentan la velocidad al final de su sesión de ejercicio", dice el doctor Ross Tucker, investigador del Instituto de Ciencias del Deporte de Sudáfrica, quien ha estudiado la fatiga en los atletas. Si algún cambio bioquímico en los músculos, por ejemplo en los niveles de calcio, "causara fallas musculares, sería imposible aumentar la velocidad al final, cuando estos cambios se manifiestan a niveles superiores".

Un experimento notable, completado hace poco tiempo en Inglaterra, encontró que las personas eran de hecho capaces de correr más rápido de lo normal si lo creían, es decir, después de escuchar una mentira. El estudio se llevó a cabo con un grupo de ciclistas recreativos, quienes completaron una prueba de esfuerzo. Durante la prueba, los científicos les pidieron que pedalearan tan rápido como pudieran por 4000 metros. Después les dijeron que competirían contra una versión electrónica de sí mismos, un programa de computadora diseñado para recrear el mejor esfuerzo de cada ciclista. En una de las carreras, eso fue lo que hicieron: la versión electrónica igualó con exactitud el tiempo original de la prueba y, en consecuencia, los ciclistas terminaron la prueba en el mismo tiempo en el que habían terminado la primera vez. Al final, los sujetos les dijeron a los científicos que esa carrera contra sí mismos los había dejado exhaustos. Sin embargo, en una prueba posterior, la computadora fue ligeramente reprogramada sin que los ciclistas lo supieran. Ahora el ritmo del programa era 2% más rápido que el de la prueba original, lo cual en teoría representaba el límite de velocidad de cada participante. Cuando se enfrentaron a este nuevo programa, los ciclistas creían que seguía siendo idéntico a su mejor tiempo anterior. Los sujetos encontraron la energía en su interior para pedalear más rápido que nunca y, casi sin excepción, lograron terminar su rutina a un ritmo entre 2 y 3% mayor que el primero. Su cerebro y su cuerpo se enfrentaron a una realidad que no sabían que había sido alterada, lo cual hizo que la fatiga se manifestara en un momento distinto.

El doctor Tucker no encuentra los descubrimientos de este estudio demasiado sorprendentes. Él y muchos otros fisiólogos (pero no todos) ahora creen que el agotamiento no sólo implica cambios en los músculos, sino también en el cerebro. "Ahora creemos que el músculo no reacciona solo —dice—, sino que hay interacción entre el procesamiento central y el esfuerzo muscular."

De hecho, desde los comienzos del ejercicio de resistencia, "el cerebro constantemente solicita y recibe información de los músculos y otros sistemas", y de ese modo se asegura "de que todo vaya bien", explica el doctor Carl Foster, profesor del Departamento de Ciencias del Deporte y Ejercicio de la Universidad de Wisconsin, La Crosse. El cerebro registra y calibra la cantidad de combustible presente en los músculos, así como la temperatura del núcleo del cuerpo, a través de mecanismos que aún no entendemos por completo. Conforme el nivel de combustible baja y la temperatura aumenta, el cerebro decide que el cuerpo está acercándose a una zona de peligro. Después de todo, en teoría, el ejercicio prolongado de alto rendimiento puede implicar muchas consecuencias terribles en los humanos. Si estos frenos no existieran, el ejercicio intenso casi siempre terminaría en paro cardiaco o en contracciones musculares dolorosas capaces de romper los huesos. Esto a veces les sucede a los caballos de carreras, pero nunca a las personas porque, antes de que sea posible alcanzar ese grado de esfuerzo, el cerebro comienza a reducir "la frecuencia en la que las neuronas motoras mandan señales a los músculos ejercitados, lo cual genera una disminución en la producción de fuerza", dice el doctor Ed Chambers, investigador de la Escuela de Ciencias del Deporte y el Ejercicio de la Universidad de Birmingham y autor del estudio de las bebidas con carbohidratos. En otras palabras, cuando la mente reconoce que el cuerpo puede estar trabajando demasiado, comienza a mandar menos mensajes que ordenen la contracción muscular. Como resultado, los músculos reducen la frecuencia y fuerza del movimiento. Tus piernas dejan de funcionar, mueren debajo de ti. Esta sensación resulta muy familiar para cualquier persona que se ejercite.

La coreografía mental de la fatiga es intrincada, aunque no sólo involucra mensajes enviados del cerebro a los músculos en movimiento, sino de una parte del cerebro a otras. Los datos obtenidos en algunos estudios recientes sobre las ondas cerebrales de los atletas mostraron que suele haber un momento en el que el cerebro se "desestimula" durante el ejercicio intenso y duradero, dice el doctor Foster. "Es un fenómeno similar a la depresión", añade, y está relacionado con la motivación. Quizá comiences a preguntarte por qué tomaste la extraña decisión de correr, nadar o pedalear con tanta fuerza. Así, tu velocidad disminuye.

Al parecer, el entrenamiento por intervalos tiene la capacidad de recalibrar, al menos un poco, la percepción del cerebro sobre cuánto puedes soportar; es lo que hace a este tipo de rutina tan poderosa, afirma el doctor Tucker. Si la fatiga no sólo ocurre porque los músculos están cansados, sino porque el cerebro les dice que lo están (aunque muy probablemente cuenten con bastantes reservas de combustible y mucha fuerza almacenada), entonces es posible enseñarle a tu cerebro a soportar un poquito más, siempre y cuando así lo desees, claro. "Creo que la teoría de que la fatiga sucede en la mente al igual que en los músculos tiene un impacto potencialmente muy profundo en el entrenamiento", dice Tucker. De ser así, el entrenamiento "dejaría de ser el simple acto de acostumbrar a los músculos al lactato o enseñarles a los pulmones cómo respirar con más fuerza", también se convertiría en el arte de hacer que tu cerebro acepte nuevos límites, y acercarte a ellos de manera segura.

Por supuesto, podrías intentar autoengañarte, aunque parezca imposible. Pedirle a alguien que grite mentiras sobre tu desempeño tampoco sería muy útil. Cuando los investigadores dan "información falsa" a los voluntarios de un estudio, como decirles que están corriendo a menor velocidad de la real, por lo general se obtiene un resultado opuesto al deseado: en lugar de aumentar la velocidad, la disminuyen. En estos casos, el engaño es "desmotivador", según escribieron los investigadores que utilizaron este método. Quizá lo mejor sea obligarte a llegar al límite durante las sesiones de intervalos, dice el doctor Tucker. En algún punto puedes intentar llegar a un REP de 10 en la escala de cero a diez. Quizá incluso puedas probar el consejo inmortal de la película *Spinal Tap* y "llegar al 11".

"Cuando tu cerebro haya reconocido que no tienes la intención de lastimarte —dice el doctor Foster—, te permitirá hacer ejercicio sin poner resistencia."

El descanso

Después del ejercicio debes descansar. Los cuerpos exhaustos por el ejercicio aeróbico ruegan por un poco de reposo. Pregúntale a casi cualquier maratonista de alto rendimiento qué hace en sus horas libres entre rutinas; probablemente te dirá "tomar una siesta" (también "comer y quizá tomar otra siesta"). "Si no descansas, tu cuerpo no puede afianzar los beneficios obtenidos", dice el doctor Joyner.

Desde el punto de vista científico, aún no se sabe si el descanso debe ser absoluto o si puede obtenerse mediante la llamada "recuperación activa". Los estudios hasta la fecha han llegado a conclusiones contradictorias; algunos han descubierto que un día o dos de inactividad física a la semana producen mejores resultados en carreras posteriores que los "días de descanso" que incluyen ejercicio moderado. Sin embargo, otros estudios han encontrado que actividades como el yoga, que en muchos casos no es exigente en términos aeróbicos, reducen la inflamación y el daño muscular causado por las rutinas cardiovasculares repetitivas. Un reciente estudio sobre la práctica de yoga en India descubrió que este ejercicio relaja los músculos y el sistema cardiovascular de los atletas lo suficiente como para permitirles prolongar la sesión antes de sentirse agotados. Otro estudio, que se llevó a cabo en el Colegio de Medicina de la Universidad Estatal de Ohio, encontró que, aunque no se ha demostrado que las clases de *hatha yoga* disminuyan la inflamación causada por el ejercicio u otro tipo de estrés, los participantes sí terminaban más relajados y llenos de energía.

En otras palabras, el yoga, según los limitados conocimientos científicos actuales al respecto, representa un punto medio entre el descanso activo y el inactivo. En mi opinión, es una buena noticia, porque no hubiera dejado de ir a mi clase de yoga aunque la ciencia no lo aprobara. Mientras tanto, la ciencia relacionada con otro tipo de descanso atlético, el *tapering,* es poco concluyente. El *tapering* es una reducción del entrenamiento varios días antes de un evento competitivo, técnica sobre la cual, de acuerdo con una revisión reciente del tema, "se sabe muy poco". Esta revisión, que se concentró en muchos de los estudios más recientes, añadió que la mayor parte de la evidencia sugiere que se trata de una práctica útil para los atletas de competencias. Un estudio sudafricano muy interesante con ciclistas encontró que cuando los sujetos reducían la intensidad de su ejercicio 50% las dos semanas previas a una prueba cronometrada, terminaban más rápido que los que no habían practicado el *tapering.* Otros estudios demostraron que cuando los corredores recreativos disminuyen el volumen de su entrenamiento de 30 a 75% pueden mejorar hasta en 6% su tiempo en una carrera de cinco kilómetros. Desafortunadamente, los múltiples estudios no aclaran si la reducción de distancia debe ser de 30, 50 o 75% para ser efectiva. No hay recomendaciones al respecto. En general, la ciencia recomienda mantener cierta intensidad en el entrenamiento, pero bajar el volumen las dos semanas previas al evento.

Por último, debes monitorear tu entrenamiento para evitar excederte. Resulta sorprendente la frecuencia con la que queman su cuerpo las personas que se apasionan por el ejercicio de resistencia. El exceso de entrenamiento es muy común, en particular entre las personas muy dedicadas a su rutina. (A mí nunca me ha pasado.) La cifra estimada dice que, en algún momento, 60% de los atletas de resistencia se excederán en su entrenamiento. "Trabajo con muchos corredores y atletas de fondo", me dijo Ralph Reiff, director de St. Vincent Sports Performance, en Indianápolis, y experto en el entrenamiento excesivo. "En mi experiencia, un gran porcentaje de la gente que entrena para carreras de 10 kilómetros, medios maratones y maratones sobreentrenan antes de cruzar la línea de salida. Lo mismo sucede con los ciclistas y los esquiadores de campo traviesa. Un alto porcentaje llegan a un grado de fatiga del que no pueden salir."

Lo más frustrante del entrenamiento excesivo es que supera al entrenamiento adecuado. "Puedes evitar el sobreentrenamiento entrenando poco —dice Bob Larsen, entrenador de atletas de alto rendimiento entre los que se encuentran muchos de los mejores corredores de fondo de Estados Unidos—, pero entonces nunca ganarás."

"Quizá esperes llegar a una cumbre, pero en realidad te enfrentas a la bajada", dice Reiff. ¿Por qué? Aunque los científicos no saben con exactitud los efectos del sobreentrenamiento, es probable que el ejercicio constante genere una reacción excesiva en el sistema inmune del cuerpo, que, de este modo, comienza a producir demasiadas moléculas inflamatorias, las cuales se comunican con las células sanguíneas en circulación y las hacen acelerar la producción de químicos que inflaman todo el cuerpo. Esta teoría —que resulta difícil de probar debido a los límites impuestos por la comisión ética en relación con los experimentos que pretendan inducir entrenamiento excesivo en humanos— podría explicar el amplio rango de síntomas de los atletas que se ejercitan demasiado, los cuales incluyen cambios de humor, apatía, insomnio y agotamiento. Los genes también desempeñan un papel en todo esto. Las investigaciones actuales patrocinadas por el USA Track and Field sugieren que el entrenamiento cardiovascular intenso altera el funcionamiento de una gran variedad de genes, cuyo propósito es mejorar las funciones corporales. Sin embargo, si algunos genes cambian su nivel de actividad, ya sea que se vuelvan excepcionalmente activos o de pronto se detengan bajo los estragos de la fatiga, el cuerpo puede comenzar a responder al ejercicio de manera inapropiada: un cuerpo sobreentrenado.

Es posible que algún día los exámenes de sangre puedan detectar tales cambios de manera oportuna y ayudar a los atletas a evitar el ejercicio excesivo. Por ahora, debes aprender a monitorearte. Si tu entrenamiento y tus tiempos van en aumento, y tu motivación y energía en retroceso, considera parar. "Sólo conozco un paliativo para el sobreentrenamiento", dice el doctor Robert Schoene, profesor de medicina de la Universidad de California en San Diego, quien ha escrito sobre este fenómeno y ha tratado a atletas que sufren esta condición. La recomendación es "descansar, descansar y descansar un poco más". Es lo último que muchos deportistas quieren escuchar.

"El problema con el típico atleta sobreentrenado es que cree que, si puede llegar a un nuevo límite, será mejor", dice Larsen. "Pero ésa fue la causa del sobreentrenamiento en un principio. Si esa persona fuera un poco más perezosa, no le habría pasado."

Por esta razón, asegúrate de incorporar descanso, descanso y más descanso a tu entrenamiento, como método preventivo y también, de ser necesario, como cura. "El cuerpo humano, sin importar su fuerza o condición física, necesita periodos de reposo", dice el doctor Schoene.

El maratonista Alberto Salazar es famoso entre los corredores por haber comprometido su salud de manera permanente, así como por haber acortado su carrera deportiva por nunca tomarse un respiro. Como consecuencia, sufrió un ataque al corazón a los 40 años. "La gente utiliza a Alberto como el ejemplo más grave, para incentivar a los corredores a bajar el ritmo en ocasiones", dice Larsen.

Yo, por ejemplo, me he tomado el ejemplo de Salazar muy en serio. Aún corro y no he renunciado a hacerlo en todas las décadas que han pasado desde la universidad. Por muchos años corrí, completé carreras de cinco y 10 kilómetros, además de algunos dolorosos pero emocionantes maratones. La segunda cita con mi esposo fue una carrera de 10 kilómetros a la orilla del lago, en Chicago. Le gané. También he cultivado muchas amistades gracias a esta apasionante actividad. Además, comencé a hacer ciclismo de montaña, un deporte que amo, así como ciclismo de velocidad, aunque este último no lo disfruto tanto (me resulta demasiado atropellado y rápido para desarrollarse en un espacio tan reducido lleno de ciclistas amontonados, con llantas separadas entre sí por sólo unos pocos centímetros, además del hecho de que cualquier error, propio o ajeno, puede llevarte al hospital. No es un deporte para débiles; a éstos les recomendaría uno más amable, como el futbol americano).

He corrido toda mi vida, aunque hoy en día no lo hago tanto como antes. Tengo dos perros, un border collie y un pastor. Igual que su dueña, mis perros están envejeciendo. Sin embargo, aún son compañeros de entrenamiento pacientes y dispuestos. Trotamos juntos entre cinco y siete kilómetros, sin preocuparnos por el ritmo cardiaco, el REP o romper un récord personal. El cielo se curva sobre mí; mi corazón se acelera. Mis perros se acostumbran a mi paso. Ya no somos rápidos, pero salimos cuatro o cinco veces a la semana, en verano y en invierno, bajo el sol o la lluvia, y corremos. Es a lo que me refiero cuando hablo de perseverancia.

Consejos para probar, mejorar y enriquecer de manera constante tu entrenamiento de resistencia

1. Corre un kilómetro en tus zapatos

Antes de empezar, consulta a tu doctor para que apruebe tu actividad. Luego recluta a un amigo o utiliza un reloj para medir en cuánto tiempo corres un kilómetro. Se trata de una buena manera de determinar tu condición aeróbica actual y de abrir una ventana al futuro. De acuerdo con las investigaciones del Instituto Cooper, un hombre de 40 años capaz de correr una milla, o 1.6 kilómetros, en ocho minutos se encuentra en la categoría más alta de condición física. (Para personas de 30 años o menos, el tiempo equivalente es de siete minutos.) Una mujer de la misma edad capaz de correr esa misma distancia en nueve minutos también goza de una buena condición física. Los hombres de mediana edad incapaces de correr kilómetro y medio en 10 minutos, así como las mujeres que tardan 12 minutos o más, se encuentran entre los menos saludables, lo cual sugiere un mayor riesgo de desarrollar enfermedades cardiacas más adelante. La buena noticia: mejorar este tiempo es posible a cualquier edad.

2. Haz la cuenta

Hace poco, los científicos de la Universidad Brigham Young publicaron una fórmula —suficientemente complicada como para dejarte el ojo cuadrado— para determinar el VO_2 máximo con base en el tiempo que una persona tarda en correr kilómetro y medio. A pesar de los muchos paréntesis de esta ecuación, se trata sólo de una aproximación al VO_2 máximo. Si deseas obtener un estimado cercano de tu capacidad aeróbica actual, la fórmula es: VO_2 máx = 100.5 – 0.1636 (peso en kilos) – 1.438 (tiempo en recorrer una milla, o 1.6 kilómetros) – 0.1928 (frecuencia cardiaca en reposo) + 8.344 (1 si eres hombre; 0 si eres mujer). Para efectos comparativos, toma en cuenta que el VO_2 promedio de un hombre sedentario de mediana edad es de 35, y el de una mujer, de 30. Los atletas bien entrenados pueden tener un VO_2 máximo de 80 o más, en el caso de los hombres, y 60 o más en el de las mujeres.

3. Reajusta tu caminadora, si te inclinas a ello

Tu cuerpo no discrimina entre los distintos tipos de ejercicio de resistencia. Si tu meta es mejorar tu condición cardiovascular, puedes correr, hacer bicicleta, nadar o una combinación de las anteriores, además de otras actividades. No obstante, en términos prácticos, correr en una caminadora no es lo mismo que hacerlo al aire libre. No sólo evitas enfrentarte al viento, sino también a los cambios del terreno. En las pocas pruebas comparativas que se han hecho para determinar las diferencias entre correr en caminadora o al aire libre, los científicos concluyeron que las sesiones de caminadora requerían cerca de 5% menos energía. Para obtener beneficios similares a correr al aire libre, los científicos sugieren cambiar a 1% la inclinación de la caminadora.

4. Sube la velocidad y luego bájala

Lamentablemente, es muy escasa la ciencia exacta de la que disponemos para estructurar un programa de entrenamiento. Los pocos estudios existentes sugieren que, si planeas correr, debes incluir en tu rutina un entrenamiento de velocidad —es decir, intervalos a gran intensidad—. Puedes hacerlo de manera formal, con sólo realizar una parte de tu rutina a cierto porcentaje de tu VO_2 máximo. Un estudio reciente con ciclistas de alto rendimiento concluyó que este número debería ser, de preferencia: 15% de tu entrenamiento a 85% de tu VO_2 máximo. Sin embargo, la mayoría de las personas no necesitan ser tan sistemáticas. El *fartlek*, o el entrenamiento por episodios de velocidad, significa correr algunos trayectos largos a toda velocidad durante tu carrera de siempre o para complementar tus sesiones de ejercicio. Esto dificulta el ejercicio, pero, por lo general, también lo hace más divertido. No olvides descansar después del ejercicio intenso. También puedes practicar el *tapering,* es decir, reducir el volumen de tu entrenamiento de manera considerable durante las dos semanas previas a una carrera. Se ha probado en varios estudios que esto mejora el desempeño subsecuente en las carreras.

5. Lleva un diario de entrenamiento

Algunos estudios han demostrado que registrar tu kilometraje diario y tus tiempos, en el caso de que estés llevando a cabo entrenamiento de velocidad, así como tu estado anímico (cansancio, desmotivación, satisfacción, etc.), te provee de retroalimentación valiosa sobre tu progreso. También puede servir para la detección temprana del sobreentrenamiento. Si notas que tus tiempos han aumentado y tu motivación va en descenso, intenta reducir la intensidad de tu ejercicio. Quizá esto te ayude a sentirte y desempeñarte mejor.

6. Muévete con música

Una vez que sugerí que incorpores intervalos a tu entrenamiento, quiero señalar que escuchar el ritmo correcto puede hacer este ejercicio más soportable. En un reciente y fascinante estudio, los investigadores británicos pusieron a 12 hombres universitarios a hacer bicicleta estacionaria mientras escuchaban música que, según las anotaciones principales de los investigadores, "reflejara el gusto popular actual entre la gente en edad universitaria". Cada una de las seis canciones elegidas tenía variaciones ligeras de tiempo. Los voluntarios condujeron las bicicletas a un ritmo que pudieran mantener cómodamente por 30 minutos. Luego, cada uno participó en tres pruebas distintas. En una de ellas, las seis canciones sonaron a su velocidad normal. En las dos pruebas restantes, se incrementó o disminuyó en 10% la velocidad de las pistas. Los ciclistas no sabían que esto estaba pasando, pero el ritmo de su pedaleo cambió de acuerdo con la música. Cuando el tempo disminuía, también bajaba la velocidad del pedaleo y su respuesta general. Su ritmo cardiaco bajó y su kilometraje también. Por otro lado, cuando la velocidad de las canciones se incrementó en 10%, los hombres cubrieron más kilómetros en el mismo lapso y generaron más energía con cada vuelta del pedal. También se incrementó la cadencia del pedaleo. Sabían que estaban trabajando más; su rango de esfuerzo percibido aumentó. Sin embargo, no les importó. Cuando la música sonaba a mayor velocidad, escribieron los científicos, "los participantes decidieron aceptar, incluso preferir, el nuevo grado de esfuerzo". Así que antes de tu próxima carrera a pie o en bicicleta, elige música con un ritmo elevado, algo irritantemente pegajoso y bailable, como Lady Gaga (o Justin Bieber o Katy Perry o lo que sea que represente el gusto popular actual bajo tu techo), y cárgala en tu reproductor. "Nuestro cuerpo —dice la doctora Nina Kraus, profesora de neurobiología en la Universidad Northwestern, quien estudia el efecto de la música en el sistema nervioso— está hecho para conmoverse con la música y moverse a su ritmo."

6

ENCUENTRA LA FUERZA PARA SEGUIR ADELANTE

A continuación, veamos un simple ejemplo de la importancia de la fuerza. Hace algunos años, los científicos de la Escuela de Medicina de la Universidad de Boston crearon un ratón genéticamente alterado que poseía algo que en pocas palabras se podría describir como "el gen de las lagartijas". Cuando se activó el gen, el animal comenzó a desarrollar lo que se conoce como fibras musculares tipo II, muy similares a las que las personas generan cuando levantan pesas con moderación o hacen lagartijas. Los ejercicios de resistencia añaden diferentes tipos de fibras musculares, mientras que el levantamiento de pesas añade volumen muscular. Este experimento no implicaba levantamiento de pesas de alto nivel. Los roedores genéticamente modificados no se volvieron pequeños ratoncitos Schwarzenegger de músculos inflados. En lugar de eso, el gen sirvió como catalizador para que sus músculos existentes adquirieran mayor grosor y firmeza. De ese modo, sus miembros delanteros y traseros se fortalecieron como los brazos de Michelle Obama. Ligeros y ágiles, los ratones se movían por sus jaulas con gracia. Incluso cuando comenzaron una dieta alta en grasa, almacenaron muy poca; se mantuvieron saludables y sinuosos.

Cuando los científicos utilizaron otros procesos bioquímicos para apagar el gen, los ratones comenzaron a tener problemas. Perdieron fibras musculares, lo cual no sólo redujo el tamaño de sus músculos, sino que los hizo ganar grasa. Esta segunda consecuencia fue mucho peor, pues los ratones se tornaron obesos a una velocidad vertiginosa. También desarrollaron resistencia a la insulina —precursora de la diabetes— y grasa en el hígado, condición que contribuye a múltiples problemas de salud. Ahora que los ratones eran demasiado regordetes para sus patitas, se dejaban caer en el piso de sus jaulas y se mantenían inmóviles. La reactivación del gen de la lagartija pronto los regresó a su estado anterior de roedores felices y fuertes, a pesar de seguir con la dieta rica en grasa. Conforme sus músculos recuperaron fuerza y vigor, su metabolismo y otros sistemas fisiológicos hicieron lo mismo. Comenzaron a moverse en sus jaulas con más frecuencia y una vez más eran los pequeños animales lindos, delgados y activos de antes.

Según los autores del estudio, los resultados demuestran que "el crecimiento muscular puede revertir la obesidad y resolver trastornos metabólicos". En otras palabras, los músculos fuertes generan muchas recompensas fisiológicas; estos beneficios fluyen de un proceso que, en términos humanos, sólo requeriría hacer algunas lagartijas o una rutina breve con una pelota medicinal.

Más allá del "método aeróbico"

¿Quién necesita ser fuerte? La pregunta no es tan fácil de responder como parece. En algún momento —de hecho no estoy segura de que ese momento haya quedado atrás— muchos expertos del acondicionamiento físico, entrenadores, atletas y deportistas pensaban que el entrenamiento de fuerza era innecesario e indeseable para la mayoría de las personas.

Por ejemplo, Kenneth Cooper, uno de los impulsores del acondicionamiento físico en los años setenta y ochenta, despreciaba la importancia del entrenamiento de fuerza. En sus libros, cuyos títulos suelen ser muy directos, como *Aeróbicos, El método aeróbico, Los nuevos aeróbicos* y *Corre por tu vida: acondicionamiento aeróbico para tu corazón,* Cooper invitaba a la gente a completar tanto "cardio" o ejercicios de resistencia como fuera posible, bajo la hipótesis de que sólo el ejercicio aeróbico puede mejorar la salud del corazón, evitar el desarrollo de otras enfermedades y ayudar al control de peso.

"El ejercicio se ha centrado en la resistencia por mucho tiempo", dice el doctor Stuart Phillips, profesor de ciencias del ejercicio de la Universidad McMaster, quien se ha dedicado a estudiar los efectos del entrenamiento de fuerza.

De hecho, el entrenamiento de fuerza era y hasta cierto punto todavía es abiertamente despreciado en algunos círculos de deportistas de resistencia. El doctor Cooper y otras autoridades como él han sugerido que levantar pesas podría tener como resultado la generación de músculo adicional, lo que incrementaría la masa muscular de las personas. Mayor masa significa mayor peso, lo cual, para los corredores, nadadores y ciclistas, implica sacrificar velocidad, pues requiere mover hacia delante más kilos a través del espacio. La explicación física parecía indiscutible.

Sin embargo, estas autoridades no entendían por completo los conceptos de fuerza fisiológica y potencia, ni la respuesta real de los músculos cuando están bajo presión.

Contracciones violentas

Los músculos se encuentran entre los tejidos más complejos del cuerpo y, de cierta forma, son los más extraños. Los científicos tienen opiniones divididas sobre si el músculo esquelético es un tejido o un órgano. Si se tratara de un órgano, es decir, si estuviera compuesto de más de un tipo de tejido, el músculo esquelético podría reemplazar a la piel como el órgano más grande del cuerpo. (Ésta sería una respuesta ganadora en un juego de conocimiento.)

Para empezar, las células musculares no tienen la forma de las células que siempre imaginamos; no son circulares. Hay tres tipos de músculo: el liso, el cual forma los vasos sanguíneos; el cardiaco, es decir, el del corazón, y el esquelético o estriado, el más común. Las células de músculo esquelético son largas y fusiformes. Una sola célula puede cubrir el largo entero de un músculo, aunque la mayoría son más cortas. Cada célula muscular se compone internamente de incontables sarcómeros, ladrillos interconectados de distintas longitudes, compuestos a su vez por filamentos de proteína enlazados. Estos filamentos son delgados y gruesos de manera alternante, lo que le da al músculo esquelético una apariencia rayada particular. Las fibras delgadas de proteína se conocen como actina, y las más gruesas como miosina. Las fibras de miosina tienen brotes similares a tentáculos que se aferran a los hilos de actina circundantes.

Cuando un músculo recibe una señal del cerebro que le ordena contraerse, las partes protuberantes de la miosina se ponen a remar como navegantes microscópicos. Así, catapultan a las proteínas de actina. Luego el proceso se revierte y el músculo se tensa. Las contracciones pueden ser muy poderosas. Si todas las fibras de tu cuádriceps se contrajeran simultáneamente, la fuerza rompería el músculo de tu pierna. Sin embargo, sólo un tercio o menos de las fibras de un músculo se contraen al mismo tiempo. Es por ello que tu cuerpo permanece intacto.

No obstante, algún daño ocurrirá dentro del músculo mismo si la contracción responde a una fuerza a la que el músculo no está acostumbrado. Ya sea levantar una haltera, cargar a un niño o pararte del sillón, cada una de estas acciones significa aplicar fuerza sobre tus músculos, lo cual los obliga a contraerse en respuesta o a dejarse caer como una plasta (esto último puede ser muy vergonzoso). Es por eso que el entrenamiento con pesas también se considera entrenamiento de resistencia; así como entrenamiento de fuerza, los términos son intercambiables. (El levantamiento de pesas es distinto; es un deporte en sí mismo que involucra levantar peso. El que levante más gana.)

Tus músculos trabajan en contra de la resistencia o la fuerza. Si la fuerza es familiar, es decir, si tus músculos se han enfrentado a una cantidad de fuerza similar, la célula podrá alargarse y acortarse sin problemas. Pero cuando la fuerza supera lo que el músculo soporta normalmente, las fibras se alargan demasiado y la actina y la miosina se separan la una de la otra. Así, las fibras se desgastan. Y aunque suene mal, en realidad está bien. Cuando esto sucede, las células satelitales, las células especializadas de tus músculos, se precipitan hacia el área dañada y se fusionan a sí mismas con las fibras musculares lesionadas, lo cual les permite regenerarse, engrosarse y fortalecerse.

Este proceso se conoce como hipertrofia muscular. Al final de este proceso tendrás un cuerpo más fuerte y firme, aunque no necesariamente bíceps, hombros o pantorrillas más grandes, dependiendo de cuáles fueron los músculos que trabajaron en contra de la fuerza. Las fibras son más gruesas, pero el músculo en sí mismo no crece de manera notable. Para ello, el cuerpo requeriría un consumo considerable de hormonas como testosterona, la hormona del crecimiento o esteroides anabólicos. Estas sustancias hacen que los músculos se hinchen. Además de lo anterior, sería necesario incrementar de manera continua las fuerzas aplicadas contra dicho músculo. Tendrías que comenzar a levantar cada vez más peso y, para ello, inyectarte proteínas. Éstos son los métodos utilizados por los fisicoculturistas para lograr esos cuerpos tan inflados.

Verse así no es un accidente, y no tiene por qué pasarte si no quieres.

Mutt y Jeff

Hay una serie de fotografías muy famosas que se utilizan con frecuencia en conferencias sobre fisiología. Muestra a un par de gemelos idénticos que eran adultos en los años cuarenta. Uno de ellos se convirtió en corredor de distancia. En la foto, este gemelo sale con una camiseta blanca y shorts para correr; su cuerpo delgado parece estar compuesto de rodillas, codos y clavícula. Se ve flaco, incluso casi desnutrido.

Su gemelo, por el otro lado, es esférico. Se dedicó al fisicoculturismo competitivo y su cuerpo parecía una bolsa de canicas. Sus brazos, su pecho y sus hombros son protuberancias musculosas; sus muslos redondos se tocan. Se ve menos alto que su gemelo porque ocupa más espacio horizontal.

Estas fotos suelen servir para ejemplificar los distintos efectos que el ejercicio de resistencia y el de fuerza tienen sobre el cuerpo humano. Igual que muchos científicos y entrenadores, quienes muestran estas fotos quieren enfatizar que el entrenamiento con pesas genera este tipo de músculos gruesos. Sin embargo, las fotos en realidad muestran los extremos de la morfología y lo que puede pasar si —y sólo si— una persona se dedica a un único ejercicio, sin descanso y de manera profesional.

"Los corredores comunes y corrientes no tienen que transformarse en un saco de huesos, ni la persona promedio que inicia un entrenamiento con pesas necesariamente se volverá en extremo musculosa", dice el doctor Phillips.

Cuando investigadores alemanes revisaron seis décadas de estudios sobre el entrenamiento con pesas en personas jóvenes y saludables, encontraron que incluso los niños de cinco o seis años se volvían más fuertes en términos físicos después de comenzar programas de este tipo de entrenamiento, de baja intensidad. Sin embargo, ninguno de ellos aumentó su volumen muscular. En otra revisión, que analizaba los resultados entre adultos mayores, se llegó a una conclusión similar. Las personas de 70, 80 y 90 años podrían ganar cantidades significativas de fuerza muscular si realizaran una rutina ligera con pesas dos veces a la semana, según escribieron los científicos. De nuevo, los participantes no se volvieron visiblemente musculosos.

Los hombres en edad universitaria o un poco mayores son el grupo con mayor capacidad de aumentar su volumen muscular. Los fisicoculturistas competitivos también tienen éxito en este sentido, aunque sus resultados pueden deberle mucho a la farmacología (o sea, a los esteroides).

No obstante, ¿qué puede obtener el resto de la gente del entrenamiento de fuerza? Principalmente, fuerza. Además, una gran ventaja para los megalómanos entre nosotros es el poder. Obtienes poder, y mucho. Sería un buen momento para practicar tu risa macabra.

Palabras de poder

En un experimento simple y muy esclarecedor, un grupo de corredores recreativos pero muy dedicados recibieron instrucciones para aprender a realizar entrenamiento con pesas. Hasta ese momento, los voluntarios se ejercitaban sólo para prepararse antes de una carrera local. El estudio se llevó a cabo en Finlandia, pero tiene aplicaciones universales. Los sujetos eran los típicos corredores promedio que se mantienen a la mitad de la manada en las carreras de cinco y 10 kilómetros. Este tipo de corredores existe en todos lados.

Los corredores fueron divididos en tres grupos. El primero continuó con su entrenamiento de siempre y sus miembros corrieron solos, aunque los voluntarios incrementaron la distancia y el tiempo de manera constante. El segundo grupo acudió a un gimnasio y recibió ayuda de entrenadores que le enseñaron a levantar pesas de manera tradicional. Los miembros de este grupo completaron una rutina que consistía en ejercicios de fuerza para la parte superior e inferior del cuerpo, tanto con máquinas como con pesas; la resistencia y el peso que debían levantar aumentaron de manera gradual. El último grupo realizó un entrenamiento de fuerza explosiva.

Tanto en términos fisiológicos como prácticos, la fuerza y la potencia no son exactamente lo mismo. La primera es la fuerza que tus músculos son capaces de producir. La potencia es la capacidad de concentrar dicha fuerza rápidamente. Si la fuerza consiste en mover peso a través del espacio, la potencia es moverlo rápido, incluso de manera explosiva.

El entrenamiento de fuerza tradicional, que utiliza máquinas o halteras y otros tipos de pesas libres (llamadas así por no estar sujetas a una máquina), genera principalmente fuerza muscular, aunque puede incrementar la potencia en cierto sentido. En el estudio finlandés, los corredores que practicaron levantamiento de pesas tradicional durante ocho semanas mejoraron la fuerza de sus piernas y, como resultado, también incrementaron su velocidad máxima potencial en un *sprint* cronometrado. También tuvieron un mejor desempeño general mientras corrían en una caminadora que el grupo que no había realizado un entrenamiento con pesas.

Por su parte, el tercer grupo, cuyos miembros practicaron un entrenamiento de fuerza explosiva, que consistía en saltar dentro y fuera de cajas y levantar pesas una y otra vez a una velocidad mayor que en el entrenamiento tradicional, también superó al grupo que sólo había corrido. Por supuesto, también lograron mejorar de manera significativa en la prueba del *sprint*.

Este tipo de entrenamientos de fuerza, concluyeron los autores, son "efectivos para mejorar el desempeño al correr en caminadora". Múltiples estudios han obtenido resultados similares. Al parecer hay pocas desventajas, si es que hay alguna, asociadas al entrenamiento con pesas para atletas de resistencia. Por el contrario, éste parece ofrecer muchas ventajas, principalmente por el hecho de que mejora la velocidad. En otro estudio representativo sobre el entrenamiento con pesas a base de máquinas, el cual involucraba tanto la parte superior del cuerpo —que suele estar poco desarrollada en la mayoría de los corredores larguiruchos— como las piernas, un grupo de corredores experimentados comenzó a mostrar mayor eficiencia fisiológica. A partir de ese momento los atletas usaron menos oxígeno para cubrir la misma distancia que habían corrido antes del entrenamiento de fuerza. Además, despuntó su habilidad para correr a gran velocidad en la parte final de un *sprint*.

Otros estudios han encontrado beneficios particulares para los atetas de alto rendimiento, como los corredores, en algunos entrenamientos de fuerza explosiva un poco más idiosincrásicos, como la pliometría. Este entrenamiento consiste en saltar del suelo a plataformas y sobrecargar los músculos utilizando el peso corporal y la aceleración y desaceleración repentina en el espacio. En un estudio reciente sobre corredores de fondo competitivos, realizado con hombres, la mitad de ellos añadió a su ejercicio diario una sesión tradicional de entrenamiento de fuerza con máquinas. La otra mitad incluyó una sesión semanal de pliometría. Después de ocho semanas ambos grupos incrementaron su eficiencia al correr, pero los corredores del primer grupo superaron a los del segundo.

Desde entonces, varios estudios a pequeña escala con hombres y mujeres, tanto experimentados como principiantes, han obtenido resultados similares. En general la pliometría "mejora la fuerza y el desempeño neuromuscular e incrementa el VO_2 máximo y la eficiencia al correr", mucho más que los ejercicios con aparatos como el *pulldown* lateral o polea al pecho y las extensiones de pierna, aunque en la mayoría de los casos estos ejercicios básicos del entrenamiento de fuerza también aumentan el desempeño de los corredores.

Combinar entrenamientos de fuerza y potencia con la rutina normal, ya sea para corredores, ciclistas o deportistas de resistencia, tiene el impacto más profundo en el cuerpo, más allá de lo superficial. En uno de los primeros estudios sobre los efectos moleculares de incluir el entrenamiento de fuerza en una rutina de cardio, los ciclistas que realizaron una serie de ejercicios de resistencia con una prensa para piernas al terminar una carrera de una hora mostraron más modificaciones genéticas a nivel muscular que los otros sujetos, quienes no habían realizado este tipo de entrenamiento. Sus músculos ahora contenían el doble de ciertas moléculas encargadas de enviar señales para catalizar la adaptación y mejorar la capacidad de oxigenación muscular. En pocas palabras, mostraron mayor resistencia. Según los autores, el ejercicio de resistencia "amplifica la respuesta encargada de mandar señales para generar adaptación" en los músculos. Esto multiplica los beneficios de correr o andar en bicicleta.

Además, tal como varios estudios han demostrado, también ayuda a afinar y mejorar el sistema nervioso cuando éste no se encuentra en estado óptimo.

Activa las neuronas

Un estudio reciente y muy interesante analizó las causas por las cuales algunos ciclistas generan más voltaje durante el pedaleo y determinó que no se debe a la fuerza individual de los músculos, o por lo menos ése no es el factor principal. Por ejemplo, no importa si un ciclista posee fuerza monumental en los cuádriceps, aun así puede ser vencido por un competidor de muslos esbeltos. Los científicos colocaron electrodos sobre cada uno de los músculos principales de las piernas de los ciclistas y observaron cómo se encendían de manera electrónica durante el pedaleo. De este modo, determinaron que la coordinación entre los músculos determinaba el límite de potencia de un ciclista. En pocas palabras, mientras los músculos trabajaran más en equipo, más poder generarían con cada vuelta del pedal.

El entrenamiento de fuerza parece ser la clave para mejorar la coordinación intermuscular. La doctora Avery Faigenbaum, profesora de ciencias del ejercicio en el Colegio de Nueva Jersey, quien ha estudiado los efectos del entrenamiento de fuerza en niños, dice que al iniciar un programa de entrenamiento con pesas "obtendrás beneficios neuromusculares mucho antes de que puedas notar" un aumento en la masa muscular. Los nervios unidos a las células musculares comienzan a recibir y enviar señales entre los músculos y el cerebro con mayor rapidez. Las conexiones nerviosas se fortalecen y el cuerpo en movimiento empieza a mover los engranes de manera más eficiente.

Algunos estudios han demostrado que las personas que no ganan mucha masa muscular después de llevar a cabo un entrenamiento con pesas —por ejemplo niños y adultos mayores— sí incrementan la activación de las unidades motoras al interior de sus músculos. Una unidad motora consiste en una sola célula nerviosa con todas las células musculares bajo su control. Cuando una mayor cantidad de unidades motoras se disparan, los músculos se contraen de manera más eficiente. En resumen, el entrenamiento con pesas libera la fuerza innata de los músculos tanto en jóvenes como en viejos, lo cual activa la potencia que había permanecido en espera, desaprovechada.

Existe un fenómeno aún más sorprendente relacionado con los músculos de los adultos. Un revelador estudio analizó hace poco muestras del tejido muscular de varios atletas a través de un microscopio. Este experimento se realizó antes, durante y después de un programa intenso de entrenamiento con pesas. A diferencia de muchos tipos de células, las del músculo esquelético pueden tener múltiples núcleos o centros de control. El microscopio reveló que, incluso en etapas tempranas del programa, las células de los músculos ejercitados con este tipo de entrenamiento evidenciaban la formación de nuevos núcleos, así como conexiones adicionales del sistema nervioso. Mucho antes de que los atletas pudieran presumir la evidencia externa de unos bíceps y cuádriceps más grandes, las células de sus músculos ya habían comenzado a remodelarse y a conectarse de manera más compleja con el sistema nervioso.

Estos beneficios se han demostrado incluso en personas que levantan un peso muy ligero. En un estudio del Centro de Investigación Cerebral de la Universidad de Columbia Británica, un grupo de mujeres de entre 60 y 70 años que completaron un régimen de entrenamiento de resistencia básico dos veces a la semana durante seis meses obtuvieron mejores resultados en pruebas de fuerza, coordinación física e incluso función cognitiva que otras mujeres de buena condición física y de la misma edad que habían tomado una clase de estiramiento y tonificación durante medio año. Aunque los investigadores no realizaron biopsias ni otros procedimientos invasivos para sus voluntarias, concluyeron que el entrenamiento de fuerza había ayudado a las mujeres, al menos en parte, debido a la estimulación de su sistema nervioso. El entrenamiento de fuerza requiere un incremento importante en el uso del cerebro, dice la doctora Teresa Liu-Ambrose, profesora de la Universidad de Columbia Británica, investigadora del Laboratorio de Envejecimiento, Movilidad y Neurociencia Cognitiva, y encargada de dirigir este estudio. "Para hacer este ejercicio es necesario pensar en la forma adecuada y saber la técnica." Los nervios y los músculos deben aprender a trabajar juntos, quizá después de varias décadas de desuso relativo.

El cerebro obtiene beneficios al ser utilizado. Este tipo de entrenamiento exige y genera nuevas conexiones en el sistema nervioso y en los circuitos cerebrales, incluso en personas que se acercan a la novena década de vida.

En este sentido, la pregunta adecuada sería: ¿quién no necesita ser fuerte?

¿Por qué resistirse?

En un estudio que se habría vuelto viral si más chicas adolescentes estuvieran suscritas a la revista *Bristish Medical Journal,* científicos de Dinamarca descubrieron que las personas que poseen muslos fornidos y musculosos, por lo general obtenidos mediante el entrenamiento de fuerza, viven más tiempo que las personas con muslos delgados. A pesar de la creencia popular, los muslos robustos son más deseables y saludables.

Interesados en saber más sobre este agradable descubrimiento, el doctor Phillips, fisiólogo de la Universidad McMaster, y sus colegas concluyeron que un régimen de entrenamiento con pesas —sin ejercicio de resistencia adicional— puede reproducir la mayoría de los beneficios generalmente asociados con correr, hacer bicicleta, nadar o caminar. En los últimos años, gracias a una serie de experimentos realizados en su laboratorio, en Canadá, Phillips encontró que el entrenamiento con pesas podía "controlar el nivel de azúcar en la sangre y reducir la grasa del torrente sanguíneo [las grasas que contribuyen al desarrollo de enfermedades cardiacas] de manera tan efectiva como el entrenamiento de resistencia o incluso mejor" que muchos medicamentos.

Por ejemplo, consideremos la diabetes. El entrenamiento con pesas puede ser más efectivo para prevenir esta enfermedad que el ejercicio de resistencia, dice el doctor Phillips. Los músculos son los consumidores principales de azúcar y el mejor lugar para almacenarla. El entrenamiento con pesas utiliza y ejercita los tejidos musculares, lo que incrementa la demanda de glucosa por parte de los músculos. Esta glucosa se obtiene del torrente sanguíneo, con lo cual se evita que el nivel de azúcar en la sangre se eleve de manera peligrosa. En una gran prueba sobre el papel del entrenamiento con pesas en la prevención de la diabetes, se estudió a un grupo de personas sedentarias diagnosticadas con resistencia a la insulina, condición asociada a esa enfermedad. Los participantes se dividieron en dos grupos. El primero comenzó un entrenamiento estándar con pesas; el segundo se mantuvo inactivo. Según varios indicadores sanguíneos, después de ocho semanas los sujetos que habían realizado el entrenamiento tenían un nivel más controlado de azúcar en la sangre que el grupo sedentario. La Asociación Americana de la Diabetes hoy en día recomienda a todas las personas con resistencia a la insulina o con diabetes practicar entrenamiento de resistencia al menos dos veces a la semana.

Esta práctica también es efectiva en el control de peso. En varios estudios recientes se ha probado que un ligero régimen de entrenamiento con pesas puede generar una reducción considerable de la circunferencia de la cintura y del nivel de grasa abdominal de las personas sedentarias, tanto hombres como mujeres. También tiene efecto en la grasa acumulada alrededor de los órganos, condición asociada con un mayor riesgo de contraer enfermedades cardiovasculares y diabetes. Por ejemplo, las mujeres sedentarias a las que se asignó un entrenamiento básico con pesas tres veces a la semana ganaron menos peso en el transcurso de seis años que las mujeres que no entrenaron. Hay que señalar que la mayoría de ellas no se apegaron al programa durante los seis años completos. Sin embargo, las más constantes, las que iban al gimnasio con mayor frecuencia y regularidad, ganaron menos kilos en total y mucha menos grasa en el abdomen que las mujeres que abandonaron el programa en las primeras etapas o que nunca lo aplicaron.

En el laboratorio del doctor Phillips incluso se ha comprobado que el entrenamiento con pesas afecta la condición cardiorrespiratoria, a través de cambios medidos en el VO_2 máximo, es decir, la máxima cantidad de oxígeno que el corazón y los pulmones pueden proporcionar a los músculos. La mayoría de las personas, incluyendo a los fisiólogos, estaban convencidas de que sólo el entrenamiento con ejercicios de resistencia podría aumentar el VO_2 máximo de una persona. Sin embargo, el doctor Phillips explica que el entrenamiento con pesas por sí solo, sin necesidad de correr entre las rutinas en cada máquina para complementar el ejercicio, puede mejorar el VO_2 máximo de una persona.

"Muchas personas tienen la noción de que existe una línea muy larga de tipos de ejercicio y que el entrenamiento con pesas y el de resistencia (el entrenamiento previo a un maratón, por ejemplo) se encuentran en extremos opuestos. Se cree que no coexisten", que no hay relación entre los efectos fisiológicos producidos por ambos tipos de ejercicio, "y que los beneficios más importantes en términos de salud y condición física provienen del extremo del entrenamiento de resistencia, mientras que el único propósito del entrenamiento con pesas es desarrollar grandes músculos". Esas ideas, dice, han comenzado a superarse.

Una avanzada madurez

Se puede decir que el impacto más importante del entrenamiento con pesas en relación con la salud involucra el proceso de envejecimiento. La sarcopenia, la inevitable pérdida de masa muscular que se inicia cuando alcanzamos los 40, "les resta independencia a las personas y les impide vivir como desearían", dice el doctor Phillips. Cuando alguien es demasiado débil o no cuenta con la fuerza muscular suficiente como para levantarse de una silla o subir y bajar escaleras, se trata de una persona cuya vida estará confinada, incapaz de moverse por sí sola. "El entrenamiento con pesas combate la sarcopenia; cambia la dinámica del envejecimiento", explica Phillips.

Una revisión de docenas de estudios sobre este tipo de entrenamiento entre adultos mayores llegó a la misma conclusión. "El ejercicio de fuerza regular es una medida para contrarrestar el envejecimiento del músculo esquelético", declararon los autores. También ayuda a fortalecer los huesos, gracias al desarrollo de otro tejido que comenzamos a perder a partir de la mediana edad. Hasta hace relativamente poco la mayoría de los científicos pensaba que la mejor forma de fortalecer el esqueleto era correr. Se creía que el impacto repetitivo de dar zancadas contra el suelo deformaba los huesos ligeramente, lo cual obligaba a las células a estirarse y adaptarse, por lo general gracias a la creación de nuevas células. Quizá esto te parezca familiar, pues es la misma manera en la que los músculos responden al ejercicio. Sin embargo, algunos estudios con corredores de fondo, tanto hombres como mujeres, han demostrado que estos sujetos no necesariamente tienen huesos más fuertes que otras personas. Por eso, un número cada vez mayor de científicos cree que la potencia y el carácter explosivo de cierto tipo de ejercicios es la clave para fortalecer los huesos. Es decir, se necesita "soltar una fuerza muy grande en explosiones de gran impacto", dice el doctor Alexander G. Robling, profesor asociado de anatomía y biología celular de la Escuela de Medicina de la Universidad de Indiana, quien se ha dedicado a estudiar la mecánica ósea. En este sentido, lo mejor es el entrenamiento de fuerza, sobre todo si incluye saltos y movimientos explosivos, como los ejercicios de la pliometría.

Por último y quizá lo más sorprendente, el entrenamiento con pesas parece ser el mejor remedio contra la pérdida de flexibilidad en las articulaciones a causa del envejecimiento que muchos de nosotros conocemos y lamentamos. Al parecer, es más efectivo que estirarse. Un grupo de adultos a los que se asignó de manera aleatoria una rutina de cinco semanas de entrenamiento con pesas enfocado al tendón de la corva, la cadera y los hombros, terminaron el programa con un rango mayor de movimiento en las rodillas, tobillos, cadera y hombros que los adultos que no se ejercitaron o completaron cinco semanas de ejercicios de estiramiento. Los participantes del programa de estiramiento lograron algunas mejoras en la flexibilidad de sus articulaciones, en especial para su cadera y hombros, pues demostraron un rango de movimiento más amplio. De todos los voluntarios, ellos fueron los más flexibles. También desarrollaron músculos más fuertes en las piernas y en la parte superior del cuerpo, mucho más que los demás participantes.

En palabras del doctor Phillips: "A fin de cuentas, el entrenamiento con pesas puede ser la actividad más importante para mantener el control de tu vida mientras envejeces". El problema, según añade, es que muchas personas creen que el entrenamiento de fuerza sólo es efectivo si es complicado, matemático, doloroso e intenso, y además tiene que involucrar abdominales. Según la evidencia más reciente, nada de eso es cierto.

El fondo del asunto

Como la mayoría de las personas en el campo del acondicionamiento físico, el doctor Thomas Nesser, profesor de educación física en la Universidad Estatal de Indiana, creía firmemente que mientras más fuerte fuera el núcleo, mejor sería el atleta. Hace algunos años, puso esa idea a prueba. Reclutó 29 jugadores de futbol americano de la Asociación Nacional de Atletismo Universitario (NCAA, division I), todos los cuales poseían cuerpos muy esculturales. Luego calculó la estabilidad del núcleo de su cuerpo (torso, abdomen y espalda), mediante una serie de pruebas un tanto sádicas, como lanzar pelotas medicinales y hacer abdominales hasta el desmayo. Al final midió la fuerza de cada jugador en términos específicos de su deporte, así como su agilidad en carreras cortas de 20 y 40 yardas (18 y 36 metros, aproximadamente), saltos verticales y ejercicios repetitivos, entre otras actividades.

Los resultados fueron "muy sorprendentes", dijo el doctor Nesser. En general, los jugadores con núcleos más fuertes no superaron a los demás en las pruebas específicas de su deporte, ni siquiera a aquéllos con torsos poco desarrollados. "Si les dijera cuántas veces hice los cálculos y revisé los números, no me creerían —dice—. Las cifras me parecían increíbles."

Hace poco, el doctor Nesser y sus colegas decidieron realizar este experimento por segunda vez, con el fin de comprobar la validez de los resultados. Para ello, reunieron a un grupo de universitarios saludables que no eran atletas. Estos jóvenes realizaron sentadillas, medias sentadillas, abdominales y giros, y mantuvieron su espalda en una posición rígida como tabla para medir la firmeza de los músculos de su espalda, abdomen y laterales. Después completaron varias pruebas de desempeño físico, como saltar del suelo y al mismo tiempo lanzar una pelota medicinal hacia atrás sobre su cabeza o correr a través de una pequeña pista de obstáculos.

De nuevo, los voluntarios que poseían los núcleos más fuertes no obtuvieron resultados sobresalientes a comparación del resto. La correlación entre los músculos desarrollados del núcleo y la capacidad atlética al parecer es mínima. A pesar del énfasis que muchos entrenadores y atletas le dan al "entrenamiento del núcleo para mejorar el desempeño", el doctor Nesses y sus coautores concluyeron que "sus resultados no corroboran esta idea". Además, este estudio hizo que surgiera una buena cantidad de preguntas controversiales acerca del propósito real del entrenamiento de fuerza.

Sin duda, si alguien les pregunta sobre la fuerza, los entrenadores y atletas mencionarán la importancia de un núcleo sólido como una roca. Los cuadritos abdominales o un "estómago de lavadero", también conocido como *six-pack*, son el llamativo emblema de la buena condición física. Sin embargo, el concepto de "núcleo" aún es algo ambiguo, pues carece de una definición científica aceptada. "Existe mucha mitología alrededor del núcleo", dice el doctor Stuart McGill, reconocido profesor de la biomecánica de la columna de la Universidad de Waterloo, en Ontario, Canadá, y médico clínico especializado en el tratamiento de atletas con problemas de espalda baja.

La mayoría de los investigadores consideran al núcleo un soporte hecho de músculos y tejido conectivo que se encarga de proteger la columna y mantenerla en su lugar. Si tu núcleo es estable, tu columna se mantendrá derecha mientras tu cuerpo se mueve a su alrededor. Cuando los músculos del núcleo son fuertes, le brindan estabilidad a la columna, pero sólo hasta cierto punto. Imagina que la columna vertebral es una caña de pescar que se apoya en una serie de cables musculares, dice el doctor McGill; todos estos cables tienen el mismo grado de tensión y la caña está derecha. "Ahora, ¿qué pasa si jalas uno de los cables con mucha fuerza?" La caña se rompe. Tu columna puede reaccionar de la misma manera si ejercitas demasiado los músculos abdominales profundos. Las investigaciones del doctor McGill, así como de otros laboratorios, han probado que cuando la mayoría de las personas hacen abdominales, doblan la columna con un movimiento repetitivo que puede contribuir al deterioro de los discos intervertebrales. En un experimento, los científicos colocaron columnas vertebrales extraídas de cadáveres de cerdo en máquinas diseñadas para flexionarlas y estirarlas cientos de veces. Los discos intervertebrales de los cerdos casi siempre terminaban por quebrarse.

Entonces, "no te excedas con los abdominales", dice el doctor McGill. No se trata de un consejo difícil de seguir para quienes, como yo, odian ese tipo de cosas. "Les doy tratamiento a muchísimos pacientes —añade con un suspiro— que tienen un atractivo abdomen de lavadero pero una espalda baja arruinada." (Consulta el final del capítulo para más consejos sobre cómo puedes hacer abdominales sin lesionarte.)

También puedes olvidarlos por completo. Los descubrimientos relacionados con los efectos reales y medibles de la fuerza del núcleo en las capacidades atléticas no son contundentes. Por ejemplo, hace varios años un estudio con atletas universitarios de remo comprobó que, después de llevar a cabo durante ocho semanas un régimen de ejercicios para fortalecer el núcleo (además de su rutina de siempre), los remadores lograron un abdomen precioso pero no mejoraron en su deporte. Su desempeño no se modificó mucho en una prueba cronometrada que realizaron en una máquina de remos.

Por otro lado, se realizó un estudio con corredores principiantes de edad adulta, quienes habían mostrado un núcleo débil antes de iniciar. Los voluntarios que habían completado seis semanas de entrenamiento de núcleo y ejercicios repetitivos lograron reducir su tiempo en una carrera de cinco kilómetros, más que el grupo de control, cuyos miembros no se concentraron en la parte media de su cuerpo.

En pocas palabras, la fuerza que necesitamos depende de la fuerza de la que carecemos en un momento dado. Probablemente esto requiera una concentración de "acondicionamiento funcional", dice el doctor Nesser. Cada individuo necesita desarrollar la fuerza suficiente "para hacer que su cuerpo trabaje bien", dice, tanto en el deporte como en la vida diaria.

Olvídate de la fórmula

Hace algunos años, el entrenamiento básico del ejército estadounidense requería una cantidad infinita de abdominales y carreras largas y frecuentes en condiciones climáticas adversas con botas militares. Las botas fueron el primer elemento que se eliminó de ese régimen pasado de moda. Ahora es el turno de las carreras largas y los abdominales. El ejército ha comenzado a reconsiderar en qué consiste la fuerza militar y cuál es la mejor técnica para desarrollarla. "Tuvimos que hacer una autoevaluación" para aprender cómo fortalecer a los soldados, declaró el teniente general Mark Hertling ante los reporteros, cuando lo entrevistaron sobre los cambios en el entrenamiento del ejército. Hertling, quien tiene una maestría en fisiología, encabezó este esfuerzo, que debía aplicarse lo más rápido posible a todos los reclutas. Los abdominales quedaron fuera, pues se consideraron demasiado dañinos y poco efectivos, y fueron reemplazados por las flexiones abdominales, una versión actualizada del ejercicio tradicional.

También se incluyeron posturas de yoga. Los soldados giran, hacen lagartijas y se posan sobre sus rodillas y codos para hacer el ejercicio del "perro-pajarero", en el que deben extender un brazo y la pierna opuesta, como cuando un perro de caza apunta hacia una codorniz. Además, cambiaron las carreras largas de más de 15 kilómetros por pequeños episodios a gran velocidad conocidos como *wind sprints*. El teniente general Hertling explicó que este nuevo régimen fue diseñado con el fin de preparar a los soldados para las exigencias reales del campo de batalla. Para ejemplificar, utilizó un recuento de las acciones heroicas del cabo Todd Corbin (la historia se encuentra en la página del Departamento de Defensa estadounidense dedicada a los héroes): "Corría a lo largo de la línea de fuego cuando tomó entre sus brazos a su líder de patrulla herido. Lo cargó sobre sus hombros y corrió a toda velocidad hasta su vehículo, disparando contra los enemigos a cada paso".

El resto de nosotros podemos aprender algo de esta extraordinaria historia de condición física y evolución en el ejército. La ciencia, así como la creciente colección de anécdotas de la vida real, enfatizan que el mejor entrenamiento de fuerza debe ser flexible, diseñado de forma individual y no ejecutado en botas militares. Ya no tiene que ser, como antes, una marcha rígida de aparato en aparato, con indicaciones inamovibles sobre cuánto peso se debe levantar y en qué momento se debe aumentar la intensidad. Conozco hombres adultos que aún tiemblan cuando recuerdan a su entrenador de la preparatoria gritándoles: "¡Aumenten el maldito máximo de repeticiones!"

Quizá podemos culpar a un estudio muy famoso y citado de la década de los sesenta, en el que un grupo de estudiantes universitarios inactivos comenzaron a seguir una variedad de regímenes de entrenamiento con pesas para ver cuál de ellos producía los mejores resultados en términos de fuerza. Antes de comenzar, los estudiantes determinaron su máximo de repeticiones o el peso máximo que podían levantar o jalar con un solo movimiento. Los científicos usaron este número, conocido en el circuito como 1RM, para establecer los parámetros para las rutinas posteriores. En algunas de ellas, los participantes levantaron hasta 90% de su

1RM, en ejercicios tanto de los músculos superiores como inferiores. En otros, utilizaron 70 o 50% del 1RM. Los investigadores concluyeron que tres series de ocho ejercicios realizados a 85% del 1RM de cada individuo, con un aumento de 10% en la carga total de peso cada semana, generaban el mayor incremento en fuerza después de cuatro semanas.

La medida de 1RM se convirtió en el estándar entre muchos entrenadores de fuerza, pero el doctor Phillips cree que esto fue un error. "El entrenamiento con pesas no debe ser tan complicado", dice. Estudios recientes en su laboratorio han demostrado que las personas de hecho ganan más fuerza escuchando a sus cuerpos en lugar de seguir una fórmula. ¿Levantar el peso resulta difícil, en especial después de ocho o 10 repeticiones? Si es así, tal vez estés haciendo suficiente y deberías mantener ese nivel de esfuerzo por un periodo más largo. Cuando levantar el mismo peso comience a parecer fácil, será hora de incrementarlo. No pienses en tu 1RM.

Existen otras guías generales para maximizar los beneficios del entrenamiento de fuerza, según el doctor Phillips. Por lo general, levantar menos peso y aumentar las repeticiones genera un mayor incremento en la fuerza que hacer lo opuesto. Phillips realizó un estudio en su laboratorio con hombres jóvenes universitarios y les demostró que podían mejorar su fuerza máxima de manera más efectiva si levantaban menos peso al menos 10 veces que si levantaban más peso de seis a ocho veces. Las repeticiones adicionales parecían estimular los músculos y generar cambios importantes en las células musculares y en el sistema nervioso.

Ni siquiera debes usar pesas reales o aparatos. El mejor entrenamiento es el que haces con tu propio peso corporal, en el que aprovechas la masa formidable de tu cuerpo —sin ánimos de ofender, por supuesto; casi todas las personas adultas pesan más de 45 kilos, lo cual representa un peso que quizá levantaríamos en el gimnasio, pues es todo un reto—. Hace mucho que no me inscribo a un gimnasio. Eso se debe en parte a que soy un poco tacaña, pero también a que aprendí a cargar mis más de 55 kilos de resistencia a todos lados, aunque quisiera que fueran menos.

Existen muchos ejercicios que utilizan el peso corporal para generar resistencia, como las lagartijas, las dominadas o barra, las sentadillas y la postura de la tabla conocida como *planking* (un gran ejercicio antes de que internet lo convirtiera en un tonto *meme*), entre otros. Estos ejercicios, que se pueden hacer en todos lados y en cualquier momento, inician los mismos cambios celulares y estéticos que un aparato Nautilus. Inténtalo. Acuéstate en el piso de tu oficina o en la sala en este mismo momento y averigua cuántas lagartijas puedes completar (sin poner tus rodillas en el suelo). Muchos fisiólogos y médicos utilizan la lagartija como una prueba bastante confiable de la condición física y muscular general. De acuerdo con los promedios nacionales, un hombre de 45 años debería ser capaz de completar cerca de 27 lagartijas antes de sentirse agotado, y una mujer de la misma edad debería hacer 16. Según ese parámetro, yo apenas entro en el promedio.

Ásanas y sentadillas

Lo que sí puedo hacer, y mejor que nadie, es la pose del perro boca abajo, otro gran método para cultivar la fuerza. El yoga y los Pilates, así como sus muchas variantes —zumba, ballet aeróbico, *pole dancing,* entre otras— se han probado efectivos para la remodelación muscular, casi tanto como trabajar con aparatos de pesas. Cuando te paras sobre la cabeza, con tus piernas dobladas, el torso rígido y tu cuerpo apoyado sólo con los brazos sobre una colchoneta, aplicas fuerza sustancial sobre tus músculos. Un grupo de estudiantes de la Universidad de California en Davis practicó una hora de yoga varias veces a la semana. Dos meses después habían ganado 30% de fuerza muscular adicional en comparación con la que tenían antes de comenzar. Además, gracias a la atractiva tonificación de sus músculos, su vida social probablemente mejoró también.

Los Pilates son una serie de ejercicios que utilizan el peso corporal propio, son muy complejos y fueron desarrollados hace algunas décadas por un fisicoculturista y gimnasta alemán llamado Joseph Pilates. La ciencia respalda a los Pilates como una alternativa al entrenamiento de fuerza tradicional. En un estudio se demostró que ocho semanas de entrenamiento Pilates genera incrementos sustanciales en la fuerza de piernas y espalda. El estudio se realizó con un grupo de mujeres de la mediana edad que nunca habían practicado entrenamiento de fuerza. Sin embargo, si eliges Pilates, yoga o algún otro método alternativo para fortalecer tu cuerpo y no te has familiarizado con la técnica adecuada, procura buscar ayuda de un instructor calificado. El doctor McGill recomienda sólo acudir a profesionales certificados. Si el ejercicio o alguna de las poses te lastiman, detente. "Conozco a muchas personas que se han lastimado la espalda irreparablemente al practicar yoga", dice. Sé prudente, hazlo poco a poco.

No quieras obtener beneficios sin esfuerzo. La fuerza se tiene que ganar. ¿Te acuerdas de la moda, aún en uso, de los zapatos deportivos "tonificantes" con la suela redondeada que prometían fortalecimiento muscular sin dolor y sin esfuerzo; aquellos zapatos mágicos diseñados para tonificar los músculos de las pantorrillas, muslos y glúteos mientras caminas? ("Tus senos se sentirán celosos", decía la finísima campaña publicitaria de una de las marcas de estos zapatos.) Sobra decir que no sirven de nada. Un estudio analizó la activación muscular de las piernas mientras un grupo de mujeres utilizaba los zapatos. La prueba mostró que no había ninguna diferencia en la contracción de los músculos con los tenis mágicos y con zapatos comunes y corrientes. Si la fuerza de contracción no aumenta, es imposible fortalecer los músculos.

Por supuesto, estos zapatos especiales pueden generar beneficios si te los pones antes de hacer sentadillas. Sí, sentadillas. Quizá no sea una de las posiciones más elegantes, pero sí son extremadamente efectivas para fortalecer el cuerpo. "Podría nominar la sentadilla como el mejor ejercicio existente —dice el doctor Phillips—. Es simple. Es conveniente. Activa los músculos más grandes del cuerpo: glúteos, espalda y piernas." Lo mejor es que, por lo menos la versión de Phillips, no requiere equipo de gimnasio ni entrenador —ni siquiera pesas—. "Sólo dobla tus brazos frente a tu pecho, flexiona tus rodillas y baja el torso hasta que tus muslos queden paralelos al suelo —dice—. Basta con hacerlo 25 veces; no necesitas nada más. Quizá ni siquiera seas capaz de completar la serie." Cuando hacer las sentadillas se vuelva demasiado fácil, añade peso adicional.

"Es un ejercicio muy potente" para la salud, la condición física y el desempeño, pues abarca todo lo que podrías querer de un entrenamiento de fuerza integral. Concluye: "Es una manera de cultivar la fuerza. Permite la progresión gradual y no es demasiado complejo. Además, se puede hacer en cualquier lugar."

Consejos para fortalecer tu cuerpo

1. En principio, determina tu fuerza

Puedes ir a un gimnasio y medir tu 1RM si así lo deseas. También puedes intentarlo con la prueba de las lagartijas. Colócate en el suelo y haz tantas lagartijas completas como puedas (no dejes que tus rodillas toquen el piso). Según los promedios nacionales, un hombre de 45 años debería ser capaz de completar cerca de 27 lagartijas antes de sentirse agotado, y una mujer de la misma edad debería hacer 16. Añade alrededor de 10 repeticiones por cada década hacia atrás a partir de los 40 y resta cinco por cada década adicional. Si no puedes cumplir con el promedio, considera empezar un entrenamiento de fuerza, que incluya lagartijas regularmente. ¿No pudiste hacer ni una lagartija? Comienza poco a poco; puedes hacer el ejercicio sobre una plataforma a un ángulo de 45 grados. Cuando eso se vuelva sencillo utiliza un escalón, y luego inténtalo en el piso.

2. Encuentra un experto

Si nunca has hecho un entrenamiento de fuerza y quieres comenzar un programa regular, considera consultar a un entrenador certificado. Pídele que te guíe a lo largo de la rutina, sobre todo si planeas utilizar pesas libres o aparatos.

3. Hazlo con calma

Si eres tu propio entrenador de fuerza, debes saber que la ciencia más actual sobre el tema sugiere optar por más repeticiones con pesas ligeras, pues de esta manera lograrás incrementar tu fuerza mejor que si eligieras cargar más peso en menos repeticiones.

4. Flexiona con cuidado

Si haces abdominales, hazlos de la manera correcta. Acuéstate sobre una superficie y flexiona una rodilla. Coloca tus manos con las palmas hacia el suelo debajo de tu espalda baja para apoyarla mejor, explica el doctor McGill. No presiones tu espalda contra el piso ni sumas el estómago. Imagina que tu cabeza y hombros descansan sobre una báscula de baño; levántalos lo suficiente como para hacer que la báscula marque cero. Mantén esa posición por unos segundos y regresa a la posición inicial, relajando tus músculos. Repite de ocho a 10 veces, cambia de pierna y haz otra serie de ocho a 10 repeticiones. El doctor McGill recomienda otros dos ejercicios para completar una rutina de fortalecimiento del núcleo, adecuada para la mayoría de las personas:

- **El puente lateral.** Acuéstate sobre un costado con tus rodillas flexionadas y tu brazo superior sobre el pecho. Flexiona el brazo inferior para que tu codo apunte hacia el lado contrario de tu pecho y coloca tu otra mano sobre tu pecho o cadera. Levanta tus hombros lentamente con la columna derecha. Mantén esa posición durante ocho o 10 segundos. Repite del otro lado. Después de algunas semanas, haz el ejercicio con tus piernas estiradas. Cuando el ejercicio se vuelva fácil, mantén la posición más tiempo de cada lado.
- **El perro-pajarero.** Coloca tus manos y rodillas sobre el piso. Levanta tu brazo derecho y tu pierna izquierda poco a poco y al mismo tiempo hasta que queden paralelos al piso. Mantén la posición por ocho segundos. Repite con el otro brazo y la otra pierna. Haz 20 repeticiones (10 de cada lado). Mantén tu columna derecha, la cadera nivelada y los músculos abdominales ligeramente contraídos. No olvides respirar.

5. Levántate y salta

La pliometría es otro tipo de entrenamiento de fuerza, que involucra saltar y brincar, con lo que se genera energía explosiva en el proceso. La pliometría tiene un beneficio adicional: puede incrementar la salud de los huesos. En algunos estudios realizados en Japón hace algunos años, los científicos hicieron que un grupo de ratones saltara sobre una caja (al parecer los roedores disfrutan la pliometría) 40 veces durante una semana; 24 semanas después, su densidad ósea se había incrementado de manera significativa. Después de eso, los ratones fueron capaces de mantener estos beneficios con sólo saltar en su lugar entre 20 y 30 veces a la semana. Crear tu propia rutina de pliometría puede ser relativamente fácil, pues no requiere equipo ni asesoría. A continuación encontrarás algunos movimientos de pliometría útiles (y no tan difíciles).

- **Salto vertical.** Párate con los pies separados a la altura de los hombros. Mantén tu espalda derecha y flexiona tu sección media ligeramente hacia delante. Baja tu cuerpo hasta que tus muslos queden paralelos al piso. Explota hacia arriba saltando tan alto como puedas. Aterriza con ambos pies y explota por segunda vez con un salto. Intenta tocar el piso por el menor tiempo posible.
- **Salto de escalera.** Párate frente a unas escaleras con tus pies separados a la altura de los hombros. Flexiona tu cuerpo como en una sentadilla y salta para alcanzar el primer escalón. Aterriza de manera ligera con ambos pies y salta al siguiente escalón tan rápido como puedas. Sigue hasta llegar a la cima (o hasta que te canses).
- **Salto con flexión.** Párate con los pies separados a la altura de los hombros. Flexiona tu cuerpo como en una sentadilla y salta hacia arriba flexionando tus rodillas hacia el pecho. Aterriza suavemente sobre ambos pies. Salta de nuevo tan rápido como puedas.

7

HASTA EN LAS MEJORES RUTINAS...

No existe un corredor mayor de 40 años, como yo, que no haya escuchado mil veces que está en riesgo de arruinarse las rodillas. Supongo que con eso se refieren a la artritis causada por correr. No se trata de una advertencia irracional; muchos deportes se han vinculado con artritis temprana en las rodillas. En un famoso estudio británico, casi la mitad de un grupo de ex jugadores de futbol profesional de mediana edad fue diagnosticado con artrosis (artritis causada por el desgaste de los huesos) de la rodilla. Los sujetos mostraron esta enfermedad incapacitante al menos en una rodilla. Los levantadores de pesas retirados también tienen una alta incidencia de esta condición, al igual que los jugadores retirados de futbol americano, aunque en ese caso la artritis es la menor de sus preocupaciones físicas.

No obstante, es probable que correr no represente un problema para las rodillas. En un estudio, publicado hace poco en la brillante revista europea *Skeletal Radiology,* los investigadores del Hospital Danubio, en Austria, escanearon las rodillas de un grupo de maratonistas hombres de treinta y tantos años, utilizando una máquina de resonancia magnética, antes y después del Maratón de la Ciudad de Viena de 1997. Diez años más tarde, volvieron a escanear las rodillas de estos corredores. Todos ellos, excepto uno, habían continuado con su carrera de maratonistas a lo largo de esta década, incluso cuando llegaron a la mediana edad.

A pesar de las horas de entrenamiento, las imágenes de la resonancia magnética demostraron que las rodillas de estos atletas habían conservado las mismas características de la juventud. "No encontramos daños internos significativos en las rodillas de los maratonistas después del intervalo de 10 años", reportaron los investigadores. Sólo las rodillas de uno de los participantes —el único que abandonó el entrenamiento antes del maratón 1997— estaban severamente lesionadas. Los científicos habían decidido incluirlo en el estudio casi por accidente. En la resonancia de 1997 se ve que una de sus rodillas ya estaba en peligro, pues presentaba lesiones de cartílago, inflamación y otras anomalías, muchas de las cuales probablemente eran congénitas. Durante la década siguiente, su rodilla empeoró de manera notable y acumuló daños adicionales en el tejido, además de lesiones en el cartílago. A partir de las imágenes resultantes, los investigadores especularon que probablemente los daños se habrían mitigado si hubiera continuado su entrenamiento, pues las articulaciones saludables y fuertes del resto de los maratonistas podrían significar que "el ejercicio continuo ayuda a proteger, y no a lesionar, las rodillas".

¿Por qué a mí?

¿Por qué algunas personas se lesionan con la actividad física y otras no? Esta pregunta crucial debería ser de interés para toda la gente que se ejercita, pues todos corremos el riesgo de pasar por eso en algún punto. Entre 30 y 90% de los corredores sufrirán una lesión durante el próximo año. Por supuesto, esta cifra depende de las estadísticas y estudios consultados y, claro, de cómo definamos *lesión*. La incidencia no necesariamente es más baja en otros deportes. Por ejemplo, los basquetbolistas se lastiman en la cancha todo el tiempo. Los tenistas, futbolistas, ciclistas, nadadores, levantadores de pesas y maestros de yoga también suelen terminar en la banca. Las razones detrás de estas dolorosas estadísticas son infinitas y muchas veces implican un grado sorprendente de misterio. Tener poca experiencia en un deporte o en cualquier actividad te expone a las lesiones, lo cual tiene sentido. Los principiantes son propensos a cometer errores en su entrenamiento o en su técnica y con frecuencia terminan con músculos o articulaciones adoloridas. Gracias a varias encuestas que se han hecho entre maratonistas, se ha encontrado que la mitad de los corredores principiantes se pierden su primera carrera por las lesiones generadas durante el entrenamiento. Sin embargo, la experiencia no es anodina. De hecho, casi el mismo porcentaje de maratonistas expertos suele lastimarse durante la víspera de un evento. La cantidad general de corredores de alto rendimiento que se lastiman en un año es más alta que la incidencia de lesiones entre los corredores recreativos.

Ahora bien, pertenecer a un género o a otro tampoco implica mucha protección. El número de hombres lesionados supera al de las mujeres en casi todas las actividades, excepto nado sincronizado y ballet. Se debe tomar en cuenta que muchos más hombres participan en la mayoría de los deportes y actividades recreativas sobre las que hay estadísticas disponibles. En ese sentido, los riesgos relativos son distintos. Si consideramos el número de casos, este año habrá más hombres que mujeres que sufran un desgarre en el ligamento cruzado anterior. No obstante, los porcentajes son mucho mayores para el sexo femenino. En general, las mujeres tienen más probabilidades de lesionarse durante el ejercicio que los hombres.

Ahora que hemos tocado esta diferencia, ¿sería el momento oportuno para discutir el estrógeno? Por fortuna, cada vez hay más información sobre esta hormona en el mundo de los deportes, pero la ciencia aún no le ha puesto suficiente atención. Por lo pronto, nadie puede negar su influencia en el riesgo de sufrir lesiones. Algunos estudios han probado que las mujeres postmenopáusicas que consumen suplementos de estrógeno tienen músculos más saludables que el resto. En una serie de experimentos controversiales (no conozco a un solo hombre que se hubiera ofrecido como voluntario), científicos canadienses reunieron un grupo de hombres, todos ellos atletas, y les dieron estrógenos. Después los hicieron completar sesiones intensas de ciclismo. Al parecer, estos hombres desarrollaron un metabolismo y unos músculos totalmente nuevos. También se encontraron diferencias entre la manera de quemar combustible en esta sesión y en ocasiones anteriores. Además, después del ejercicio, los atletas mostraron indicadores alterados de desarrollo muscular. Sin embargo, nadie mencionó si hubo cambios en su manera de reaccionar ante capítulos repetidos de *Sexo en la ciudad*.

El punto, por supuesto, es que ser mujer implica ciertas diferencias en cuanto al riesgo de sufrir lesiones, sobre todo cuando el estrógeno va y viene como la marea. Un estudio australiano descubrió que, cerca del periodo de ovulación, cuando los niveles de estrógeno llegan al máximo, las participantes aterrizaban de manera distinta después de un salto que en otros días del mes; sus pies quedaban más separados y el arco se colapsaba un poco más que cuando sus niveles de estrógenos eran menores. Las mujeres también parecían ligeramente menos estables. "Sostenemos que los cambios biomecánicos en los pies pueden deberse a los efectos del estrógeno en el tejido blando y/o en el cerebro", dice Adam Leigh Bryant, académico de la Universidad de Melbourne y autor del estudio.

Esto no significa que las deportistas sean más frágiles de alguna manera indefinible que sus contrapartes masculinas. De hecho, según una nueva investigación que intento mencionar de forma casual tanto como pueda frente a mis compañeros de entrenamiento, lo opuesto podría ser verdad. En la Universidad de Copenhague, en Dinamarca, un grupo de científicos hicieron varios experimentos y descubrieron que los tendones y ligamentos de las mujeres no se engrosan ni fortalecen tanto como los de los hombres durante el entrenamiento, lo cual era de esperarse. Sin embargo, cuando estos hombres y mujeres redujeron o detuvieron su rutina de ejercicios, las mujeres conservaron los beneficios de su actividad física por un periodo más largo. Los científicos concluyeron que el estrógeno las había ayudado a mantener las ganancias en condición física y fuerza mucho mejor de lo que el cuerpo de los hombres pudo retener los mismos beneficios. Esto se debe a una razón evolutiva muy simple. En cierta forma, se trata de un seguro de vida que protege a las mujeres "contra la pérdida rápida de músculo y colágeno durante periodos de inactividad" como el embarazo, me dijo la doctora Mette Hansen, investigadora de la Universidad de Copenhague.

Al parecer, la manera de sudar de las mujeres sigue la misma regla evolutiva. Hace poco, investigadores japoneses reclutaron a un conjunto de atletas entrenados, tanto mujeres como hombres, así como a un grupo de voluntarios compuesto por hombres y mujeres de la misma edad sin entrenamiento. Todos pedalearon en bicicletas estacionarias en un laboratorio de fisiología con calefacción a 30° C. Cuando iniciaron la sesión, la cual duraría una hora, los sujetos pedalearon tranquilamente; la intensidad sólo alcanzó 30% del VO_2 máximo de cada voluntario. Después, el nivel de dificultad subió, hasta alcanzar un pedaleo a 50% del VO_2 máximo individual. En los últimos 20 minutos la intensidad escaló a 65% del VO_2 máximo. Los investigadores monitorearon la cantidad de sudor secretado durante todo el proceso por los ciclistas, así como la cantidad de glándulas sudoríparas que se encontraban activas.

No resultó sorprendente que todos los hombres con buena condición física transpiraran más que el resto, pero no porque hubiera más glándulas sudoríparas activas en su cuerpo. Las mujeres atletas activaron la misma cantidad de glándulas, pero produjeron menos sudor. Las mujeres sin acondicionamiento físico fueron las que menos transpiraron, por un margen muy amplio, en especial durante el pedaleo intenso. Su temperatura subió antes de que sudaran a su máxima capacidad. Los científicos concluyeron que estos resultados "revelaban una diferencia de sexo" relacionada "con el control del índice de sudoración ante el incremento de intensidad en el ejercicio". En otras palabras, las mujeres son menos capaces de controlar el calor corporal por medio de la sudoración.

Al parecer, la razón es en parte el estrógeno (de nuevo), pero también la testosterona, según apunta el doctor Timothy Cable, profesor de fisiología del ejercicio en la Universidad John Moores de Liverpool, en Inglaterra, quien ha estudiado el ejercicio y la sudoración, un factor de causalidad fundamental en las lesiones. Por ejemplo, en el experimento en el que un grupo de hombres valientes recibieron estrógenos inyectados, los sujetos comenzaron a sudar menos durante el ejercicio y, en lugar de eso, su piel se humedeció delicadamente.

Las diferencias entre la sudoración de mujeres y hombres no comienzan sino hasta la pubertad. Antes de eso, el índice de sudor en niños y niñas es prácticamente igual. Luego las hormonas sexuales entran al ruedo. Sin embargo, el sudor de mujeres y hombres es similar en términos de contenido de agua y sal, así como en el olor, explica el doctor Cable, por más extraño que le parezca a cualquier persona que se haya acercado al bote de ropa sucia de un joven atleta. (El sudor en sí mismo no tiene olor; el aroma distintivo de la sudoración es producto de los desechos de las bacterias que se alimentan de él.) Los hombres sudan más, es todo.

En términos prácticos, las diferencias en el sudor significan que "las mujeres pueden estar en desventaja cuando necesitan sudar mucho durante el ejercicio en condiciones de calor extremo", dice el doctor Yoshimitsu Inoue, profesor en la Universidad Internacional de Osaka y uno de los autores del estudio. Por otro lado, quizá durante este proceso de evolución las mujeres fueron sensatas, se mantuvieron lejos del sol ardiente y sus cuerpos se adaptaron a la sombra. La "menor pérdida de sudor entre las mujeres podría ser una estrategia de adaptación de gran importancia" para preservar los fluidos corporales y aumentar las probabilidades de supervivencia, me dijo el doctor Inoue. Por otro lado, "el índice de sudoración en hombres podría ser una estrategia de adaptación para aumentar la eficiencia al realizar actividades físicas o trabajo". El doctor Cable está de acuerdo: "Los hombres prehistóricos seguían a las manadas", dice, sin importar la temperatura. Las mujeres procuraban quedarse en la sombra. "Es una buena estrategia de supervivencia", explica, incluso hoy en día.

Cuando calienta el sol

Sin embargo, la mayoría de los atletas, tanto mujeres como hombres, no buscan refugio bajo la sombra, lo cual suele ser causa de insolaciones u otras enfermedades que contribuyen de manera considerable a la cuota anual de rutinas interrumpidas. "El núcleo del cuerpo tiene una temperatura crítica", dice el doctor Cable, y ésta ocurre cerca de los 40 °C. Cuando se supera ese número, el cerebro simplemente "apaga la corteza motora". Si esto sucede mientras una persona corre, sus piernas repentinamente dejan de responder y debe recostarse en el piso hasta que la temperatura de su cuerpo baje (o hasta que un buen samaritano llame una ambulancia). El sudor retarda la acumulación de calor, disipándolo mediante la evaporación, y así evita que el cuerpo alcance la temperatura crítica.

Estar en forma significa comenzar a sudar a una temperatura corporal menor. En otras palabras, la sudoración es la clave para mantener una buena condición física mientras te ejercitas bajo el sol, según dice el doctor Douglas Casa, experto en golpes de calor. La capacidad de aclimatación gradual a una temperatura creciente también es importante, tanto para hombres como para mujeres, sin importar su condición física.

Así que usa tu cabeza. Enfriar el cuello antes de salir a hacer ejercicio en condiciones de calor y humedad parece ser un método efectivo en términos de desempeño competitivo. Una investigación que se llevó a cabo durante la época de calor húmedo en Londres determinó que los hombres jóvenes y saludables podían correr más lejos y más rápido en temperaturas altas si primero fijaban una compresa de hielo alrededor de su cuello. Este "collar", hecho de compresas de hielo artificial flexible, reducía la temperatura de la piel de su cuello y les permitía sentirse menos agobiados por el calor a pesar del aumento en su temperatura corporal. Al parecer, el collarín enfría la sangre de la arteria carótida, que fluye directamente al cerebro, lo que produce "una subsecuente disminución en la temperatura cerebral". Por decirlo de alguna manera, la sangre fría convence al cerebro de que la temperatura corporal es más baja de lo que en realidad es. Es la razón por la que los participantes de este estudio fueron capaces de seguir corriendo, dice el doctor James Tyler, académico de fisiología del ejercicio y el deporte en la Universidad Roehampton, y autor de este estudio.

Por supuesto, como regla general no debes engañar a tu cuerpo, pues no es la estrategia más prudente en términos de prevención de lesiones. En este caso particular, ninguno de los atletas alcanzó una temperatura del núcleo corporal que resultara peligrosa. Apenas se acercaron a ese punto, más de lo que hubieran logrado de otra manera, explica el doctor Tyler.

Si quieres competir en época de calor, quizá te convenga confeccionar un collar con un pañuelo congelado (aunque en algunos casos el golpe de frío en el cuello puede generar un dolor de cabeza similar a cuando se come un helado demasiado rápido, dice el doctor Tyler). Si utilizas un enfriador de cuello, debes monitorear tu respuesta fisiológica con cuidado. Los cuellos fríos no cambiaron el ritmo cardiaco de los voluntarios; la frecuencia se elevó tal como se esperaba. Por ello, si notas que "tu ritmo cardiaco es mayor de lo normal, por ejemplo 15 latidos adicionales por minuto, quizá sea una buena idea bajar la velocidad".

También puedes cargar contigo un pequeño frasco con jugo de pepinillos. Los calambres musculares causados por el ejercicio son muy comunes en épocas de calor, aunque quizá esto no se deba precisamente a la temperatura. En realidad, la causa principal de los calambres musculares es uno de los muchos misterios de la fisiología. Se trata de un problema tan generalizado que puede ocurrirle a cualquiera. Hasta los atletas olímpicos en ocasiones se desvían de la pista sujetando una pantorrilla acalambrada, como todos hemos visto. También he visto a mis compañeros ciclistas sufrir espasmos en la espalda a la mitad de una carrera. Todo eso fue antes de que supiera el secreto del jugo de pepinillos.

Durante muchos años, la mayoría de la gente, dentro y fuera de la academia, creía que los calambres eran causados por la deshidratación inducida durante la sudoración, así como por la pérdida de sodio y potasio asociada a ésta. A las personas que sufrían calambres se les solía recomendar que comieran muchos alimentos ricos en potasio, como el plátano, o que tomaran cantidades copiosas de bebidas deportivas con alto contenido de sodio. Sin embargo, al parecer esta teoría es cada vez menos plausible.

Cuando los atletas reciben fluidos para detener un calambre, con frecuencia no les sirve de nada. En un interesante experimento con universitarios, quienes se ofrecieron gustosos a que les provocaran calambres en el dedo gordo del pie, se probó que la hidratación no está relacionada con este problema. Los científicos eran capaces de inducir los calambres, sin importar si los voluntarios estaban bien hidratados o no. Esto quiere decir que "la deshidratación probablemente no sea la causa de estos espasmos", dice el doctor Kevin C. Miller, supervisor del experimento y profesor del Programa Educativo de Entrenamiento Atlético en la Universidad Estatal de Dakota del Norte, en Fargo.

El doctor Miller cree que los calambres son resultado del agotamiento muscular y la cascada de procesos bioquímicos que lo acompañan. Se ha encontrado que ciertos mecanismos dentro de los músculos comienzan a fallar en estados de cansancio extremo. Los pequeños nervios que deberían evitar la contracción excesiva tienen un funcionamiento deficiente, por lo que los músculos se tensan cuando deberían relajarse.

Ahora bien, ¿por qué el jugo de pepinillos parece ayudar en estos casos? En otro de los estudios del doctor Miller, 10 hombres universitarios pedalearon en bicicletas especiales parcialmente reclinadas, diseñadas para ejercitar sólo una pierna. El ambiente del laboratorio era cálido, con el fin de que los sujetos sudaran. Los participantes pedalearon en intervalos de 30 minutos, con cinco minutos de descanso entre ellos, hasta que perdieron 3% de su peso corporal a través del sudor. Según una definición aceptada en muchos círculos, esto provocaría una ligera deshidratación en los participantes. El nervio tibial de los sujetos, ubicado en el tobillo, fue estimulado con descargas eléctricas, lo que hizo que se les acalambrara el dedo gordo del pie. Quienes hayan sufrido un calambre sabrán que este procedimiento es demasiado doloroso como para ser utilizado en músculos más grandes, como el tendón de la corva o el cuádriceps. Los científicos les pidieron a los voluntarios que se relajaran y lo dejaran pasar. Por lo general, esto requiere soportar dos minutos y medio de dolorosa incomodidad.

Posteriormente, los investigadores estimularon el nervio tibial por segunda vez. Pero ahora, tan pronto como su dedo gordo comenzó a acalambrarse, cada sujeto bebió cerca de 70 mililitros de agua desionizada, o bien de jugo de pepinillos proveniente de un frasco ordinario de pepinillos marca Vlasic. La reacción, para algunos, fue rápida. Los hombres que habían bebido el jugo avinagrado dejaron de sufrir el calambre en menos de 85 segundos.

Por el contrario, los hombres que bebieron agua seguían sufriendo el dolor. Tomar jugo de pepinillos "alivia los calambres 45% más rápido" que no tomar fluidos y 37% más rápido que tomar agua, escribió el doctor Miller.

La magia específica del jugo de pepinillos para desaparecer calambres aún es un misterio sin resolver. "El jugo de pepinillos no tuvo tiempo suficiente" para salir del estómago de los sujetos durante el experimento, señala el doctor Miller. Esto significa que el líquido en sí mismo no pudo haber reemplazado los fluidos y las sales perdidas en los músculos afectados. En lugar de eso, Miller cree que hay algún ingrediente en este líquido ácido, quizá incluso una molécula específica, que activa los receptores especializados del sistema nervioso en la garganta o el estómago, y que éstos, a su vez, envían señales nerviosas para que se interrumpa la aglomeración en el músculo afectado. Puede que todo se deba al vinagre. En el reporte de un reciente estudio de caso, realizado por investigadores distintos a los anteriores, se demostró que un atleta acalambrado experimentaba alivio más rápidamente cuando bebía vinagre puro (lo cual no puede ser muy agradable, de eso estoy segura) que cuando tomaba jugo de pepinillos.

Por lo pronto, el jugo de pepinillos está ganando adeptos. En una encuesta realizada con entrenadores atléticos a nivel universitario, una cuarta parte de ellos dijo haber utilizado el jugo de pepinillos de manera regular para ayudar a los atletas acalambrados, pues, en su experiencia, este remedio funciona para acelerar la interrupción de los calambres. Si tu pantorrilla o algún otro músculo repentinamente se tensa de manera dolorosa, "intenta estirarlo", dice el doctor Miller. De acuerdo con varias pruebas de laboratorio, esto reduce significativamente la duración de un calambre, lo cual probablemente se deba a la estimulación y reacomodo de los músculos y reflejos nerviosos que fallaron. También puedes beber algunos sorbos de un frasco de pepinillos de emergencia. No es tan sabroso como comer un plátano, dice el doctor Miller, pero, a diferencia de éste, el líquido avinagrado "parece funcionar".

El problema del calzado

Lo mejor que podemos decir sobre un calambre provocado por el ejercicio es que desaparece pronto, sin importar qué medida decidas tomar. Los calambres son dolores agudos pasajeros. Con esto no intento minimizar el dolor; yo misma he experimentado un calambre en el tendón de la corva y puedo decir que me expresé con un lenguaje capaz de escandalizar a un camionero. No obstante, el episodio concluyó en un par de minutos.

Las lesiones por sobrecarga son más duraderas y debilitantes, y generan desánimo. También son increíblemente comunes, en especial entre los corredores. Para muchas personas —y me incluyo en este grupo—, el problema se debe al equipo y los accesorios utilizados, por lo menos en parte. Quizá usamos los zapatos incorrectos, y podemos agradecerle al ejército estadounidense por la amabilidad de compartir esta información con el resto del mundo.

Hace algunos años, el ejército de Estados Unidos comenzó a analizar la forma de los pies de sus reclutas, quienes durante décadas se habían enfrentado a una cantidad incontrolable de lesiones durante su entrenamiento básico; sin embargo, los números al respecto habían comenzado a aumentar. El hecho de que los soldados tuvieran sobrepeso o estuvieran fuera de forma no era de mucha ayuda. No obstante, las autoridades militares esperaban que al darles zapatos para correr diseñados para el tipo de pie específico de cada soldado, el índice de lesiones disminuyera.

Los jóvenes reclutas fueron muy obedientes y se pararon sobre una mesa con luz de alta tecnología y un espejo en la parte inferior, diseñada para dibujar el perímetro del pie. Los evaluadores clasificaron a los soldados en tres categorías según su tipo de arco plantar: alto, normal o bajo. Después, les dieron tenis diseñados para su tipo de arco.

Quizá alguna vez pasaste por algo similar; yo sí. Por mucho tiempo, los entrenadores y los vendedores de zapatos han evaluado sólo con la vista el tipo de pie de los corredores, para recomendarles un estilo de tenis. Muchos nos hemos parado sobre hojas de papel mientras un vendedor traza una línea alrededor de nuestro pie descalzo. Después, a los corredores de arco alto, como yo, se les aconseja comprar zapatos suaves y acolchonados, pues se cree que este tipo de arco plantar evita la pronación adecuada, es decir, el movimiento hacia adentro que el pie y tobillo deben hacer al correr. La pronación disipa una parte de la fuerza que se genera en cada zancada.

Los corredores de pie plano o de arco bajo (con los años me acerco cada vez más a ese grupo) tienden a la pronación excesiva, por lo que siempre les han recomendado zapatos rígidos, para mayor "control del movimiento", con entresuelas firmes y soporte teutónico. Por último, los corredores de arco normal suelen terminar con zapatos neutrales, a los que las empresas que los fabrican y categorizan suelen bautizar como "zapatos estables".

Cuando el ejército estadounidense ya estaba listo para invertir una gran suma de dinero en mesas con luz para diagnosticar el arco de los soldados, a alguien se le ocurrió preguntar si la práctica de elegir zapatos para correr con base en la forma del pie en verdad funcionaba. Los investigadores militares revisaron los reportes científicos y descubrieron que ningún estudio respondía esa pregunta. Entonces, pusieron manos a la obra para realizar su propia investigación. Comenzaron por reclutar a miles de miembros del ejército, la fuerza aérea y la marina que usaran los zapatos "correctos" para sus pies, o "zapatos estables".

En ninguno de los tres estudios a gran escala que se hicieron con este propósito se encontró una correlación importante entre los tenis adecuados para correr y la prevención de lesiones. El índice de lesiones era alto entre los corredores, pero el número de lesiones entre los soldados que habían recibido zapatos diseñados específicamente para su tipo de pie era el más alto de todos. Si acaso, usar los zapatos "correctos" para la forma particular de los pies había aumentado las probabilidades de que los reclutas se lastimaran.

Los esfuerzos de la ciencia para responder la pregunta de si los zapatos para correr cumplen lo que prometen han ido en aumento en los últimos años. En otro estudio, 81 corredoras con experiencia fueron clasificadas según su tipo de pie. Alrededor de la mitad recibió zapatos acordes a lo que las empresas fabricantes habían establecido como los apropiados para su pisada particular. Las mujeres con baja pronación recibieron zapatos acolchonados; las de pronación excesiva obtuvieron un par diseñado para el "control del movimiento", etcétera. El resto recibió zapatos aleatorios. Todas las participantes comenzaron un programa de entrenamiento de 13 semanas para un medio maratón. Al finalizar el entrenamiento, casi un tercio había faltado a éste por lo menos una vez a causa del dolor. La mayoría de las atletas lesionadas habían usado zapatos específicamente diseñados para la postura de sus pies. En este estudio, los zapatos para control del movimiento fueron los más perjudiciales. Muchas de las mujeres con pronación excesiva, quienes en teoría deberían sentir los beneficios de este tipo de zapatos, se quejaron del dolor y faltaron al entrenamiento después de haberlos usado apenas unos días; lo mismo sucedió con varias de las corredoras con pies normales, y, finalmente, todas y cada una de las corredoras con pronación baja se lesionaron después de usar los zapatos para control del movimiento.

Un influyente artículo publicado hace algunos años en el *British Journal of Sports Medicine* concluyó que los especialistas en medicina del deporte deberían dejar de recomendar el uso de cierto tipo de tenis con base en la postura del pie. Los autores señalan que no existe evidencia científica que sustente esta práctica. "Los efectos reales" de los zapatos para correr disponibles hoy en día "sobre la salud y el desempeño de los corredores de fondo aún son desconocidos", añadieron.

La lección de estas investigaciones recientes es muy clara, aunque quizá un tanto desconcertante. "No se puede saber qué zapatos para correr debemos comprar con sólo mirar el tipo de pie", dice el doctor Bruce H. Jones, gerente del Programa de Prevención de Lesiones del Comando de Salud Pública del Ejército de Estados Unidos, y autor de estos estudios. Mucha gente cree que los corredores de pie plano con pronación excesiva necesitan zapatos para control del movimiento y que lo conveniente para los corredores con pronación baja y un arco pronunciado es usar un par más bien suave. Sin embargo, eso no es más que un mito.

Este mito se difunde y sobrevive porque "en algunos aspectos, estos zapatos sí funcionan", dice el doctor Michael Ryan, autor principal del estudio con las corredoras del medio maratón. Los estudios biomecánicos de corredores en máquinas caminadoras han comprobado que la pronación se reduce de manera significativa cuando los sujetos utilizan zapatos para control del movimiento.

El asunto es que "nadie sabe si la pronación es el problema real detrás de todo esto", explica el doctor Jones. En realidad, no está claro si la baja pronación contribuye a las lesiones, ni cómo. Si planeas salir a comprar tenis, procura seguir tus propios consejos. "Aunque un vendedor te recomiende unos zapatos estorbosos para mejor control del movimiento, pide y pruébate algunos pares neutrales o estables", dice el doctor Ryan. "Sal y corre alrededor de la manzana" con cada par. "Si sientes dolor o incomodidad, olvídalo; tienes prohibido comprarlos." Regresa ese par e intenta con otro. "En realidad, sólo algunos pares de zapatos deportivos pueden ajustarse y sentirse bien en los pies de un individuo —dice—. Mi mejor consejo es activar tus sentidos y escuchar a tu cuerpo, no al vendedor, sin importar lo convincente de sus argumentos."

Quítate todo

O corre sin ropa.

En un simposio reciente presentado por el Colegio Americano de Medicina del Deporte, ingeniosamente titulado "Correr sin zapatos: ¡era tan fácil en la prehistoria!", los asistentes esperaron intrigados en el auditorio abarrotado hasta que apareció una diapositiva con la siguiente pregunta: "¿Correr sin zapatos aumenta o disminuye el riesgo de sufrir lesiones?" "La respuesta —dice el doctor Stuart Warden de la Universidad de Indiana—, probablemente sea positiva en ambos casos."

Correr descalzo está tan de moda como muchas otras actividades milenarias. Hay libros y páginas de internet dedicadas a evangelizar a las personas sobre las ventajas de correr descalzas. Los argumentos de los adeptos son que se trata de una manera más "natural" de correr y que hacerlo reduce las probabilidades de lesionarse. "Algunas personas están convencidas de que los corredores descalzos nunca se lastiman —dice Daniel E. Lieberman, profesor de biología humana evolutiva de Harvard, quien corre descalzo y habló sobre el tema en el simposio—, pero eso no es cierto."

Por el contrario, existe una cantidad creciente de evidencia que prueba que, después de quitarse los zapatos, estos corredores han adquirido lesiones nuevas. Lejos de prevenir estos padecimientos, correr sin zapatos pudo haberlos causado. Las consecuencias de que un corredor moderno entrene sin zapatos o con los ligeros y contradictoriamente llamados "zapatos para correr descalzo" es de hecho una lección práctica sobre la mecánica de las lesiones. Después de todo, la mayoría de las personas creció usando zapatos. El calzado altera nuestros movimientos. Un artículo de revisión muy interesante, publicado en el *Journal of Foot and Ankle Research,* encontró que los pasos de los niños se alargan cuando caminan con zapatos, en comparación con cuando lo hacen descalzos, además de que pisan con mayor fuerza en los talones. Asimismo, el doctor Lieberman en un viaje reciente a Kenia para realizar un estudio publicado más tarde en la revista *Nature,* observó que los niños kenianos que asistían a la escuela en la ciudad y usaban zapatos con regularidad corrían de manera distinta a los niños que habitaban en el campo y prácticamente vivían descalzos. Les pidieron que corrieran sobre una plataforma de fuerza, para medir la manera en la que sus pies tocaban el suelo. La mayoría de los chicos urbanos aterrizaban sobre sus talones, lo que genera una importante fuerza reactiva del suelo o, en una palabra, impacto. Los niños descalzos por lo general aterrizaban con una parte del pie un poco más cercana al frente y de manera ligera. Sus zancadas no generaban tanta fuerza aparente.

Con base en estos descubrimientos, parecería que correr sin zapatos es mejor para el cuerpo, pues menos impacto implica menos desgaste. No obstante, el problema es que, para bien o para mal, el cuerpo se aferra de manera obstinada a lo que ya sabe. Quitarte los zapatos no significa que de inmediato adquirirás la pisada correcta para un corredor descalzo, explica el doctor

Lieberman. Muchos corredores descalzos principiantes mantienen la misma zancada de cuando usaban zapatos, es decir, aterrizan con fuerza sobre sus talones. El resultado puede ser un ligero aumento en las fuerzas en movimiento a lo largo de la pierna, señala el doctor Warden, pues con cada zancada se genera tanta fuerza como antes, pero sin los zapatos para amortiguar el impacto y disiparla. La mayoría de los corredores sin zapatos ajustan su zancada de manera gradual, y con el tiempo comienzan a aterrizar con el frente de sus pies —aterrizar con el talón desnudo duele—; pero, mientras tanto, "correr sin protección puede aumentar el riesgo de sufrir lesiones".

Incluso cuando un corredor descalzo ha desarrollado lo que parecería ser la forma correcta de aterrizar, la fuerza del impacto mantiene el potencial de generar lesiones. En un estudio realizado en el laboratorio de biomecánica de la Universidad de Massachusetts, los corredores cruzaron por una plataforma diseñada para medir la fuerza. Primero, los voluntarios aterrizaron con el talón a propósito y después procuraron hacerlo con la parte delantera del pie. Cuando los voluntarios aterrizaron con el talón generaron las fuerzas reactivas esperadas al golpear el suelo; cuando tocaron la plataforma con la parte frontal del pie la fuerza seguía ahí, pero la frecuencia, o los hertz, habían disminuido. Investigaciones anteriores habían demostrado que las fuerzas de alta frecuencia tienden a subir por el cuerpo a través de los huesos. Las fuerzas de baja frecuencia suelen moverse a través de los músculos y tejidos suaves. Es por eso que cambiar el estilo de tus zancadas para aterrizar con la parte delantera del pie, como los corredores descalzos, puede disminuir el riesgo de una fractura causada por estrés. No obstante, también puede aumentar las probabilidades de sufrir un desgarre muscular o desarrollar tendinitis.

En otras palabras, la "evidencia a favor o en contra de correr con o sin zapatos no es tan concreta", dice Allison Gruber, quien dirigió el estudio sobre los hertz. "Si una persona no sufre lesiones con frecuencia quizá no debería cambiar su forma de correr." Por otro lado, si tienes un largo historial de lesiones causadas por el entrenamiento o simplemente quieres probar cómo se siente correr como la mayoría de los seres humanos lo han hecho durante milenios, "hazlo poco a poco", dice el doctor Lieberman. Intenta quitarte los zapatos antes de terminar tu rutina de siempre; puedes correr el último kilómetro y medio con los pies descalzos. Revisa el pavimento, o bien utiliza los "zapatos para correr sin zapatos" o mocasines ligeros, para prevenir laceraciones. "Procura mantener tus zancadas cortas", dice. Las zancadas deben ser más cortas cuando corres sin zapatos que cuando los usas. "No te inclines hacia delante y aterriza con suavidad." Tal vez los seres humanos fuimos diseñados para correr descalzos, dice, "pero no evolucionamos para correr descalzos de forma errónea".

Más allá de las apariencias

En casi todos los deportes, la cuestión de la forma en que éstos deben realizarse es muy compleja. ¿Qué implica una buena forma? ¿Quién lo decide? ¿Una forma estética te dará mayor velocidad? ¿Evitará que te lastimes? Cualquier persona que haya presenciado un maratón importante sabe que los mejores corredores de largas distancias del mundo vienen en una gran variedad de tamaños y estilos, en una amplia gama de formas de correr. Algunos corredores son altos y delgados, y sus zancadas fluyen con agilidad. Otros son más compactos y sus piernas se agitan con la fuerza de pistones. Y existen algunos casos particulares, como el de la campeona británica Paula Radcliffe, quien corre como una mantis religiosa, con las rodillas en ángulos, los brazos doblados de manera extraña y moviendo el cuello de un lado a otro. Todos estos corredores, sin importar qué tan torpes o bellas sean sus zancadas, son descomunalmente más rápidos que el resto del mundo.

Esto se aplica a la mayoría de los deportes. Algunos de los nadadores, ciclistas, tenistas y basquetbolistas más condecorados presumen una forma idiosincrásica de desempeñar su actividad. El canadiense Steve Nash solía anotar un tiro libre tras otro lanzando el balón desde abajo. La leyenda australiana de la natación Ian Thorpe siempre pataleaba con mucha mayor profundidad de lo que cualquier entrenador hubiera recomendado (un "error" mitigado por sus enormes pies), y Lance Armstrong era famoso por sentarse muy alto en la bicicleta y por mover su cadera de un lado a otro en las pruebas cronometradas, lo cual se consideraría un error técnico si se tratara de cualquier otro ciclista.

Dado que existe esta gran disparidad de estilos y técnicas entre los atletas exitosos, ¿deberíamos preocuparnos por la forma? ¿En realidad importa cómo nos vemos? Muchos atletas y entrenadores lo creen. Paula Radcliffe puede ser rápida, pero también es frágil y se lesiona con frecuencia, aunque no podemos saber qué tanto de su historial de lesiones se debe a su extraña forma de correr.

El entrenador Terrence Mahon, quien ha trabajado con los mejores corredores de fondo de Estados Unidos, dedica horas de entrenamiento a ejercicios repetitivos o *drills* cortos, con el fin de mejorar la forma. "La forma correcta disminuye las probabilidades de sufrir lesiones y prolonga la carrera de los atletas", dice.

Sin embargo, los estudios científicos son bastante ambiguos. En uno de ellos, los investigadores se propusieron examinar "las consecuencias de una alteración global de la forma" en triatletas. Querían saber si cambiar de manera drástica las zancadas de los corredores los haría más eficientes y mejores. Los atletas pasaron 12 semanas aprendiendo a correr de nuevo, siguiendo instrucciones para posicionar su cuerpo de mejor manera y modificando su forma de golpear el suelo con los pies. Al final, todos los triatletas involucrados habían cambiado su forma de correr; ahora lo hacían con zancadas ligeramente más cortas. Además, a grandes rasgos, se habían vuelto menos eficientes. Ahora requerían más oxígeno para cubrir una distancia determinada. En esencia, el ejercicio aumentó su dificultad en términos fisiológicos.

Asimismo, investigadores de distintos laboratorios fueron muy convincentes al determinar que el ciclismo más eficiente en términos fisiológicos es el que implica pedalear a un ritmo de casi 60 golpes por minuto. Los ciclistas obtienen mayores beneficios metabólicos a esta cadencia, el precio justo por su esfuerzo. Ahora bien, no sería nada fácil encontrar un ciclista profesional que pedalee así de lento. La mayoría mantiene una cadencia de 90 pedaleos por minuto. Cuando un grupo de investigadores redujo la cadencia de ciclistas experimentados a casi 60 golpes por minuto, casi todos mostraron beneficios importantes en eficiencia fisiológica; requerían menos oxígeno a un ritmo determinado. Sin embargo, nadie disfrutó la experiencia y, tan pronto como terminó el estudio, regresaron a su forma anterior de pedaleo.

Todos estos estudios resaltan la dificultad intrínseca de definir la forma adecuada general para casi cualquier deporte. Incluso cuando la ciencia pueda demostrar que un método o técnica funciona mejor que otro, quizá se trate de un estilo imposible de conseguir o resulte incómodo para muchos. Incluso si un cambio en la forma puede conllevar ventajas, por lo general también implica efectos secundarios, como músculos adoloridos y lesiones. Quizá lo mejor en este caso sería correr sin zapatos. Cuando un grupo de investigadores sudafricanos les enseñó a algunos corredores recreativos a aterrizar más cerca de la mitad del pie y no con el talón, es decir, el estilo de los corredores descalzos, los sujetos se entusiasmaron. Durante los primeros días del experimento, la mayoría de los voluntarios dijeron sentirse más livianos y rápidos. La nueva forma de correr les pareció atractiva. No obstante, pocas semanas después los mismos participantes comenzaron a reportar músculos rígidos y adoloridos, y una avalancha de lesiones del tendón de Aquiles cayó sobre ellos. No hubo una sola persona que terminara el programa sin haber sufrido algún tipo de lesión.

Entonces, ¿preocuparse por la forma es poco recomendable? Probablemente no. Después de todo, como Heisenberg hubiera dicho, el solo acto de pensar en cómo te mueves genera consecuencias positivas, incluso si los cambios en sí no tienen impacto. En un fascinante estudio realizado en Alemania, los investigadores pidieron a corredores experimentados concentrarse en su forma de correr durante las sesiones en la caminadora. Los atletas recibieron la instrucción de pensar en sus movimientos de brazos y piernas, así como en su respiración. Estudios similares, en los que los corredores deben pensar en su actividad —concentrándose en cómo se sienten y en la distancia que les falta por recorrer, etc.—, solían terminar con un mal desempeño por parte de los atletas. Sin embargo, en este experimento los corredores mejoraron su economía y su consumo de oxígeno en comparación con sus medidas anteriores. Cuando pensaron en la forma, correr se volvió fisiológicamente más fácil.

A fin de cuentas, la idea de forma puede ser errónea en esta ecuación. Quizá *técnica* o *mecánica* serían conceptos más adecuados. Si la forma tiene que ver con la manera como tu cuerpo se mueve en el espacio, como un conjunto, entonces la técnica y la mecánica son los pequeños elementos, más discretos, del movimiento. Por ejemplo, la manera de sostener tu cabeza, o cómo posicionar tus trasero en la bicicleta, o cuál es el ángulo adecuado de tus tobillos al nadar. Existe mucha más y mejor ciencia sobre correcciones mecánicas de este tipo que sobre cambios globales de forma. En muchos casos, la ciencia sugiere pequeñas alteraciones en la técnica para lograr diferencias notables en qué tan fácil resulta o se siente una actividad o cuánta experiencia se ha adquirido.

No obstante, invertir demasiado esfuerzo en perfeccionar tu técnica puede ser un gasto inútil de energía. Por ejemplo, un grupo de investigadores reclutó corredores que habían decidido hacer la transición a carreras más largas: pasar de los 10 kilómetros al maratón, o del maratón a distancias de la categoría ultra. Gracias a ellos, los científicos determinaron que el mejor factor para predecir el éxito del salto a carreras más largas no era la biomecánica (cómo corrían), sino cuánto entrenaban. Un corredor dedicado que usa una zancada extraña tiene más probabilidades de terminar con un mejor tiempo que alguien que corra de forma perfecta pero no entrene lo suficiente. Por eso, planea tus metas con anticipación y no te pongas en riesgo.

El círculo vicioso de las lesiones

"No existe una mejor manera de predecir una lesión que la existencia de una lesión previa", dice el doctor Ross Tucker, fisiólogo del ejercicio y fundador de un blog muy leído sobre la ciencia del deporte. Si nunca te has lesionado durante tu actividad favorita, tienes menos probabilidades de lastimarte que alguien con lesiones anteriores. A veces creo que la naturaleza debería repartir el dolor de manera más justa. Sin embargo, está comprobado que las lesiones se acumulan y, si ya has sufrido lesiones, es muy probable que te ocurra de nuevo.

Para entender la razón de lo anterior es útil saber lo que les sucede a las articulaciones de las rodillas de los bovinos cuando se coloca peso sobre ellas desde arriba. Las rodillas, sin importar qué tan flexible sea tu concepción de lo estético, no son particularmente bellas. Juntas se ven poco atractivas y protuberantes, y por dentro no lucen mejor: son un entramado enloquecido de ligamentos y tendones atados a múltiples músculos y huesos. Detrás de tu rodilla, el ligamento cruzado anterior, del tamaño de un dedo meñique, une diagonalmente y estabiliza la tibia y el fémur; el ligamento cruzado posterior lo apoya desde atrás; los ligamentos colaterales, lateral y medial refuerzan la rodilla por los lados, y el tendón de la corva, el cuádriceps y los tendones rotulianos hacen que se muevan los músculos principales de las piernas. Ninguna otra articulación del cuerpo es más importante para el movimiento suave, poderoso y elegante. En cada zancada, la rodilla, con todas sus partes correosas, huesudas y enredadas, absorbe y dispersa fuerzas equivalentes a por lo menos 10 veces tu peso corporal. Gira y se contrae cuando das vuelta, lo que le permite a tu pie apuntar a una dirección cuando tu cuerpo apunta a otra. El basquetbol sería imposible sin la rodilla humana, al igual que el ballet de Barishnikov.

Es esta misma complejidad y ubicuidad de la rodilla lo que la hace tan vulnerable. Existen muchas maneras de lastimarla: un giro rápido, un golpe leve, un asiento de bicicleta mal ajustado, una caída o un regreso no preparado a la cancha de futbol después de 20 años durante una reunión de ex alumnos de la preparatoria. Sin importar la causa, lo que ocurre a nivel celular al interior de una rodilla torcida y lesionada se pone feo —además es la prueba de que una lesión te predispone a otra—.

En una versión un tanto medieval de la ciencia avanzada, la doctora Constance Chu, profesora de cirugía ortopédica de la Universidad de Pittsburgh y directora del Centro de Restauración de

Cartílago, dejó caer peso sobre las partes de la rodilla de una vaca desde distintas alturas. (La vaca no estaba presente; las rodillas se adquirieron en el rastro local.) Cuando el peso cayó sobre el cartílago superficial de la articulación de manera directa, a gran velocidad y con mucha fuerza, el hueso y el cartílago se fracturaron y astillaron, tal como se esperaba. Este tipo de daño es poco frecuente en los deportes, a menos que un auto de carreras salga volando contra una valla de contención y choque contra las rodillas de los espectadores.

Por lo general, los impactos causantes de las lesiones en rodillas durante el ejercicio son sutiles y tangenciales. Por eso, la doctora Chu continuó su experimento con pesas más ligeras y menor fuerza —una aproximación más certera a las consecuencias internas de una rodilla desgarrada—. Al principio, las partes de la rodilla aparentaban estar bien tras haber sido golpeadas con menor fuerza. Sin embargo, cuando la doctora Chu y sus colegas examinaron las células del cartílago que se encontraban debajo de la superficie intacta, encontraron una carnicería. "Muchas de las células de la zona de impacto", el área que había sido golpeada con el peso de manera directa aunque suave, "habían muerto", dijo. Murieron al instante. Otras células del cartílago, engañosas en un principio, por encontrarse fuera del área lesionada, comenzaron a morir pocas horas y algunos días después del impacto. "Vimos una zona de muerte en expansión", dijo la doctora Chu. Al final del periodo de observación planeado por el equipo, cuatro días después del impacto, incluso las células del cartílago que se encontraban considerablemente lejos de la zona original del golpe seguían muriendo.

En otras palabras, lo que había empezado como el equivalente a una caída leve se incrementaron de manera preocupante a nivel celular profundo y se convirtió en un daño amplio y continuo. Esto último resulta alarmante en el caso de las rodillas, explica la doctora Chu, pues las células del cartílago no se regeneran con tanta facilidad. Ante un golpe de esta naturaleza, el cartílago afectado se habrá debilitado de manera permanente, lo cual lo hace más propenso a desgarres y, en vista de que las partes de la rodilla están en fricción constante por los movimientos de la vida diaria, pueden llegar a desarrollar artritis. Y todo esto por un "agravio" menor a la rodilla.

Algo similar, aunque mucho más cerebral, ocurre cuando te tuerces el tobillo. De hecho, se trata de la lesión más común en el mundo de los deportes. A mediados de la década de 1960, un doctor comenzó a preguntarse por qué los pacientes que habían sufrido torceduras de tobillo regresaban al poco tiempo con el tobillo lesionado. Entonces les pidió que se pararan sobre la pierna afectada (una vez que el dolor había desaparecido). Casi invariablemente, los pacientes mostraban poco equilibrio y necesitaban agitar sus brazos y apoyar su otro pie en el piso mucho antes de lo que una persona sin antecedentes de tobillo torcido lo hubiera hecho. Con base en este sencillo experimento, el doctor hizo un descubrimiento crítico, aunque en retrospectiva nos parezca evidente: las personas con tobillos débiles tienen mal equilibrio.

"Hay receptores neuronales en los ligamentos", dice el doctor Jay Hertel, profesor asociado de kinesiología en la Universidad de Virginia y experto en el tobillo. Cuando hay daños en el ligamento, "los neuroreceptores también sufren daños. El cerebro ya no recibe señales confiables" del tobillo para indicar la posición del pie y el tobillo mismo en relación con el piso. A partir de ese momento y para siempre, la propiocepción —la propia percepción de la posición del cuerpo en el espacio— queda reducida. De ese modo, una persona puede perder estabilidad y volverse propensa a caer, lo cual a su vez puede provocarle una nueva lesión.

La primera es la vencida

Entonces, ¿qué se puede hacer? La ciencia es muy tajante en este punto. No-te-lesiones. Ni una vez.

Ahora ya puedes avanzar al siguiente capítulo.

Por supuesto (a menos que hayas experimentado alguna lesión en el pasado), si sospechas que eres torpe de nacimiento, quizá te preguntas si existe algún método para vacunarte contra las lesiones o para reducir el riesgo de sufrir esa primera torcedura, desgarre, tirón o dolor implacable. La buena noticia es que sí lo hay. "Además de un historial de lesiones", el "otro factor principal es cometer errores al entrenar", dice el doctor Tucker. Por ejemplo, incrementar la cantidad o intensidad de entrenamiento demasiado rápido, cambiar de superficies, utilizar zapatos incorrectos; todos esos factores te predisponen a las lesiones. Por eso, procura ajustar tu rutina poco a poco y escucha a tu cuerpo con cuidado para encontrar rechinidos o sonidos extraños en los músculos y articulaciones.

También puedes practicar entrenamiento de equilibrio, sin importar cuál sea tu deporte. Se ha demostrado que las personas que corren, tanto jóvenes como adultas, sufren más lesiones de rodilla al tropezarse con pequeños obstáculos que por cualquier otra causa. Siento decirlo, pero a veces podemos ser un conjunto sin gracia. "Tenemos mucho equipo en nuestro laboratorio" para que nuestros pacientes pongan su equilibrio a prueba y lo mejoren, dice el doctor Hertel. "Pero en realidad sólo necesitas espacio libre, una mesa o una pared cercana para recuperar la estabilidad de ser necesario y una almohada." Comienza por probar los límites de tu equilibrio. Si puedes pararte sobre una pierna de manera estable por un minuto, cruza tus brazos sobre el pecho. Si eso también te resulta fácil, cierra los ojos. Salta. O intenta todos estos ejercicios sobre una almohada para probar tu equilibrio sobre una superficie inestable. "Uno de los ejercicios para hacer en casa que recomendamos a nuestros pacientes es pararse sobre una pierna mientras se lavan los dientes. Si les resulta demasiado fácil, deben hacerlo con los ojos cerrados —dice el doctor Hertel—. Quizá suene ridículo, pero hacerlo dos o tres minutos al día representa un entrenamiento de equilibrio muy eficaz." Además, tu pareja se divertirá mirándote.

El dilema del tendón

Si, a pesar de todos los regaños y advertencias de la ciencia, sufriste daño en alguna parte de tu cuerpo por culpa del ejercicio, no confíes en remedios fáciles. Muchas lesiones atléticas, en especial las causadas por sobrecarga en los tendones y ligamentos, pueden ser crónicas y difíciles de tratar. Recuerda: requieren tiempo y descanso para sanar. No existe una solución más efectiva; apresurar el proceso natural puede ser contraproducente, como nos lo muestra la moraleja de la siguiente historia sobre la cortisona.

A finales de la década de 1940, la hormona esteroide conocida como cortisona, una sustancia antiinflamatoria, fue sintetizada y aclamada como un parteaguas. Esta sustancia representaba un medio seguro y confiable para reducir el dolor y la inflamación asociados con muchas lesiones. En poco tiempo se convirtió en el tratamiento estándar para el codo de tenista y el tendón de Aquiles adolorido, entre otras.

Luego llegaron las primeras pruebas clínicas, incluyendo una publicada en 1954 que suscitó insignificantes dudas sobre la cortisona. En ese experimento temprano, más de la mitad de los pacientes que recibieron una inyección de cortisona para aliviar el codo de tenista o algún otro dolor en los tendones sufrieron una recaída durante los seis meses siguientes. Sin embargo, esos experimentos no detuvieron la popularidad de la sustancia, pues se trataba de un remedio mágico e inmediato para el dolor.

No obstante, apagar el dolor no es sinónimo de lograr tejidos sanos. Un artículo de revisión muy importante sobre los efectos de la cortisona se adentró en los resultados de casi cuatro docenas de pruebas aleatorias, para las cuales se reclutó a miles de personas con lesiones en los tendones, sobre todo codo de tenista y dolor en el tendón de Aquiles. Los científicos descubrieron que las inyecciones de cortisona proporcionaban alivio rápido y significativo en términos de dolor, en comparación con no hacer nada o seguir un régimen de fisioterapia. Este alivio podía durar varias semanas. Sin embargo, cuando se examinó a los pacientes, seis y luego 12 meses después, quienes habían recibido inyecciones de cortisona tenían un índice mucho menor de recuperación total que quienes habían descansado o llevado a cabo terapia física. También tenían 63% más riesgo de recaer que las personas que habían adoptado el milenario y honorable sistema de esperar y ver. Como me dijo el doctor Bill Vicenzino, presidente de fisioterapia deportiva de la Universidad de Queensland, en Australia, y autor de esta revisión, de 70 a 90% de las personas que sufren lesiones por sobrecarga, como codo de tenista, y siguen la política de "esperar y ver" mejoran después de seis meses o un año. Por otro lado, aquéllas que reciben inyecciones de cortisona "tienden a quedarse atrás y no responder en el mismo marco temporal". En otras palabras, la cortisona parece impedir la recuperación total y, de alguna manera, las personas que optan por inyectarse esta hormona "terminan peor", dice.

Las personas que reciben múltiples inyecciones pueden correr mayor riesgo de prolongar y agravar la lesión. En uno de los estudios revisados, los investigadores encontraron que "un promedio de cuatro inyecciones resultaba 57% peor en comparación con una sola inyección", según explica el doctor Vicenzino.

¿Por qué las inyecciones de cortisona retrasan el proceso de recuperación? Es una buena pregunta, pero hay una mejor: ¿por qué ayudan a reducir el dolor, en primer lugar? Durante mucho tiempo se creyó que las lesiones crónicas por sobrecarga en los tendones eran causadas por la inflamación, dice el doctor Karim Khan, profesor de la Escuela de Kinesiología de la Universidad de Columbia Británica y coautor del análisis que acompaña la revisión del doctor Vicenzino. Las lesiones recibieron el nombre de *tendinitis* en conjunto, pues el sufijo *-itis* significa "inflamación". La cortisona es un medicamento antiinflamatorio. Utilizarlo para aliviar las lesiones relacionadas con inflamación fue cuestión de lógica.

Sin embargo, numerosos estudios recientes han mostrado de manera convincente que las lesiones por sobrecarga no implican inflamación. Cuando se examinó el tejido animal y humano de un tendón de Aquiles lesionado, así como de otros tendones, se descubrió que no contenían los indicadores bioquímicos de la inflamación. En lugar de eso, la lesión parecía ser degenerativa: las fibras al interior de los tendones comenzaban a deshacerse. Por esa razón, este tipo de lesiones hoy en día son conocidas como *tendinopatías* o enfermedades de los tendones.

De acuerdo con el doctor Khan, a corto plazo las propiedades antiinflamatorias de la cortisona parecen capaces de combatir el dolor causado por lesiones no inflamatorias mediante su influencia sobre los receptores neuronales involucrados en la generación del dolor. "Las inyecciones cambian la biología del dolor dentro del tejido", dice Khan. Sin embargo, esta sustancia no "repara el daño estructural" detrás del dolor. En lugar de eso, la cortisona de hecho "impide la reparación de la estructura del tejido".

Entonces, ¿tiene sentido utilizar inyecciones de cortisona para tratar tendones que han sufrido abuso o sobrecarga? La respuesta depende de si se elige "privilegiar el alivio del dolor a corto plazo, sobre la probabilidad" de resultados negativos a largo plazo, dice el doctor Khan. Algunas personas, incluyendo médicos, han decidido que la balanza aún se inclina hacia la cortisona. Las personas siempre buscarán una solución rápida y sin esfuerzo, sobre todo cuando las alternativas aceptadas para tratar tendones adoloridos son no hacer nada o, todavía más oneroso, ejercitar la articulación lesionada de manera rigurosa en un programa de fisioterapia.

De todas formas, si sufres de dolor en el tendón de Aquiles, codo de tenista o alguna condición similar, considera todas tus opciones antes de decidir. La ciencia emergente sugiere que mover y ejercitar con pesas la parte afectada puede desencadenar cambios moleculares en el tejido lesionado, los cuales, a su vez, pueden llevar a la recuperación; siempre y cuando, por supuesto, seas constante y lo hagas con moderación. Podrías tener un tendón renovado en seis meses o un año. Este tipo de esfuerzo lento requiere paciencia, pues no implica resultados inmediatos o muy evidentes, como las inyecciones. No obstante, de acuerdo con el doctor Vicenzino, hay mayores probabilidades de que funcione a nivel fisiológico.

Si no está roto...

Por último, y quizá lo más importante, toda la ciencia disponible sugiere que si has llegado tan lejos con tu actual régimen de ejercicio y no has sufrido muchas o ninguna lesión, probablemente estés a salvo o corras un riesgo reducido de sufrir problemas en el futuro inmediato. El cuerpo se ajusta a la rutina; ése es todo el meollo de la respuesta fisiológica al entrenamiento. Los músculos se vuelven tan gruesos y fuertes como para cargarte durante tu rutina de ejercicio actual. Los ligamentos y tendones se vuelven más flexibles, pero no demasiado suaves. Incluso las supuestas anomalías o dolores molestos pueden ser señal de estos ajustes en tu sistema musculoesquelético, los cuales te harán más resistente a las lesiones, siempre y cuando seas cuidadoso.

Investigadores de la Universidad Monash, en Melbourne, Australia, compilaron y revisaron varias décadas de estudios sobre el impacto de la actividad física en la salud de las rodillas. Éstos cubrían deportes como carreras de fondo, basquetbol y futbol, entre otros. En la revisión se observó que, a primera vista, la actividad física intensa parecía dañar las rodillas. La actividad, en especial si es intensa, suele "asociarse con un incremento de osteofitos en las radiografías". Desde hace mucho tiempo, los científicos han dado por hecho que los osteofitos, también conocidos como "espuelas de hueso", son señales tempranas de la artrosis de la rodilla. Algunos de los estudios revisados habían concluido que la actividad siempre termina en artritis, pues las rodillas examinadas parecían estar en peligro. Sin embargo, tal como señalaron los investigadores australianos, algunos de estos mismos estudios, así como muchos otros, no encontraron en las rodillas cambios que indicaran daños. Por ejemplo, las personas activas casi no mostraban evidencia de estrechamiento del espacio articular. Esta condición es un paso necesario, aunque desafortunado, hacia la artrosis de la rodilla. El cartílago de la articulación, encargado de absorber el impacto, se desgasta, por lo que los huesos comienzan a acercarse y el espacio entre ellos se reduce. Las personas activas no mostraron señales de este estrechamiento. De hecho, de acuerdo con muchos de los estudios revisados, las personas activas tenían un mayor volumen de cartílago que las sedentarias. No habían perdido tejido, sino que lograron mantenerlo gracias al ejercicio.

Entonces, ¿por qué sus rodillas presentaban con tanta frecuencia espuelas de hueso, un supuesto indicador de daño? La respuesta puede ser que estas protuberancias en realidad resultan saludables en las rodillas sin lesiones de una persona activa, dice la doctora Flavia Cicuttini, profesora de la Escuela de Salud Pública y Medicina Preventiva, en Monash. Las espuelas, dice, "pueden ser una manera en que los huesos se adaptan a las fuerzas ejercidas sobre las articulaciones".

Para probarlo, podemos recurrir a un estudio a gran escala realizado por los investigadores de la Universidad de Stanford y que aún está en marcha. El propósito del estudio es examinar los factores que les permiten a las personas vivir entre 80 y 90 años. Como parte de la investigación, los científicos siguieron a un grupo de corredores recreativos de largas distancias, a quienes contactaron de manera periódica por casi dos décadas, comenzando en 1984, cuando la mayoría de ellos tenía entre 50 y 60 años. Al principio del estudio, 6.7% de los corredores mostraban síntomas ligeros de artritis en las rodillas. Por el contrario, los miembros de otro grupo, compuesto por no corredores de la misma edad, no presentaban síntomas de artritis. Veinte años después, 32% de los no corredores tenían artrosis en las rodillas, de acuerdo con las imágenes de sus articulaciones. Sólo 20% de los corredores desarrollaron esta enfermedad y apenas 2% de estos sujetos tenían artrosis severa, en comparación con el 10% de los no corredores con artrosis grave.

"Nos sorprendimos bastante", dijo la doctora Eliza Chakravarty, profesora de Stanford encargada del estudio. "Nuestra hipótesis inicial era que los corredores desarrollarían artrosis con mayor frecuencia y gravedad que el resto, a causa del impacto repetitivo. En lugar de eso, los corredores de la tercera edad poseían rodillas más saludables que los adultos mayores que no habían salido a correr." "Pero lo que más me sorprendió —dijo la doctora Chakravarty— fue que los corredores estudiados seguían corriendo, con sus 70 u 80 años de edad. Quizá no llegaban muy lejos, y tal vez no lo hacían con mucha frecuencia, alrededor de 90 minutos a la semana; pero seguían corriendo."

Estrategias para evitar la banca de los lesionados (sin importar el deporte que practiques)

1. Fortalece tus rodillas

La mejor manera de asegurar que correr no lastimará tus rodillas o cualquier otra parte de tu cuerpo es no lesionarte en primer lugar. En un sinfín de estudios se determinó que una lesión previa es el factor principal para predecir una lesión atlética en la rodilla o en cualquier otro tejido de las articulaciones. Una forma comprobada de evitar lesionar tu rodilla por primera vez (o de nuevo) es el entrenamiento de fuerza focalizado. Si perteneces a un gimnasio y sabes lo que haces, concéntrate en ejercicios para fortalecer el cuádriceps y los músculos estabilizadores de la cadera. El resto de las personas (me incluyo) pueden realizar los ejercicios siguientes. Se trata de una rutina diseñada para proteger la rodilla; es muy fácil y puedes hacerla en tu sala o en la escalera más cercana.

- **Paso frontal alto o *step-up* frontal.** Coloca un pie en el primer escalón de una escalera o en un cajón bajo y párate con la espalda derecha. Mantén tu peso en la pierna apoyada. Baja de nuevo, pero no pongas tu peso en la otra pierna; sólo toca el suelo ligeramente con tu pie. Si deseas subir el nivel de dificultad, levanta tu pierna hacia tu pecho y al mismo tiempo levanta tus brazos hasta que queden paralelos al piso. Repite con la otra pierna. Intenta completar cinco repeticiones para empezar y comienza a aumentar las repeticiones conforme se vuelva fácil.
- **Sentadillas de pared.** Párate con la espalda contra la pared y las rodillas ligeramente flexionadas frente a ti. Desliza tu espalda poco a poco contra la pared hasta que tus rodillas queden dobladas tan cerca de 90° como sea posible. Mantén la posición por 30 segundos. Aumenta la duración a un minuto cuando el ejercicio se vuelva fácil. Estira tus piernas y relájate de nuevo contra la pared. Repite el ejercicio completo cinco veces.
- **Levantamiento de pierna.** Siéntate en el piso con la espalda derecha. Extiende una pierna y dobla la otra hacia tu pecho. Levanta la pierna extendida un poco y luego déjala reposar. Repite cinco veces. Cambia a la otra pierna y completa cinco repeticiones consecutivas. Cuando el ejercicio se vuelva fácil, incrementa el número total de repeticiones.

2. ¿Mejorar la forma?

Nadie sabe si la forma "ideal" de ejercitarse disminuye el riesgo de sufrir lesiones; la ciencia no ha encontrado un vínculo entre una forma bella y una menor incidencia de lesiones. Sin embargo, muchos entrenadores y atletas creen firmemente que los dos elementos están vinculados y que la forma correcta también puede mejorar el desempeño.

A continuación encontrarás algunos consejos generales para mejorar la técnica de corredores, nadadores y ciclistas, con base en la ciencia disponible así como en la experiencia de atletas y entrenadores. Ninguna de estas sugerencias es adecuada para todas las personas, pues existe una enorme disparidad en cuanto a tipo de cuerpo y habilidades. Todos los consejos deben seguirse con cuidado. Si un cambio en la mecánica genera dolor muscular excesivo, detente. Estar en la banca no implica ventajas.

Si corres...

- Intenta mantener "una línea recta perpendicular entre el suelo, tu tobillo y tu rodilla", dice el entrenador de corredores de alto rendimiento Terrence Mahon. La mayoría de los expertos en biomecánica y muchos entrenadores coinciden en que es menos importante saber cómo deben tocar tus pies el piso que dónde. Tus pies deben estar alineados con tu cadera, no demasiado delante de ella. Un buen ejercicio de repetición o *drill* para mejorar la posición de los pies se conoce como "rodillas arriba". Mientras avanzas hacia delante sube una rodilla y luego la otra. Tus muslos deben quedar paralelos al piso. Repite tantas veces como puedas durante 15 segundos. Incrementa el número de levantamientos de rodilla poco a poco y cuenta cuántos puedes hacer en los 15 segundos. Mantén tu espalda derecha y asegúrate de que tus pies aterricen a la altura de tus rodillas.
- Si tu postura al correr no es perfectamente recta, intenta inclinarte un poco hacia delante y no hacia atrás, sobre todo al momento de empujar el suelo con tus pies. Un estudio

alemán realizado en 2010 con corredores universitarios descubrió que inclinarse ligeramente hacia delante (no más de 10%) parece reducir el esfuerzo al momento de jalar aire a los pulmones. Esto, a su vez, puede disminuir la dificultad del ejercicio.

- Cuando corras, "imagina que el suelo está cubierto de cáscaras de huevo", dice Mahon. Muchos de nosotros golpeamos el piso con demasiada fuerza en cada zancada; mis pasos, por ejemplo, tienen la gracia y agilidad de Largo, el personaje de *Los locos Addams*. Intenta pisar con la suavidad suficiente como para no triturar los huevos imaginarios bajo tus pies, al menos periódicamente. Este proceso puede ser beneficioso, al ayudarte a encontrar tu manera personal de ajustar la zancada para tocar el suelo con mayor suavidad. También puede ser entretenido, sobre todo cuando estás a la mitad de esos largos y aburridos recorridos de entrenamiento.

- Procura mantener tus zancadas cortas. Muchos estudios con corredores profesionales han comprobado que las personas tienden a desarrollar de manera natural el largo de zancada fisiológicamente adecuado para cada una. El cuerpo es muy sabio en ese sentido. Sin embargo, por razones desconocidas, la zancada de algunas personas es demasiado larga, lo cual puede generar fuerzas de impacto que se absorben a través de la tibia. Esto puede causar fracturas por estrés. En un experimento para crear modelos por computadora en la Universidad Estatal de Iowa, en Ames, realizado en el marco de un estudio publicado en 2009, los investigadores colocaron indicadores reflejantes en el cuerpo de 10 universitarios, corredores de campo traviesa, y los hicieron correr una y otra vez por una pista de 25 metros equipada con una plataforma para medir la fuerza. Los corredores debían acortar o alargar sus zancadas naturales. Los programas de computadora calcularon la cantidad de fuerza que los participantes aplicaban sobre la tibia según las distintas zancadas. De este modo, determinaron que acortar la zancada en 10% podría reducir el impacto sobre la tibia lo suficiente como para disminuir el riesgo de sufrir fracturas por estrés. Las personas con historial de fracturas por estrés en la parte baja de la pierna (una de las lesiones más frecuentes en los deportes) quizá se beneficien al alterar el largo de sus pasos. ¿No sabes cómo medir un cambio de 10% en el largo de tus zancadas? "Es más o menos la cantidad que puedes acortar sin sentir demasiada incomodidad", me dijo uno de los autores del estudio. No es necesaria una precisión absoluta: "7, 8 o 9% por ciento está bien", dijo.

- Menos es más. En un estudio a gran escala con reclutas del ejército estadounidense, los soldados nuevos recibieron zapatos según si tenían una pronación excesiva o no. La pronación, como recordarás, es el giro hacia adentro de los pies al aterrizar. Algunas personas tienen una pronación más pronunciada que otras. No hace mucho, se creía que el tipo de pronación contribuía al riesgo de sufrir lesiones. Los zapatos para control del movimiento, pesados y con características diseñadas para reducir o prevenir la pronación, prometen reducir ese riesgo. Sin embargo, este estudio descubrió que los reclutas que utilizaron zapatos para control del movimiento durante el entrenamiento básico tenían más probabilidades de sufrir lesiones que otros corredores. Los científicos del ejército encontraron la menor cantidad de lesiones entre las personas que habían utilizado zapatos neutrales o poco vistosos, de peso ligero. Lo barato no siempre sale caro. Un estudio británico encontró que los zapatos para correr de bajo costo proporcionan la misma protección que los más caros. La recesión no es pretexto.

Si nadas…

A diferencia de correr, nadar no es un ejercicio natural para los humanos. No importa que hayamos adquirido nuestras raíces acuáticas en la prehistoria. Por ello, la técnica es muy importante. Puedes correr feo o raro y aun así cruzar la línea de meta; pero si nadas mal te puedes hundir. (Asumo que sabes nadar, si no, no estarías leyendo esto. Si en verdad no sabes nadar, sáltate esta sección y por favor inscríbete a un programa para aprender a nadar lo antes posible.) Las siguientes sugerencias fueron pensadas para nadadores recreativos y competitivos de todo tipo de brazada o estilo.

- Toma tu tiempo. "Nadar es hacer mucho de lo mismo —dice el nadador olímpico Ryan Lochte—. A veces ayuda variar las cosas un poco, intentar algo distinto." Él lo hace concentrándose en pequeños detalles de su técnica durante sesiones individuales de ejercicio y nadando como el resto de nosotros: lentamente. "La única manera de trabajar la técnica es nadar muy lento y pensar mucho cada pequeño movimiento —dice—. Pensar en la posición del cuerpo, en el movimiento de la cadera, en cómo mover manos y pies." Lo ideal, añade, sería "dejarse intoxicar por el agua, no pelear contra ella, sino moverse con ella". Debe funcionar, si Lochte lo dice.
- Para ello, cuando nades de dorso intenta mantener tu estómago fuera de la superficie. Intenta nadar con una pieza de hule flotante, o boya, entre tus piernas. Al utilizar la boya comenzarás a sentir la posición ideal de tu cuerpo en el agua. Después intenta reproducir la misma posición sin la boya.
- Nadar bajo el agua. Te mueves más rápido bajo el agua que en la superficie. "Si un nadador impulsa su cuerpo empujando la pared con sus piernas y mantiene su cuerpo bajo el agua por completo —dice Gregg Troy, entrenador de nadadores de alto rendimiento—, "significa que la transición a la brazada tendrá mucho más *momentum*. Es casi como si nadaras hacia abajo en una colina. Es muy importante."
- Patalea, patalea, patalea. El ejercicio de pataleo solía ser poco practicado entre los nadadores. "Practicar el pataleo requiere mucho más tiempo de entrenamiento que nadar —explica Troy—, lo cual afecta el volumen general de nado por sesión." Hace tiempo, este hecho hacía que muchos entrenadores decidieran eliminar el pataleo de sus prácticas (los nadadores sin duda se sentían aliviados, pues patalear es un

ejercicio muy intenso). No obstante, hoy en día muchos entrenadores y nadadores han "comenzado a notar que los récords mundiales se rompen con menos volumen y más pataleo", dice Troy.

* Intenta nadar 100 metros tan rápido como puedas y mantener esa velocidad. Descansa 20 segundos y luego nada otros 100 metros. Mantén un ritmo constante. Completa 10 repeticiones. Después haz el mismo ejercicio, pero en *sprints* de 25 metros. Otro día puedes patalear sin parar por 20 minutos y alternar con *sprints* intensos de 25 metros y 50 metros de nado suave para recuperarte. Concéntrate en la técnica de pataleo. Experimenta alterando ligeramente la posición de tu tobillo.

* Si nunca has usado aletas, inténtalo. Algunos estudios sobre la biomecánica de la natación han demostrado que el uso regular de las aletas durante los ejercicios de pataleo incrementa la movilidad del tobillo. Esto, a su vez, debería incrementar la potencia de las patadas al retirar las aletas. Además, si nunca las has utilizado, no has disfrutado la velocidad de nadar con aletas. Aunque la sensación dura poco tiempo, es gloriosa.

Si pedaleas…

Una de las claves para evitar lesiones al conducir una bicicleta no es fisiológica, sino mecánica. Tu bicicleta debe quedarte bien. "Si un ciclista utiliza una bicicleta que no corresponde a sus medidas, tendrá problemas de rodilla y espalda", dice Jonathan Vaughters, ex ciclista de carreras y gerente de los equipos más importantes de ciclismo profesional de Estados Unidos. Los siguientes consejos son una guía básica para lograr que tu bicicleta te quede bien. Si vas a participar en una carrera o si desarrollas dolores de espalda o rodilla después de salir a pedalear, haz una cita en una tienda profesional para que te ayuden a hacer ajustes con un sistema computarizado. De esa manera, los ajustes serán más precisos y la bicicleta quedará a tu medida.

- Para encontrar la altura correcta del asiento, coloca tu pie sobre el pedal y gíralo hasta que la biela quede hacia abajo y el pedal esté lo más cerca posible del suelo. El sillín estará a la altura apropiada para ti cuando tu pierna alcance el pedal con la rodilla apenas flexionada. Cuando coloques tus pies en los pedales antes de arrancar, tus rodillas quedarán un poco dobladas. Lo más importante es procurar que tu rodilla forme un ángulo de 35° cuando tu pie esté en el momento más bajo del pedaleo. Los científicos recientemente compararon varias alturas del sillín, con el fin de determinar cuál es la mejor para la economía al pedalear. Encontraron que el ángulo de 35° era ideal para aumentar la potencia y mantener las lesiones de rodilla al mínimo.

- Para saber cuál es la posición adecuada del asiento, imagina una línea recta de la punta del sillín al tornillo inferior. Empuja el asiento hacia atrás desde esa línea para que la nariz quede 1.2 milímetros atrás del tornillo inferior por cada 2.5 centímetros de tu altura. Tu espalda debe quedar derecha y tus hombros no deben estar encorvados.

- Para determinar el largo correcto del poste, siéntate en el sillín, una vez que lo hayas acomodado, y mira hacia el buje de la rueda frontal. Los manubrios deberían impedir tu vista del buje. Si puedes verlo, quizá necesites acortar un poco el poste. Tu taller de bicicletas local probablemente pueda cambiar esta pieza. Si al final necesitas acortar el poste más de nueve centímetros, o alargarlo más de 13, tal vez debas buscar una rodada distinta.

- Cuando tus pies estén en los pedales, debes colocarlos en una posición que se aproxime mucho a tu manera de caminar (por ejemplo, si tus pies apuntan hacia adentro cuando caminas). El metatarso debe estar directamente sobre el eje del pedal. Si eres de las personas que no utilizan pedales con clip, considera unirte al club. La ciencia y la experiencia han demostrado que los pedales con clip ayudan a mejorar la eficiencia del ciclista y, sorprendentemente, son más seguros. "Tienes mucho mayor control de la bicicleta cuando tus pies están fijos a los pedales por medio de un clip", dice Vaughters. Con la práctica, serás capaz de desprender el clip y bajar los pies con la misma rapidez que con pedales planos. La curva de aprendizaje, hay que admitirlo, es empinada y humillante. Practica primero en el pasto, para amortiguar las inevitables caídas a las que te enfrentarás mientras aprendes cómo girar tu tobillo para desprender el clip. Sin embargo, todos estos tropiezos te harán mejor como ciclista.

8

CÓMO EJERCITAR TU CEREBRO

Las ascidias no están entre los animales más carismáticos de la naturaleza, pero la historia de su vida puede incluir una moraleja para los humanos modernos. Esta criatura de forma tubular, opaca y esponjosa parece un tipo de pez-lombriz proveniente de Marte. Sin embargo, tiene más parentesco con los humanos que otros peces. Se trata de un miembro de la familia de los cordados, igual que nosotros hace mucho tiempo, cuando teníamos otra forma evolutiva. Cuando los científicos sacaron la secuencia completa del genoma de las ascidias, encontraron grandes fragmentos de ADN idénticos al nuestro. Al nacer, las larvas de ascidias tienen cerebro. Quizá sus cerebros no se parecen tanto a los que conocemos; consisten en algunos cientos de neuronas y algunas terminales nerviosas, que, sin embargo, les permiten pensar de manera rudimentaria. Las ascidias jóvenes necesitan encontrar un hogar; no pueden flotar sin rumbo por el resto de sus vidas, por lo que esas pocas neuronas las dirigen para comenzar a nadar. El movimiento parece fortalecer el cerebro y las conexiones nerviosas de sus sistemas. Este cuasi gusano incluso podría desarrollar un par de docenas de neuronas nuevas a lo largo de su trayecto. Pero luego encuentra una piedra, el casco de un barco, o una morsa perezosa, y se pega a su superficie. Las ascidias adultas son sésiles; pasan el resto de su vida aferradas a la misma superficie y se mueven sólo al ritmo de las olas. Nunca se mueven de su lugar. Entonces, sus cerebros mueren. Las neuronas y las conexiones del sistema nervioso se marchitan y son absorbidas por sus tejidos blandos y aguados. Según el doctor Fernando

221

Gómez-Pinilla, profesor de ciencias fisiológicas de la Universidad de California en Los Ángeles, hay una "relación muy fuerte entre la actividad física y la función cerebral de los animales". Cuando las ascidias dejan de moverse, dice el doctor Gómez-Pinilla, "ya no necesitan su cerebro". La moraleja de la historia es que esto podría pasarle a cualquiera.

Cuerpo sano, mente sana

Thomas Jefferson, conocido por disfrutar los trabajos de granja y otras actividades vigorosas como sembrar y cosechar, escribió alguna vez: "Un cuerpo fuerte hace a una mente fuerte". Tenía razón, pero sólo es la mitad de la verdad. Una mente fuerte también hace a un cuerpo fuerte. Los vínculos entre el movimiento y el pensamiento son intrincados, acumulativos y multidireccionales. Como en el caso de la ascidia, sin cerebro el movimiento es imposible. Por otro lado, sin actividad frecuente, el cerebro se debilita y pierde resistencia.

De hecho, las investigaciones más emocionantes en la ciencia del deporte hoy en día son las relacionadas con descifrar de qué maneras la actividad física afecta a la mente, pues es seguro que la afecta de muchísimas formas. Estudios recientes han establecido con información muy sólida que el ejercicio estimula la creación de nuevas células cerebrales, mejora la condición de las neuronas existentes y tiene un efecto positivo en el humor. Además, el ejercicio ayuda a mejorar la capacidad de hacer varias cosas al mismo tiempo (o *multitasking*), evita la pérdida de memoria por el envejecimiento, agudiza la toma de decisiones, combate el estrés, debilita a los bravucones y, si por casualidad eres estudiante de primaria, mejora tus calificaciones de matemáticas.

"Es increíble todo lo que el ejercicio hace por el pensamiento", dice el doctor Charles Hillman, profesor y director del Laboratorio de Kinesiología Neurocognitiva de la Universidad de Illinois, en Urbana-Champaign. "Es efectivo para jóvenes, viejos, estudiantes universitarios", profesores universitarios y, por supuesto, para las personas que leen o escriben libros sobre ejercicio.

"Incluso hacer muy poca actividad física puede marcar una diferencia enorme" en la función del cerebro, dice.

Por miles de años ha habido indicios de esa posibilidad. Desde siempre, los científicos, filósofos y místicos (quienes muchas veces a lo largo de la historia fueron las mismas personas) han hablado de la conexión entre mente y cuerpo. Juvenal, poeta del siglo I, decía: *mens sana in corpore sano*, o "mente sana en cuerpo sano". Sin embargo, no fue sino hasta la década pasada, con el advenimiento de las máquinas de resonancia magnética, la tinción celular, la microscopía electrónica avanzada y otras tecnologías capaces de analizar la actividad individual de las células cerebrales, cuando los científicos comenzaron a entender de qué manera un cuerpo sano implica una mente sana a nivel molecular.

Al mismo tiempo, lo que el cerebro puede hacer por el ejercicio también es sustancial. La actitud y los pensamientos correctos pueden mejorar tu confianza atlética, estabilizar tus tiros de golf o permitirte caminar por una cuerda floja a tres pisos del suelo sin caer. La pobre ascidia no sabe de lo que se pierde.

"Nadie quiere perder la cabeza"

Cuando investigadores canadienses midieron el gasto de energía del funcionamiento cognitivo de un grupo de adultos mayores en el transcurso de cinco años, los resultados eran predecibles. La mayoría de los voluntarios no se ejercitaba realmente, y casi ninguno hacía actividad vigorosa. Sus actividades consistían en "caminar alrededor de la cuadra, cocinar, hacer jardinería, limpiar. Ese tipo de cosas", dice la doctora Laura Middleton, profesora de la Universidad de Waterloo y directora de este estudio. Aun así, los efectos de esta modesta actividad en el cerebro fueron sorprendentes, de acuerdo con la doctora Middleton. Los voluntarios totalmente sedentarios —categoría bastante poblada— obtuvieron calificaciones mucho más bajas en las pruebas de funciones cognitivas a lo largo de los años, mientras que el grupo más activo mostró muy pocos cambios negativos. Cerca de 90% del grupo con mayor gasto de energía diaria podía pensar y recordar con igual lucidez año tras año.

"Nuestros resultados indican que el ejercicio vigoroso no es necesario" para proteger tu mente, dice Middleton. "Creo que esto es emocionante. Podría inspirar a las personas que se sienten intimidadas ante la idea de 'hacer ejercicio' a levantarse y moverse." Después de todo, ¿quién quiere una memoria con huecos por todos lados? ¿La usarías para colar la pasta? Sin embargo, el deterioro cognitivo es demasiado común. No hablamos del Alzheimer, sino de la molesta pérdida de memoria que comienza cuando dejamos atrás los 30, cuando la ubicación de las llaves del auto o los nombres de las personas se evaporan. Hasta ahora los medicamentos han demostrado poca efectividad contra este decaimiento en la capacidad de recordar y pensar.

No obstante, la actividad física sí implica beneficios demostrables. En otro estudio reciente, un amplio grupo de mujeres, la mayoría de ellas de 70 años o más, con enfermedades vasculares o múltiples factores de riesgo de desarrollarlas, completaron pruebas cognitivas y encuestas sobre sus actividades en el transcurso de cinco años. De nuevo, las mujeres no estaban precisamente llenas de vida. Ninguna de ellas era maratonista. Las más activas caminaban. Aun así, los autores escribieron que "había un índice menor de deterioro cognitivo" entre las mujeres activas. Su capacidad para recordar y pensar disminuyó, pero no a la misma velocidad que en las mujeres sedentarias.

Los beneficios del ejercicio sobre el pensamiento no se limitan a los adultos mayores. Científicos de la Universidad de Illinois estudiaron a niños en edad escolar y encontraron que mientras más alto fuera su nivel de condición física, mejor era su capacidad para procesar información. También mostraron una respuesta más rápida en pruebas computarizadas de memoria. Los investigadores también observaron que los niños con mejor condición física tenían las calificaciones más altas en exámenes estandarizados de todos los estudiantes de la escuela pública de Illinois.

Sin embargo, los efectos del ejercicio en el proceso de envejecimiento son los más impresionantes, por lo menos para quienes, como yo, estamos en ese camino. "Si una septuagenaria inactiva se acerca a la demencia a 80 kilómetros por hora, cuando llegue a los 75 o 76, habrá acelerado a 120", dice la doctora Jae H. Kang, quien enseña medicina en el Hospital Brigham and Women's de la Escuela de Medicina de Harvard. "Pero las mujeres activas de 76 años que participaron en nuestro estudio aún se movían a 80 kilómetros por hora." En pocas palabras, caminar y realizar otras actividades ligeras les había comprado cinco años de capacidad mental.

"Si podemos retardar la demencia cinco, 10 o más años, podríamos cambiar la dinámica del envejecimiento", dice el doctor Eric Larson, investigador de Seattle dedicado al estudio del ejercicio y el cerebro, y autor de un editorial sobre los estudios con mujeres mayores. "Esta investigación es un grito de alerta", dice. "Nadie quiere perder la cabeza", una idea con la que estoy totalmente de acuerdo.

Debes recordar esto

¿Qué pasa con el proceso de pensamiento mientras envejecemos? Para dibujar un mapa del panorama de la pérdida de memoria con mayor precisión, los investigadores de la Universidad Johns Hopkins y del Centro para la Neurobiología del Aprendizaje y la Memoria, de la Universidad de California en Irvine, reclutaron grupos de voluntarios jóvenes y adultos para que vieran imágenes aparecer y desaparecer en una pantalla. Mientras tanto, los científicos observaban sus cerebros en acción en el momento exacto en el que trataban de crear y almacenar nuevos recuerdos.

Los científicos pusieron sensores en la cabeza de los voluntarios y luego les mostraron una serie de fotografías de objetos comunes y corrientes, como computadoras, teléfonos, piñas, pianos y tractores. Los voluntarios tenían que oprimir un botón para indicar si el objeto suele encontrarse en interiores o en exteriores. Después vieron una segunda serie de imágenes y se les preguntó si recordaban haber visto antes esa misma foto o una similar (un piano de cola *mignon* o un piano de cola grande, por ejemplo), o si la fotografía era totalmente nueva para ellos. Los investigadores

226 LOS PRIMEROS 20 MINUTOS

monitorearon la actividad cerebral de los participantes mientras realizaban ambas tareas.

Existen muchos tipos distintos de procesamiento de memoria, pero uno de los más importantes para el funcionamiento diario es la separación por patrones. "Por ejemplo, el desayuno", dice el doctor Michael Yassa, profesor de ciencias psicológicas y neuronales en la Universidad Johns Hopkins, y director del estudio. La mayoría de las personas siguen una rutina y casi siempre comen lo mismo en el desayuno, dice. Sin embargo, cada mañana es única y produce una serie de recuerdos distinta a las anteriores. "Debes ser capaz de separar esos recuerdos y no confundirlos —explica—. De otra manera, se anulan unos a otros y las cosas se vuelven confusas."

Al final encontraron que los adultos jóvenes en sus veinte eran muy buenos para diferenciar las imágenes y ponerlas en la categoría correcta, y la actividad en el área de su cerebro llamada hipocampo aumentaba mientras lo hacían. El hipocampo tiene un papel muy importante en la creación y procesamiento de recuerdos en los mamíferos; también afecta la cognición, la habilidad básica para pensar. Si tu hipocampo está dañado, lo más probable es que tengas dificultades para aprender datos y generar recuerdos nuevos. La edad también es un factor. Mientras envejecemos, nuestro cerebro tiende a encogerse en volumen, y una de las zonas cerebrales más propensas a este cambio es el hipocampo. Este proceso puede empezar a una edad tan temprana como los 30 años, lo cual es muy deprimente. Muchos neurólogos creen que la pérdida de neuronas en el hipocampo puede ser la causa número uno del deterioro cognitivo asociado con el envejecimiento, aunque también contribuye a otras enfermedades. Varios estudios han demostrado que las personas con Alzheimer u otras formas graves de demencia tienden a tener un hipocampo más pequeño de lo normal.

En el estudio de Johns Hopkins, el hipocampo de los jóvenes se encendía cuando veían y clasificaban las imágenes con la mente. "Había mucha actividad cerebral cuando los participantes jóvenes veían objetos nuevos o similares", explica el doctor Yassa. Sus cerebros estaban aprendiendo y almacenando las nuevas imágenes como tales mediante el hipocampo, incluso cuando las fotografías se asemejaban mucho a otras que ya habían visto.

Los recuerdos de los voluntarios mayores, de entre 60 y 80 años, no fueron tan precisos. Por lo general, identificaban fotografías similares pero no idénticas a las que habían visto en la serie de imágenes anterior. Su cerebro no generaba un recuerdo nuevo que correspondiera a una imagen ligeramente distinta. No reconocieron la diferencia de tamaños en los pianos de cola, por ejemplo. Mientras tanto, su hipocampo mostró mucho menos actividad que el de las personas jóvenes.

Al mismo tiempo, dice el doctor Yassa, en otra parte de su experimento utilizó la tecnología de escaneo de la resonancia magnética para examinar las interconexiones entre las distintas partes del cerebro. En este proceso descubrió que el hipocampo de muchos de los voluntarios mayores e inactivos no tenía una conexión tan fuerte con el resto del cerebro como el de los jóvenes. En esos casos, los mensajes viajan con mayor dificultad de alguna parte del cerebro al centro de memoria del hipocampo, y viceversa.

Los errores en el procesamiento de los adultos mayores no fueron graves, sino pequeños lapsus. Sin embargo, éstos pueden acumularse y volverse un conjunto de momentos olvidados; un desayuno se mezcla con otro y una pequeña porción de cada día se pierde.

De acuerdo con el doctor Yassa, hay esperanza. "El ejercicio es una de las pocas cosas que pueden cambiar este proceso de manera directa."

"Sabíamos que el cerebro controla el comportamiento, no que el comportamiento controla al cerebro"

El laberinto de agua de Morris es el equivalente para roedores de una prueba de coeficiente intelectual. Se coloca a los ratones en un tanque lleno de agua teñida de color opaco. Hay una plataforma debajo de la superficie de un área pequeña del tanque. Los roedores no pueden verla. A pesar de todos los rumores sobre ratones y barcos hundidos, estos animales odian el agua. Cuando un ratón se topa con la plataforma, se sube a ella de inmediato. Desde hace mucho los científicos coinciden en que la memoria espacial de los ratones se puede deducir a partir de qué tan rápido encuentran la plataforma en experimentos posteriores. Un ratón "inteligente" recuerda la plataforma y nada directo hacia ella.

A finales de los noventa, un grupo de ratones del Instituto Salk de Estudios Biológicos, cerca de San Diego, venció a todos los demás en el laberinto de Morris. Sólo había una diferencia entre los ratones inteligentes y los que no encontraban la plataforma de inmediato: el ejercicio. Los ratones listos tenían ruedas para correr en sus jaulas, mientras que el resto no.

En esa época, la ciencia aceptada decía que el cerebro de los mamíferos era un órgano relativamente rígido e inflexible, aislado de las operaciones fisiológicas del resto del cuerpo, y protegido por el cráneo y la barrera hematoencefálica, la cual evita la entrada de moléculas grandes al cerebro. Se creía que el cerebro no podía cambiar mucho su estructura en el transcurso de la vida de una persona. No podía. Supuestamente, el cerebro no poseía la habilidad de crear células nuevas. En las clases de biología de la preparatoria, muchos de nosotros aprendimos que habíamos nacido con una cantidad fija de neuronas y que sólo nos quedarían esas neuronas y ninguna más, por el resto de nuestras vidas. Cuando algunas de estas células de edición limitada morían por el envejecimiento o por una noche de demasiada cerveza y el respectivo arrepentimiento, las funciones mentales decaían. El daño no podía ser reparado ni mitigado.

Sin embargo, bajo la dirección del doctor Fred "Rusty" Gage, profesor mundialmente reconocido del Departamento de Genética, estos roedores probaron lo contrario. Antes de que se les aplicara eutanasia, los animales recibieron inyecciones de un compuesto químico que se incorpora a las células que se dividen de manera activa. Durante la autopsia, esas células podían ser identificadas con un tinte especial. Gage y su equipo asumieron que no encontrarían ese tipo de células en el tejido cerebral de los ratones, pero, para sorpresa de todos, las encontraron. Los ratones siguieron creando neuronas nuevas hasta el momento de su muerte. Sus cerebros estaban regenerándose. Todos los ratones eran prueba viviente, por así decirlo, del proceso conocido como neurogénesis, es decir, la creación de neuronas nuevas. Pero los cerebros de los ratones más atléticos mostraban mucha mayor neurogénesis que el resto. Estos roedores, los que habían corrido en las ruedas de ejercicio, producían entre dos y tres veces más neuronas que los ratones sedentarios.

¿Pero la neurogénesis también ocurre en el cerebro humano? Para averiguarlo, el doctor Gage y sus colegas extrajeron tejido cerebral de pacientes de cáncer que habían donado sus cuerpos a la ciencia. En vida, estas personas habían sido inyectadas con el mismo tipo de compuesto que se utilizó en los ratones del doctor Gage. (Los especialistas esperaban saber más sobre la velocidad a la que crecen las células de los tumores de los pacientes.) Cuando Gage tiñó las muestras del cerebro, encontró nuevas neuronas. Igual que los ratones, los humanos mostraban evidencia de neurogénesis, la cual se concentraba casi exclusivamente en el hipocampo.

El descubrimiento del doctor Gage cambió el mundo de la investigación neurológica para siempre. Desde entonces, los científicos han encontrado más evidencia de que el cerebro humano no sólo es capaz de renovarse, sino que hacer ejercicio acelera este proceso. "Siempre hemos sabido que el cerebro controla nuestro comportamiento —me dijo el doctor Gage—, pero no que nuestro comportamiento pudiera controlar y cambiar la estructura de nuestro cerebro."

Es muy difícil estudiar el cerebro humano, sobre todo con sujetos vivos. Lo más cerca que se puede ver lo que sucede dentro del cerebro, sin aplicar la eutanasia a los sujetos, es lo que muestra la máquina de resonancia magnética funcional. Este aparato mide el tamaño y la forma del cerebro, y, a diferencia de una máquina de resonancia magnética normal, monitorea el flujo sanguíneo y la actividad eléctrica.

Poco después de que el doctor Gage y sus colegas publicaran sus influyentes estudios sobre la neurogénesis en ratones y humanos, los neurocientíficos de la Universidad de Columbia, en la ciudad de Nueva York, se propusieron determinar si pasaba algo similar en los humanos vivos. Entonces, reunieron a un grupo de hombres y mujeres de entre 21 y 45 años, y les pidieron que comenzaran a realizar una hora de actividad física cuatro veces a la semana. Tal como se esperaba, después de 12 semanas los sujetos estudiados tenían mejor condición física. Su VO_2 máximo había aumentado de manera significativa.

Sin embargo, éste no fue el único beneficio resultante de todo ese ejercicio. Un mayor volumen de sangre comenzó a fluir al hipocampo, la parte del cerebro donde ocurre la neurogénesis. La resonancia magnética funcional mostró que una porción del hipocampo de cada persona ahora recibía casi dos veces el volumen anterior de sangre. Los científicos sospechaban que el bombeo de sangre a esa parte del cerebro había ayudado a la producción de nuevas neuronas.

El estudio de Columbia sugiere que el encogimiento del hipocampo, fenómeno común en el proceso de envejecimiento, podía ser retardado mediante el ejercicio. Los voluntarios de este estudio mostraron mejoras significativas en su memoria, en una prueba de evocación de palabras, después de haberse ejercitado durante tres meses. Además, las personas que más habían aumentado su VO_2 máximo sacaron las mejores calificaciones en la prueba.

"Resulta natural inferir que la neurogénesis sucede en el hipocampo de las personas —explica el líder del estudio, el doctor Scott A. Small, profesor de neurología en Columbia—, y que hacer ejercicio estimula la neurogénesis."

Luchar contra las sombras

Con la edad, los ratones (y las personas) tienden a perder la capacidad de aferrarse a sus recuerdos y pensar de manera lúcida. Estos animales no gozan de un gran intelecto, para empezar. Los ratones jóvenes dedican la mayor parte de su capacidad cerebral a encontrar comida o sexo. No obstante, con el paso del tiempo hay un declive lamentable en su habilidad para conseguir alimento o pareja. Se confunden y se distraen; sus recuerdos desaparecen como sombras.

Excepto si corren.

En experimentos que reforzaron y ampliaron nuestro entendimiento sobre cómo el movimiento afecta el pensamiento, los científicos del Laboratorio de Neurociencias del Instituto Nacional sobre el Envejecimiento dividieron a un conjunto de ratones jóvenes y a otro conjunto similar de ratones viejos en dos grupos. Los científicos instalaron ruedas para correr en las jaulas de la mitad de los ratones jóvenes y adultos. La otra mitad de ambos conjuntos permaneció sedentaria. La mayoría de los ratones disfrutan correr, y los jóvenes con las ruedas para correr pasaban horas girándolas con sus patitas. Incluso los ratones viejos corrían al menos una hora al día.

Pasaron las semanas. Los ratones corrían o, en el caso de los habitantes de las jaulas sin ruedas, descansaban. Luego, cada uno de los ratones fue colocado en una caja individual de plexiglás que incluía una pantalla sensible al tacto adecuada a su tamaño. Sobre la pantalla, diseñada para reconocer los toques más leves de la nariz del roedor mediante sensores infrarrojos, se podían proyectar imágenes.

Los científicos enseñaron a los roedores a tocar los cuadros de luz con su nariz, utilizando un sistema de premios. En poco tiempo los ratones tenían que recordar y distinguir los distintos cuadrados que aparecían en la pantalla. A veces la tocaban y a veces tardaban mucho. Esto servía para probar el patrón de separación y otros elementos del aprendizaje y la memoria de los roedores.

Los jóvenes corredores demostraron su maestría. Procesaban la información más rápido y con menos errores que los ratones sedentarios. Después de analizar su tejido cerebral, también resultó que tenían dos veces más neuronas nuevas en su hipocampo que los animales inmóviles.

Las mejoras tardaron más y fueron menos sorprendentes entre los ratones mayores que se habían ejercitado. Por último, los viejos sedentarios no experimentaron cambio alguno. Ninguno de ellos logró entender qué se suponía que tenía que hacer, aunque algunos poco a poco aprendieron a diferenciar uno de los cuadros de luz de los demás. Cuando lo lograban, se ganaban un delicioso premio. A diferencia del resto de los ratones viejos e inactivos, éstos fueron capaces de recordar y aprender.

Su cerebro mostraba poca evidencia de neurogénesis, aunque sí sugería que hay otros procesos dentro del cerebro que participan durante el ejercicio.

Usa la cabeza

Diferentes científicos tienen teorías distintas sobre cómo el ejercicio estimula al cerebro para remodelarse a sí mismo. Cada una de ellas implica un sinfín de procesos químicos interrelacionados. Una hipótesis popular apunta al factor de crecimiento insulínico tipo 1, una proteína que circula en la sangre. El cuerpo reacciona al ejercicio produciendo esta sustancia en grandes cantidades. El FCI1 tiene dificultades para entrar al cerebro. Por lo general, se detiene en la barrera hematoencefálica, pero se cree que el ejercicio puede ayudarlo a atravesar la barrera y estimular así la neurogénesis y otros cambios en el tejido cerebral.

Otros investigadores le dan crédito al factor neurotrópico derivado del cerebro, como el responsable de muchos de los impactos benéficos del ejercicio en éste. El FNDC es una proteína producida en el cerebro y en todo el cuerpo, la cual fluye de manera abundante durante y después del ejercicio. Se sabe que esta proteína ayuda al desarrollo y crecimiento de las neuronas. También le permite al cerebro consolidar recuerdos a corto plazo como recuerdos permanentes en la memoria a largo plazo.

Por último, está la proteína morfogénica ósea. En la Escuela de Medicina de Feinberg de la Universidad Northwestern, los científicos han estado manipulando los niveles de esta proteína en el cerebro de sus ratones de laboratorio. La PMO, presente en muchos tejidos en todo el cuerpo, afecta el desarrollo celular de diversas maneras. Algunas de ellas son poco deseables.

Se ha encontrado que la PMO en el cerebro contribuye al control de la división de células madre. Te alegrará saber que el cerebro está repleto de células madre adultas que, con el ímpetu adecuado, pueden dividirse y convertirse en células madre adicionales o jóvenes neuronas. Conforme envejecemos, estas células madre tienden a responder menos. No se dividen con tanta facilidad y pueden caer en un tipo de sueño celular. La PMO es la sustancia que activa ese sueño, dice el doctor John A. Kessler, jefe de neurología en la Universidad Northwestern y autor de muchos estudios sobre la sustancia. Mientras más activa esté la PMO y sus distintas señales en el cerebro, más inactivas se volverán las células madre y, por tanto, la neurogénesis disminuirá. El cerebro se vuelve lento, menos ágil y, sin importar la edad cronológica, más viejo en términos fisiológicos.

Sin embargo, el ejercicio contrarresta algunos de los efectos adormecedores de la PMO, dice el doctor Kessler. En sus experimentos, los ratones que tenían acceso a una rueda para correr mostraron 50% menos actividad cerebral relacionada con la PMO que el grupo de control de ratones sedentarios, en tan sólo una semana. También mostraron un incremento notable de nogina, proteína que inhibe los efectos de la PMO. Mientras más nogina haya en tu cerebro, menor será la actividad de la PMO; además, aumentará la división de células madre en tu cerebro, al igual que la neurogénesis. Los ratones de Northwestern, cuyos cerebros fueron bañados de manera directa con grandes dosis de nogina, dijo el doctor Kessler, "se convirtieron en pequeños genios, si es que eso existe". Resolvieron con pericia los laberintos y otras pruebas.

Aún no se sabe si el ejercicio reduce la actividad de la PMO de manera directa o si lo hace al incrementar la producción de nogina, y quizá no importa. Los resultados hablan por sí mismos. La actividad física ayuda a asegurar que las células madre del cerebro se mantengan activas y capaces de generar nuevas neuronas. Esto sucede gracias a la compleja interacción entre la nogina y la PMO. "Si los fanáticos del ejercicio quieren una explicación racional para hacer lo que hacen, debe ser ésta", dice el doctor Kessler.

Pero espera, hay más. El ejercicio también fortalece las células cerebrales individuales, tanto como los músculos. Los músculos, por supuesto, se hacen más fuertes con el ejercicio. Este proceso se debe en parte al aumento en el número de mitocondrias del músculo, aquellos pequeños organelos que flotan en el núcleo de las células y las ayudan a generar energía. Mientras más grande sea la densidad mitocondrial de una célula, mayor será su vitalidad.

Como los músculos, el cerebro también trabaja durante el ejercicio. "El cerebro tiene que esforzarse mucho para mantener los músculos en movimiento" y todos los sistemas corporales sincronizados, dice el doctor J. Mark Davis, profesor de ciencias del ejercicio en la Escuela Arnold de Salud Pública, de la Universidad de Carolina del Sur. Las resonancias magnéticas han demostrado que la actividad metabólica en muchas partes del cerebro se inicia durante el ejercicio, pero no es claro si las células cerebrales se adaptan y cambian como las musculares.

El doctor Davis y sus colegas pusieron ratones a correr por ocho semanas y mantuvieron a un grupo de control inactivo. Al final de los dos meses, los investigadores hicieron que ambos grupos corrieran en caminadoras hasta el agotamiento. Los ratones corredores estaban en mejor forma y soportaron casi el doble de tiempo en la caminadora que los animales sedentarios. Las células de sus cerebros también estaban en mejores condiciones. Cuando los científicos examinaron muestras de tejido extraído de los cerebros de los animales ejercitados, encontraron importantes indicadores de nuevo desarrollo mitocondrial en las células cerebrales. No había nada similar en el cerebro de los ratones sedentarios.

Las implicaciones de este descubrimiento son emocionantes. Las células cerebrales reenergizadas deberían ser resistentes a la fatiga, dice el doctor Davis. En vista de que la fatiga corporal está determinada parcialmente por las señales del cerebro, ejercitar tu cuerpo podría significar entrenar a tu cerebro para ser capaz de soportar más ejercicio, y así ampliar los beneficios. Revitalizar las células cerebrales también puede reducir la fatiga mental y agudizar tu pensamiento, "incluso cuando no te estás ejercitando", dice el doctor Davis.

Quizá lo más importante del aumento en la densidad mitocondrial, por lo menos en teoría, es la protección contra enfermedades neurológicas. "Existe evidencia [a partir de otros estudios] de que el déficit mitocondrial en el cerebro puede tener un papel importante en el desarrollo de enfermedades neurodegenerativas", incluyendo Alzheimer o Parkinson, dice el doctor Davis. "Tener una reserva más grande de mitocondrias en las células cerebrales podría proporcionar cierta protección contra dichas enfermedades", afirma.

"Al parecer, no hay medicamento o intervención que se acerque remotamente a la efectividad del ejercicio" para mantener o incrementar las capacidades cognitivas de una persona, dice el doctor Hillman.

El efecto va más allá de la habilidad de pensar y recordar. El ejercicio también altera de manera dramática cómo te sientes.

Cerebro de Buda

Los investigadores de la Universidad de Princeton recientemente hicieron un descubrimiento sorprendente: las neuronas que aparecen gracias al ejercicio parecen ser extraordinariamente tranquilas. En el experimento, los científicos le permitieron correr a uno de los dos grupos de ratas. El segundo se mantuvo en reposo. Después, todas las ratas nadaron en agua fría, lo cual, como recordarás, no les encanta, pues les produce un estrés similar a cuando tenemos una fecha límite en el trabajo o un conflicto marital.

Al final, los científicos examinaron el cerebro de los animales. Usaron indicadores celulares para determinar cuáles eran las neuronas más jóvenes. Estas células habían sido creadas durante las semanas posteriores al inicio del experimento. También monitorearon la actividad genética para saber si las neuronas individuales habían respondido al estrés.

Finalmente, descubrieron que el estrés de la natación había activado neuronas en todo el cerebro de los animales, se hubieran ejercitado o no. Sin embargo, las neuronas recién nacidas de las ratas corredoras (es decir, la células cuya formación los científicos atribuían al ejercicio) tenían muchas menos probabilidades de expresar los genes relacionados con el estrés. Se mantuvieron tranquilas. "Las células nacidas por correr", concluyeron los investigadores, al parecer estaban "protegidas específicamente de la exposición a una experiencia estresante". Gracias al ejercicio, las ratas desarrollaron un cerebro más tranquilo a nivel de la bioquímica molecular.

Para las personas que están preocupadas por la condición de su memoria, la noticia de que el ejercicio también mejora el humor y disminuye la ansiedad no podría ser más oportuna. Además, el efecto en las emociones y en el humor puede ser muy amplio. En un experimento de la Universidad de Yale, los investigadores descubrieron que el ejercicio prolongado alteraba la expresión de casi tres docenas de genes asociados al humor en el cerebro de los ratones de laboratorio. Además, un estudio alemán concluyó que la actividad ligera, como caminar o hacer jardinería, hacía "felices" a los participantes, según la impresión de los científicos. De igual manera, un experimento muy similar desarrollado por investigadores de la Universidad Estatal de Oklahoma descubrió que las ratas hembra a las que se les permitía correr a paso moderado de 10 a 60 minutos varias veces a la semana —mi régimen de ejercicio, curiosamente— demostraron una firme salud mental durante las pruebas de estrés. Mi esposo no podría creerlo si escuchara dicho descubrimiento.

Incluso el enojo parece ceder ante el ejercicio moderado. En un estudio presentado en la conferencia del Colegio Americano de Medicina del Deporte, cientos de estudiantes de la Universidad de Georgia llenaron cuestionarios sobre su humor. Los investigadores eligieron a 16 hombres jóvenes "propensos a la ira" o, en términos menos técnicos, que explotan a la primera. Según sus cuestionarios, estos chicos eran muy sensibles.

Los investigadores invitaron a los hombres a un laboratorio y los hicieron llenar una encuesta sobre su humor actual. Durante los dos días del estudio, los jóvenes recibieron redes para el cabello de alta tecnología, equipadas con múltiples sensores para monitorear la actividad eléctrica en el cerebro. Después, los científicos proyectaron una serie de diapositivas en pantallas dispuestas frente a cada uno de los sujetos. El propósito de las diapositivas era inducir ira. Las imágenes incluían eventos inquietantes, como reuniones del Ku Klux Klan y soldados apuntando sus pistolas a niños, intercaladas con otras fotografías más agradables. La actividad eléctrica en el cerebro de los hombres indicaba que las imágenes habían comenzado a enfurecerlos. Para confirmar esto, describieron su ira utilizando una escala del 0 al 9.

El primer día, los hombres se sentaron a descansar; el segundo, pedalearon en una bicicleta estacionaria por 30 minutos a ritmo moderado. Mientras tanto, los científicos registraron sus patrones cerebrales y sus estimados verbales para describir su nivel de enojo. Después vieron las diapositivas por segunda vez.

Los resultados mostraron que, cuando los voluntarios no se habían ejercitado, la segunda ronda de diapositivas despertaba mucha más ira que la primera. Por otro lado, después del ejercicio la ira de los hombres alcanzaba un límite estable. Las fotografías aún los irritaban —el ejercicio no los había vuelto inmunes a las imágenes—, pero el ejercicio les ayudó a mantener el control de sus emociones.

"El ejercicio, incluso una sola sesión, puede tener un efecto profiláctico fuerte contra la acumulación de ira —dice el doctor Nathaniel Thom, fisiólogo del estrés y director de este estudio—. Entonces, si te expones a una situación que sabes que te va a enojar, sal a correr primero."

No dejes que los bravucones te depriman

El ejercicio también es un escudo emocional. Considéralo la próxima vez que te enfrentes a una persona que tiene… ¿cómo decirlo? "problemas" y no ha salido a correr. Los investigadores del Instituto Nacional de Salud Mental aprendieron esto cuando soltaron a un grupo de ratones bravucones en las jaulas de ratones normales.

En una simulación tan acertada como alarmante de muchas situaciones de oficina, los investigadores del instituto reunieron dos tipos de ratones. Algunos eran fuertes y agresivos y el resto mucho menos. Todos eran machos. Los ratones alfa tenían jaulas privadas. En su hábitat natural, los ratones macho son solitarios y territoriales. Por eso, cuando introdujeron a los ratones enclenques a las jaulas de los roedores agresivos, separados sólo por una barrera transparente, los ratones grandes comenzaron a actuar como matones. Utilizaron todas las técnicas de intimidación animal y, durante los periodos diarios de cinco minutos en los que retiraban la barrera, los científicos tenían que impedir que lastimaran a los ratones pequeños. Ante esta situación, los animales pequeños se volvieron nerviosos y sumisos, tal como se esperaba.

Después de dos semanas de convivencia, muchos de los ratones débiles tenían los nervios de punta. Los ratones fueron sometidos a una serie de pruebas en situaciones estresantes fuera de las jaulas, a las que respondieron con algo que los científicos llamaron "comportamiento similar a la ansiedad". Se paralizaban o corrían a esconderse a una esquina oscura; todo los alteraba. "No solemos usar palabras como *depresión* para describir la condición de un animal", dice el doctor Michel L. Lehmann, miembro del instituto que llevó a cabo el estudio. Pero en la práctica, los ratones reaccionaron al abuso y amedrentamiento constante deprimiéndose.

No obstante, esa condición no apareció en un subgrupo separado de ratones que había tenido acceso a una rueda para correr varias semanas antes de vivir junto a los ratones agresivos. Aunque eran prudentes y sumisos cuando los bravucones los enfrentaban, estos ratones se comportaban de manera normal el resto del tiempo. En situaciones desconocidas no reaccionaban paralizándose o aferrándose a espacios oscuros. Eran capaces de explorar. En palabras del doctor Lehmann, estos ratones parecían ser "resistentes al estrés".

"En el caso de las personas, sabemos que la exposición repetida al estrés puede generar trastornos de ansiedad y depresión", dice el doctor Lehmann. "Sin embargo, uno de los misterios" de las enfermedades mentales "es por qué algunas personas responden al estrés de manera patológica y otras parecen ser resistentes a él".

La respuesta, por lo menos en parte, puede ser el ejercicio. "Todo parece indicar que el estrés positivo del ejercicio prepara las células, estructuras y vías cerebrales para soportar otros tipos de estrés", dice el doctor Michael Hopkins, investigador afiliado del Laboratorio de Neurobiología del Aprendizaje y la Memoria, en la Universidad de Dartmouth, quien se ha dedicado a estudiar las distintas maneras en las que el ejercicio afecta el pensamiento y las emociones. "El hecho de que el cuerpo pueda traducir el estrés físico al reino del estrés psicológico en realidad es muy sorprendente."

Por supuesto, como todos sabemos, los ratones no son personas. Sin embargo, los científicos creen que este experimento particular es una representación certera de las relaciones interpersonales humanas. Este tipo de jerarquías, como la de los ratones bravucones y el estrés que generan, está presente entre la gente todo el tiempo, dice el doctor Lehmann. Sólo piensa en algún trabajo que hayas tenido en una oficina disfuncional. (También es importante señalar que este mismo experimento no se puede realizar con ratones hembra, pues éstas disfrutan compartir jaulas, dice el doctor Lehmann. Por ello, él y sus colegas están planeando una versión de esta prueba centrada en las hembras. En ella, "las compañeras de jaula serán cambiadas de manera constante". De ese modo, las ratonas que siempre se queden en la jaula se lamentarán y sufrirán estrés emocional.)

Quizá lo mejor de todo es que, según el doctor Lehmann, no es necesario ni conveniente hacer varias horas de ejercicio diario para alcanzar resistencia emocional. Los ratones de su laboratorio corrían sólo cuando lo deseaban y por el tiempo que quisieran. Por su parte, el doctor Lehmann no corre, pero no tiene auto y camina a todos lados y, aunque vive en Washington, DC, un hervidero de estrés, se describe a sí mismo como "un tipo bastante tranquilo".

¿Todo ejercicio ejercita?

Aún no se sabe con certeza si hay un tipo de ejercicio mejor que otros para estimular cambios cerebrales. Muchos investigadores son defensores del ejercicio de resistencia, como caminar, correr, hacer bicicleta, nadar, etc. En uno de los pocos experimentos realizados con el fin de comparar los efectos de los distintos tipos de regímenes de ejercicio en el funcionamiento mental, 21 estudiantes de la Universidad de Illinois memorizaron una cadena de letras para luego identificarla en una lista que se les mostró brevemente al finalizar. Antes de hacer la prueba por segunda vez, se les pidió que hicieran una de tres cosas durante 30 minutos: sentarse tranquilamente, correr en una caminadora o levantar pesas. Después de un enfriamiento adicional de 30 minutos, los sujetos fueron puestos a prueba de nuevo. Los días siguientes, los estudiantes regresaron a intentar las otras dos opciones. Los participantes fueron notablemente más rápidos y precisos en la segunda prueba después de haber corrido que cuando habían realizado las otras dos opciones. Además, también tuvieron un mejor desempeño en la prueba posterior al enfriamiento.

"Al parecer hay algo en el ejercicio aeróbico —dice el doctor Hillman, quien dirigió el estudio—, pues estimula cambios en la estructura y la función del cerebro. Aún no queda claro si otros tipos de ejercicio pueden lograrlo."

La doctora Henriette van Praag, investigadora del Laboratorio de Neurociencias del Instituto Nacional del Envejecimiento, está de acuerdo. "Tal parece que varios factores de crecimiento son llevados de la periferia del cuerpo al cerebro para comenzar o intensificar una cascada molecular en su interior —dice—. Para que eso suceda se necesita un cambio relativamente drástico en el flujo de sangre", como el que ocurre al correr o nadar.

Sin embargo, hay evidencia limitada de que el entrenamiento con pesas quizá pueda tener el mismo impacto positivo. Recientemente, científicos de Brasil desarrollaron la primera versión animal plausible del entrenamiento con pesas. Estudiar los efectos moleculares del entrenamiento de fuerza en el cerebro ha sido difícil porque los animales no pueden levantar pesas. Las ratas y ratones de laboratorio, así como otro animales, suelen disfrutar correr y por lo general pueden nadar. Por eso ha sido fácil usar animales para estudiar el efecto del ejercicio aeróbico en el cerebro. (Hacerlo con ciclismo es difícil, por supuesto.) No obstante, los animales de laboratorio no pueden cargar pesas y no caben en los aparatos de gimnasio.

Entonces, los investigadores brasileños tuvieron la buena idea de sujetar pesas a las colas de un grupo de ratas de laboratorio y hacerlas trepar lentamente una escalera cinco veces a la semana. Después de ocho semanas, los animales con peso en la cola habían desarrollado los músculos inflados de los humanos fanáticos del gimnasio, un indicador de que el régimen se concentraba en los músculos. También comenzaron a ser más inteligentes y tuvieron mejores resultados en pruebas de memoria y aprendizaje que las ratas sedentarias. Cuando los cinéticos compararon el tejido cerebral de ambos grupos encontraron que el cerebro de las ratas musculosas contenía muchos más factores de crecimiento asociados con la neurogénesis que el resto.

Los pocos estudios aplicables a humanos también son alentadores. En uno de ellos, un grupo de mujeres de 65 años o más completaron 12 meses de entrenamiento ligero con pesas dos veces a la semana. No hicieron ejercicios de resistencia, como caminar. Al final del año obtuvieron resultados considerablemente mejores en pruebas de capacidad de procesamiento mental que las mujeres del grupo de control. Las imágenes obtenidas mediante la máquina de resonancia magnética funcional mostraron que la parte del cerebro encargada del control de la toma de decisiones, así como otros tipos de pensamiento, eran más activos en las mujeres que habían entrenado con pesas.

"No queremos demostrar que levantar pesas es mejor que la actividad aeróbica" para retrasar el deterioro cognitivo, dice la doctora Teresa Liu-Ambrose, de la Universidad de Columbia Británica y líder de este estudio. "Pero sí parece ser una opción viable."

La tanga de la suerte

Los efectos del ejercicio en la mente van en ambas direcciones. Si la actividad física tiene un impacto positivo sobre el pensamiento, pensar también ejerce una gran influencia sobre el desempeño físico, aunque a veces pueda ser poco estable o inconstante. Considera la seguridad. Algunos estudios han encontrado una correlación entre la seguridad o autoconfianza y un mejor desempeño deportivo. No obstante, otros han probado que los atletas con demasiada confianza en sí mismos pueden llegar a ignorar las señales sobre sus necesidades diarias; en otras palabras, pueden no poner suficiente atención a sus oponentes, las condiciones climáticas, su vestimenta o las advertencias de su propio cuerpo cansado. Todos estos factores pueden llevar a un atleta al fracaso.

La confianza es particularmente peligrosa cuando se trata del riesgo de sufrir lesiones. Los científicos creen que los atletas con demasiada confianza en sí mismos corren más riesgo de lesionarse, pues no hay nada como un ego a prueba de balas para atraer un accidente. Por otro lado, la falta de confianza atlética tampoco es de mucha ayuda. Una encuesta reciente con atletas de preparatoria reveló que los jóvenes que en la pretemporada declaraban no estar seguros de poder lograr un buen desempeño en los juegos y encuentros próximos tendían a lesionarse, sobre todo en el caso de las mujeres.

No obstante, la confianza representa un mayor problema cuando está anclada al autoengaño, tal como señaló un estudio con payasos y acróbatas. En este estudio, 47 atletas que querían obtener trabajo en un espectáculo del Cirque du Soleil llenaron cuestionarios sobre su salud y sus actitudes al inicio del campamento de entrenamiento. Cada uno de los atletas había competido en torneos de gimnasia, clavados, natación o trampolín a nivel mundial. Estaban acostumbrados a saber todo lo que sus cuerpos podían hacer. Sin embargo, esta vez se enfrentarían a una disciplina totalmente nueva. El régimen del campamento de entrenamiento era intenso, todo un reto para mente y cuerpo, de acuerdo con la doctora Madeleine Hallé, psicóloga del espectáculo del Cirque du Soleil. Aquí, los atletas eran principiantes, por primera vez después de muchos años de pertenecer a los mejores del mundo en su disciplina.

Más de la mitad se lesionó en algún momento del campamento de cuatro meses; algunos, más de una vez. Las lesiones eran más comunes entre los participantes que, de acuerdo con sus cuestionarios, poseían ya sea poca "autosuficiencia" o una especie de autoconfianza exponenciada, o bien la sensación de ser capaces de lograr cualquier tarea que se propusieran. Sin embargo, no todos los atletas con baja autosuficiencia se lesionaron. Algunos se consideraban incapaces de cumplir con las exigencias del Cirque, aunque se equivocaban. Otros atletas respondieron tener alto nivel de autosuficiencia y se lesionaron en múltiples ocasiones.

Se demostró que muchos de ellos no estaban listos físicamente, aunque estaban convencidos de lo contrario.

Saber distinguir entre carecer de autoconfianza cuando deberías tenerla y tenerla cuando quizá no deberías podría marcar una gran diferencia tanto en el desempeño como en la prevención de lesiones, dice el doctor Ian Shrier, profesor del Departamento de Medicina Familiar de la Universidad McGill, quien estudió a los postulantes del circo. También afectará la respuesta adecuada. Si estás en lo correcto y te falta práctica para realizar alguna tarea con éxito, la mejor solución es aumentar el entrenamiento físico y seguir el consejo de expertos. Si tienes la capacidad pero no lo crees, probablemente deberías concentrarte en desarrollar habilidades psicológicas y aprender a lidiar con las posibilidades, en lugar de mejorar la técnica física.

Esto, inevitablemente, nos lleva al tema de la ropa interior de la suerte. Si careces de confianza a pesar de poseer una buena técnica y el entrenamiento adecuado, la ciencia tiene una sugerencia para ti: recurre a la suerte. Un número impresionante de atletas de clase mundial son profundamente supersticiosos. Durante años, Michael Jordan usó los shorts de sus días como ganador del campeonato nacional en el equipo de la Universidad de Carolina del Norte debajo del uniforme de los Bulls de Chicago. Se rumora que Serena Williams no se cambia las calcetas cuando lleva la delantera en algún torneo. Otros atletas profesionales cargan amuletos o hacen rituales, como botar la pelota de basquetbol en secuencias elaboradas antes de un tiro libre o besar la pelota de golf antes de un golpe corto. El jugador de primera base Jason Giambi confesó alguna vez que se ponía una "tanga de la suerte" cuando su promedio de bateo bajaba. (Durante la carrera de Giambi el ritual de la tanga se volvió tan poderoso que cuando sus compañeros de equipo pasaban por una mala racha se la pedían prestada.)

Ahora bien, ¿sirve de algo la ropa interior de la suerte? Desafortunadamente para las personas como yo, que en verdad odian las tangas, los investigadores de la Universidad de Colonia, en Alemania, encontraron la respuesta: un innegable sí. En una serie de experimentos, los científicos les pidieron a los estudiantes universitarios que hicieran tantos tiros cortos de golf como pudieran en el *green*. Antes de su primer intento, todos los participantes recibieron una pelota de golf. Algunos de los participantes escucharon lo siguiente: "Toma esta pelota, hasta ahora les ha traído suerte a todos". El resto escuchó un menos interesante: "Aquí está la pelota que todos han usado hasta ahora". Cada estudiante realizó 10 tiros.

Los estudiantes que utilizaron la "pelota de la suerte" anotaron más veces que los demás.

Después, los investigadores reunieron a un grupo distinto de estudiantes para completar una prueba de agilidad. Los jóvenes recibieron un cubo de plástico que contenía 36 pelotas y una plataforma con 36 agujeros. La instrucción era mover la caja hasta que todas las pelotitas entraran a los hoyos. Al principio recibieron las indicaciones de un moderador, quien les dijo a algunos de los voluntarios: "Aprieto mis pulgares por ti", una frase alemana equivalente a nuestro "cruzar los dedos" o "poner changuitos" para la suerte. El resto recibió instrucciones neutrales. Por un margen considerable, los voluntarios a los que les prometieron apretar los pulgares lograron meter las pelotas en los agujeros con mayor rapidez.

"Activar una superstición de buena suerte —concluyeron los autores— mejora el desempeño al promover la creencia de las personas respecto a su propia capacidad para completar una tarea con éxito." De manera más específica, añadieron: "Estos resultados sugieren que la combinación bien equilibrada de talento, entrenamiento arduo y ropa interior de la suerte fue la clave del extraordinario desempeño de Michael Jordan".

Lo anterior es sin duda interesante. Las supersticiones afloran con mayor frecuencia en situaciones en las que el talento se lleva al límite y cualquier ventaja puede ser decisiva, incluso si se trata de una fantástica. En un estupendo experimento de la Universidad de Colorado, en Colorado Springs, un grupo de estudiantes practicaron tiros cortos o *putts*. La primera ronda fue fácil, pues se encontraban a apenas 90 centímetros del hoyo. La segunda ronda consistió en tiros de 2.7 metros. Cada voluntario tiró 20 veces en ambas distancias. Los estudiantes podían elegir su pelota de una canasta que contenía cuatro colores distintos. Durante la ronda fácil, los mejores tiradores sacaron pelotas sin fijarse; no les interesaban los colores. Sin embargo, los participantes menos talentosos, con puntería más deficiente, tendían a elegir pelotas del mismo color después de un tiro exitoso; de alguna manera, se había convertido en su "color de la suerte".

Cuando la prueba cambió a los tiros largos, los mejores golfistas también comenzaron a elegir pelotas del mismo color después de un tiro exitoso. Como sus habilidades estaban a prueba, comenzaron a recurrir a la suerte para incrementar las probabilidades de triunfar. Por otro lado, los tiradores menos capaces, que fallaron la mayoría de los hoyos de la segunda ronda, ya no mostraron preferencia por el color anterior. Ni siquiera la suerte podía ayudarlos ahora.

La lección de éste y otros experimentos es que, en el nivel más básico, ser supersticioso no es síntoma de debilidad, "sino de esperanza", dice la doctora Kristi Erdal, profesora de psicología en la Universidad de Colorado y autora del estudio anterior. Quizá estés recurriendo a una fuerza externa e intangible, pero no has tirado la toalla. Y eso, en el sentido más amplio, es el mensaje de toda la ciencia dedicada a estudiar el ejercicio y el cerebro: sigue intentando. Todos los investigadores con quienes hablé sobre este tema hacen ejercicio. Algunos corren, otros caminan; hay algunos ciclistas y muchos practican tenis. Ninguno es sedentario. Saben demasiado y, afortunadamente, están dispuestos a compartir su conocimiento.

"Como neurólogo —dice el doctor Small, de la Universidad de Columbia—, la gente me pregunta todo el tiempo, en cocteles y fiestas, qué pueden hacer para protegerse del mal funcionamiento mental. Siempre les digo: 'Deja tu vaso y sal a correr'."

Cómo agilizar tu mente y mejorar tu humor

1. Ejercita tu cerebro

En un estudio con personas mayores sedentarias que comenzaron un programa de caminata, se observó un crecimiento significativo en ciertas áreas de su cerebro seis meses después de iniciar la actividad física. Los científicos creen que el ejercicio incentivó la creación de nuevas neuronas, vasos sanguíneos y conexiones neuronales. Los cerebros de estos sujetos eran más grandes, rápidos y saludables. Al final, obtuvieron mejores resultados en pruebas de memoria y toma de decisiones que las personas que permanecieron sedentarias.

2. Un poco es suficiente

Entre los ratones, un periodo de ejercicio relativamente corto al parecer produce resultados importantes en términos de beneficios cognitivos. "Caminar alrededor de la cuadra, cocinar, hacer jardinería y limpiar; ese tipo de cosas" mejoraron de manera considerable la función cognitiva de un grupo de adultos mayores, de acuerdo con la doctora Middleton, quien estudió de cerca a este grupo.

3. Corre lejos de la pérdida de memoria

"Los estudios epidemiológicos muestran que, a largo plazo, los corredores tienen menos riesgo de desarrollar enfermedades neurológicas", incluyendo Alzheimer y Parkinson, dice el doctor Mark Tarnopolsky, profesor de medicina en el Hospital Infantil Mc-Master, quien durante décadas ha estudiado la relación entre el ejercicio y el cerebro. Tarnopolsky, además, corre todos los días.

4. Saca también a los niños, por tu propio bien

Estudios de la Universidad de Illinois han encontrado que "sólo 20 minutos de caminata" antes de un examen pueden aumentar las calificaciones de tus hijos, incluso si se trata de niños con mala condición física o sobrepeso, según el doctor Hillman, quien ha estudiado el impacto del ejercicio en el cerebro de los niños. Otras investigaciones de su laboratorio han mostrado que los niños con buena condición aeróbica obtienen calificaciones más altas en exámenes complejos de memoria que sus compañeros menos saludables. Quizá sea más convincente desde el punto de vista de un padre. Un estudio sueco de varios años comprobó, gracias a un millón de hombres de 18 años que se habían unido al ejército, que la buena condición física correspondía a un coeficiente intelectual más alto, incluso entre gemelos idénticos. Los suecos saludables también tenían más probabilidades que el resto de tener carreras lucrativas. Esto significa, suponemos, que son menos propensos a mudarse al sótano de sus padres.

5. ¿Atlético y tonto?

Los investigadores japoneses recientemente instalaron pesas en las ruedas para correr de un grupo de ratas. El propósito era lograr algo parecido a aumentar la resistencia de una bicicleta. El peso en la rueda equivalía a 30% de la masa corporal de las ratas, las cuales apenas podían moverse, luchando contra la corriente, como si quisieran caminar en sentido opuesto al viento de un huracán. Después de ocho semanas, los animales habían aumentado la masa muscular de sus piernas, mientras que un grupo de ratas que disfrutaba del ejercicio en una rueda sin peso no cambió. Las ratas musculosas también mostraron niveles superiores de actividad genética en el cerebro, asociada con mejoras en el funcionamiento cerebral. Mientras más fuertes eran, mejor funcionaba su cerebro.

6. Da un paso, levánta el ánimo

Ejercitarse acelera la producción de serotonina. Los niveles atípicamente bajos de esta sustancia se han asociado con la ansiedad y la depresión. En algunos estudios, el ejercicio ha demostrado ser más efectivo que los medicamentos contra la depresión para mejorar la condición emocional de las personas.

7. Sé paciente

Los cambios reductores de estrés en el cerebro producidos por el ejercicio no suceden de la noche a la mañana. En los experimentos de la Universidad de Colorado, las ratas que corrieron durante sólo tres semanas no mostraron una reducción significativa en la ansiedad inducida por el estrés. Sin embargo, aquéllas que corrieron al menos seis semanas sí mostraron mejoras. "Algo sucedió entre la semana tres y la seis", dice el doctor Benjamin Greenwood, quien ayudó a llevar a cabo los experimentos. La lección, dice, es "no te rindas". Quizá no sientas una reducción mágica de estrés después de salir a correr o nadar por primera vez, pero el cambio molecular y bioquímico comenzará, asegura Greenwood. Después de algún tiempo, los cambios serán profundos.

8. Encuentra a un compañero de viaje

Un experimento muy enternecedor con una especie de ratas gregarias y sociales encontró que cuando los animales vivían solos sus cerebros no se beneficiaban tanto del ejercicio como cuando compartían jaulas. La soledad aumentaba el nivel de hormonas de estrés en el cerebro de los animales. El ejercicio añadía estrés y, al parecer, anulaba los efectos positivos de la actividad física. Las ratas en jaulas compartidas produjeron cantidades copiosas de neuronas nuevas durante el ejercicio; los roedores solitarios, no.

9. Acuéstate

El sexo puede incentivar la neurogénesis. Después de todo, constituye ejercicio moderado. Si lo haces bien, por supuesto. Cuando las ratas macho del Instituto de Neurociencias de Princeton tuvieron acceso a "hembras sexualmente receptivas", los machos respondieron como dicta la naturaleza y comenzaron a copular vigorosamente con éstas. La actividad dio como resultado un incremento de neurogénesis en su cerebro. El sexo mejoró su habilidad para pensar.

9

LA SUPERVIVENCIA DEL MÁS APTO

Si el *Australopithecus afarensis* no hubiera existido, quizá no necesitaríamos usar aparatos de ejercicios. Éste es uno de los ancestros del ser humano moderno con más iniciativa, que se paró en dos piernas hace tres y medio millones de años. Otras especies humanoides se habían vuelto bípedas antes, pero el *Australopithecus afarensis* fue el mejor de todos. El bipedalismo ágil cambió las cosas por completo para los homínidos. Estos seres humanos tempranos podían ver más lejos que otros animales, pues sus ojos ahora llegaban más arriba y eran capaces de mirar sobre los pastos altos de la sabana. Con el pecho alineado verticalmente, sus pulmones podían expandirse más: podían respirar con mayor profundidad.

Y lo más importante, podían moverse distinto. Hace algún tiempo, antropólogos y otros científicos establecieron que la manera más eficiente para viajar distancias largas es caminar y la mejor postura para hacerlo es con la columna recta. Los científicos determinaron lo anterior mediante el ingenioso y conveniente método de filmar a una gran variedad de animales —antílopes, burros, perros y seres humanos— mientras corrían a gran velocidad o a medio galope, trotaban o caminaban en caminadoras. Al mismo tiempo, midieron su consumo de oxígeno. Los humanos bípedos resultaron ser corredores mediocres, comparados con los cuadrúpedos. Los animales de cuatro patas corren más rápido que nosotros y utilizan mucho menos oxígeno para recorrer la misma distancia. Pero nosotros podemos caminar más; los humanos aumentaron su eficiencia al caminar cuando se volvieron bípedos. Un hompinido prehistórico era capaz de caminar un kilómetro utilizando una cantidad mucho menor de energía de la que un antílope utilizaría para correr esa misma distancia. Entonces, aunque era más lento, también era implacable y capaz de seguir al veloz antílope hasta que a éste no le quedara más remedio que hincarse a descansar y refrescarse.

Esta dinámica de caza moldeó el futuro de ambas especies, tanto presas como depredadores. "La locomoción, el movimiento a través del espacio, es el comportamiento que más afecta la morfología y fisiología de los animales", escribieron los biólogos del Departamento de Biología Integrativa de la Universidad de California en Berkeley, en uno de los números recientes de la revista *Science*.

En esencia, la clave para el éxito temprano del humano en su entorno fue su capacidad de moverse como se movía. "La actividad era obligatoria para la supervivencia", escribe el doctor Frank Booth de la Universidad de Missouri, experto en fisiología humana e inactividad. Entre los primeros humanos, aquellos que se mantenían activos todo el día conseguían más carne y parejas sexuales que los inactivos. Fueron padres de más hijos. Sus características genéticas sobrevivieron y se consolidaron. Los humanos que "no eran capaces de realizar actividad física", escribe el doctor Booth, estaban condenados a "salir seleccionados en la lotería de la información genética en extinción".

A lo largo de milenios, la necesidad de movimiento se intensificó y se interconectó aún más con el *ser* humano. Para el inicio de la era paleolítica, hace unos 8 000 años, los humanos podrían haberse definido como una especie en movimiento. Las especies humanas sobrevivientes, como el *Homo sapiens,* tenían cuerpos pequeños y ágiles, y cerebros muy grandes que requerían constante alimentación (el cerebro es muy activo en términos metabólicos). Estos órganos pensantes de gran tamaño los ayudaban a cazar y recolectar de manera eficiente, lo que le daba al *Homo sapiens* la carne adicional para permitir que su cerebro creciera aún más. El pensamiento complejo fue resultado y al mismo tiempo causa del movimiento. Los humanos "evolucionaron para alimentarse, refugiarse e inventar cosas mientras permanecían ambulantes", dice el doctor James Levine, médico e investigador de la

Clínica Mayo en Rochester, Minnesota, quien ha estudiado la fisiología de la inactividad durante años.

La actividad física parece ser una "necesidad evolutiva programada en nuestros genes", escribe el doctor Fernando Gómez-Pinilla, profesor de la UCLA, en un maravilloso artículo académico titulado "Revenge of the 'Sit' ".

Al final de la era paleolítica, hace cerca de 10000 años, los hombres ya eran hombres (y mujeres). Se había establecido el genoma humano fundamental. Resulta sorprendente lo poco que éste ha cambiado. De acuerdo con el doctor Booth, nuestro ADN actual es idéntico en 95% al de los humanos de la Prehistoria. Entonces, aunque aún poseemos "genes de la Edad de Piedra", dice, ahora vivimos en "circunstancias de la era espacial". Es una mezcla extraña.

SNP por aquí, SNP por allá

Este capítulo está caduco. Estaría caduco incluso si lo hubieras leído la misma semana en que lo terminé. Pocos campos científicos evolucionan tan rápido como los relacionados con la genética, en particular la genética del ejercicio. No fue sino hasta la década pasada cuando los fisiólogos y otros especialistas comenzaron a utilizar las técnicas de secuenciación genética moderna para buscar porciones específicas del genoma humano posiblemente relacionadas con la salud, la condición física o el desempeño atlético. En el año 2000, se realizó un "mapa" del genoma humano relativo al ejercicio, que fue compilado y publicado por los investigadores del Centro Pennington de Investigaciones Biomédicas. Este mapa señalaba los 29 "marcadores genéticos" del genoma humano completo de los cuales se había descubierto "evidencia de asociación o vínculo con el fenotipo de desempeño o condición física en personas sedentarias o activas". La versión más reciente es un mapa genético similar, publicado en 2011, que incluye datos sobre más de 800 genes. Desde entonces, se han identificado otros, probablemente esta misma mañana. Sin embargo, el esfuerzo es parecido al de Sísifo: el genoma humano es demasiado complejo, al igual que el movimiento. De acuerdo con los resultados del Proyecto del Genoma Humano, nuestro ADN contiene cerca de 25 000 genes: un número relativamente bajo, de hecho. En realidad, sólo es un factor de dos genes más que el número de genes de una lombriz, lo cual debería servir para bajarnos los humos. Sin embargo, los genes individuales son apenas el elemento más obvio del ADN. Cada gen contiene millones de bases, las cuales componen a los nucleótidos. Como tal vez ya olvidaste tu clase de biología, la explicación no sobra: los nucleótidos son las dos unidades que al juntarse crean la famosa forma de la doble hélice. Están compuestos de cuatro moléculas diferentes que se repiten (adenina, citosina, guanina y timina), las bases. Existen aproximadamente tres mil millones de secuencias de estas cuatro bases en el genoma humano, y su orden no siempre es el mismo en todas las personas. Cada uno de nosotros posee un particular polimorfismo del nucleótido simple (o SNP por sus siglas en inglés), la variación de una base dentro de la misma secuencia —por ejemplo, una persona puede tener citosina donde otra tiene timina—. Según la mayoría de los cálculos, el genoma humano contiene cientos de millones de SNP distintos. Las diferencias entre las personas se deben en gran medida a los SNP y, a grandes rasgos, éstos son lo que nos separa de los homínidos paleolíticos. Compartimos una gran parte del genoma de estos primeros humanos, porque, en general, éste no ha sufrido cambios significativos desde hace 10 000 años. Sin embargo, a lo largo de milenios ha habido algunos ajustes y cambios pequeños pero fundamentales. Incontables SNP han llegado y desaparecido, y con ellos su reacción sobre el cuerpo; si ésta no implicaba una ventaja evolutiva, terminaba por desaparecer. Después de todo, los genes no operan en el vacío. Trabajan desde el interior del cuerpo. La expresión o actividad genética es el motor de la biología. Los muchos SNP individuales de los genes controlan esta actividad, la traducción de la información codificada en el ADN a una proteína particular, que afecta de cierta manera a sistemas corporales específicos. Sin embargo, no necesariamente sabemos cómo se interrelacionan para crear, digamos, a un Michael Jordan, con todo y su habilidad para levitar en la cancha de basquetbol cuando el resto de las personas poseemos pies de plomo.

"El genoma es un paisaje vasto de letras [o bases], de más de tres veces 10 a la novena potencia. Conocemos su secuencia, pero su función sigue siendo en gran parte un misterio para nosotros", dice el doctor Stephen Roth, profesor de la Universidad de Maryland y uno de los expertos mundiales en la genética del ejercicio.

El verdadero misterio es qué hace a la genética del ejercicio tan cautivante y digna de la atención de todos nosotros, quienes por lo general mostraríamos apatía ante la deriva genética de la guanina. La genética del ejercicio es la historia de por qué nos movemos y cómo debemos movernos para hacerlo bien. Los descubrimientos son continuos y a veces confusos, pero los últimos hallazgos en la genética del ejercicio proporcionan pistas emocionantes sobre por qué hay personas mucho más rápidas que yo, y por qué las personas lentas como yo sienten un impulso incansable de seguir intentando. Esta disciplina también busca responder la pregunta de si existen barreras que le impidan una buena condición física a ciertas personas, y por qué. Además de todo esto, los científicos exploran la posibilidad de mejorar el genoma antes de nacer. Así, podrías incrementar las probabilidades de que tu hija se convierta en una atleta profesional y sea capaz de mantenerte con todos sus premios.

¿Es tu culpa no querer hacer ejercicio?

No hace mucho, un consorcio de investigadores europeos examinó los hábitos de actividad de 37 051 pares de gemelos. No resulta sorprendente que los gemelos sean sumamente populares entre los genetistas, pues proporcionan un modelo estadístico perfecto para examinar si algún comportamiento está determinado de manera exclusiva por la genética o por el entorno. Los gemelos idénticos comparten 100% de su genoma; los gemelos fraternos comparten 50%. La mayoría de los pares de gemelos se desarrollaron en un entorno temprano similar, siempre y cuando hayan crecido juntos. En este sentido, si un comportamiento es más común entre gemelos idénticos que entre gemelos fraternos, es probable que se deba en gran medida a los genes.

En este estudio particular, los científicos investigaron la simple decisión de hacer ejercicio o no. Revisaron datos de encuestas realizadas con gemelos de entre 19 y 40 años en Australia, Dinamarca, Finlandia, Holanda, Noruega, Suecia y el Reino Unido. Aunque los investigadores habían establecido un estándar extremadamente bajo (una hora a la semana de trote ligero o alguna actividad similar) para clasificar a una persona como "activa", sólo 44% de los hombres y 35% de las mujeres cumplían dicho criterio. Sin embargo, muchos más gemelos idénticos compartían el hábito del ejercicio que gemelos fraternos.

Por medio de complicadas fórmulas estadísticas, los científicos determinaron que las diferencias en el comportamiento podían atribuirse en 60% a los genes. En otras palabras, tus padres aún ejercen considerable influencia sobre tu decisión de ser o no activo, no sólo porque te inscribieron al equipo de futbol durante tu infancia, sino por heredarte —o no— una necesidad genética de ejercitarte.

"Quizá la mayoría de la gente nunca había pensado que el comportamiento relativo al ejercicio estuviera vinculado con la genética", dice el doctor Tuomo Rankinen, profesor del Laboratorio de Genómica Humana del Centro Pennington de Investigaciones Biomédicas y una autoridad en la genética del ejercicio.

Otros investigadores han recurrido de inmediato a replicar y ampliar este trabajo. Los estudios resultantes siempre, o casi sin excepción, han terminado por reforzar la idea de que necesitar el ejercicio y evitar el agotamiento es una decisión heredada hasta cierto punto. En un experimento muy interesante con animales, los científicos criaron a una serie de ratones para correr de manera voluntaria durante horas. Los ratones podían elegir entre correr y no correr; las ruedas estaban instaladas en sus jaulas, pero no estaban obligados a utilizarlas. Al parecer, los roedores disfrutan esta actividad, si es que podemos atribuirles una emoción humana a estos animales. Al examinar los genomas de estos ávidos corredores, los investigadores de la Universidad de Carolina del Norte en Chapel Hill encontraron 32 puntos de ADN que parecían tener una asociación "significativa" con el deseo de correr, mientras que 13 eran "sugestivos". Los ratones que mostraron menos interés en correr raramente tenían estas variaciones genéticas. Los corredores también eran más seguros en los laberintos y en general se comportaban de manera distinta respecto de los otros animales. "Los resultados refuerzan la base genética sobre la predisposición de hacer ejercicio de manera voluntaria", concluyen los autores, y al mismo tiempo añaden con cierta valentía que "muchos de los elementos genómicos" que "contribuyen a la predisposición de realizar actividad voluntaria" aún no "son del todo claros".

Esto último fue abordado con mayor profundidad en un estudio publicado en la revista *Medicine & Science in Sports & Exercise* por los científicos de la Universidad de Missouri en la ciudad de Kansas. En él se hicieron secuencias con porciones del genoma de humanos que se ejercitan de manera voluntaria y de otros que lo evitan a toda costa. Los científicos utilizaron muestras de sangre de más de 2 600 personas y analizaron más de un millón y medio de tramos del ADN de cada una. Así, notaron que las personas activas (pero no necesariamente atléticas) tendían a tener variaciones similares de SNP en diferentes genes. Los genes en cuestión no afectaban características físicas obvias, como la velocidad y la fuerza. En lugar de eso, las diferencias genéticas fueron sutiles. Se cree que uno de los genes afectados influye en la respuesta a la fatiga, lo cual sugiere que realizar la misma cantidad de ejercicio puede ser más cansado para algunas personas, y por lo tanto menos agradable, incluso si tienen una condición física similar a la de otras. Existe otro gen que se expresa ampliamente en los músculos y en el cerebro; es probable que influya en la percepción del ejercicio en términos de dificultad y gratificación. Además, hay otro gen que se ha vinculado con la manera como el cuerpo regula la energía, lo cual puede afectar el deseo de hacer ejercicio.

Estos descubrimientos refuerzan la complejidad de la genética del ejercicio. No hay un gen para "hacer que te guste el ejercicio". En lugar de eso, hay una constelación de genes con innumerables variaciones de SNP y otros elementos del ADN que influyen en ciertas funciones del cuerpo relacionadas con cómo y cuánto nos ejercitamos, si es que elegimos hacerlo. Una complejidad similar reina sobre todos los aspectos de la ciencia y la genética del movimiento. No hay un gen para terminar rápido un maratón o para lograr el saque perfecto en tenis. Como escribió Richard Dawkins, el gran biólogo de Oxford y cascarrabias profesional: no hay "un gen 'para' nada". Hay genes que, cuando expresan ciertas proteínas, activan sistemas corporales que afectan los niveles hormonales o el metabolismo o alguna otra actividad celular en el cuerpo, lo cual a su vez inicia o detiene los procesos bioquímicos encargados de fortalecer los huesos, promover la creación de nuevas células cerebrales o desgastar los músculos. Todos los cambios en el cuerpo pueden mejorar tu capacidad de hacer ejercicio, o pueden hacerlo más difícil. Cuál de las dos opciones prevalezca dependerá de los cambios causados de manera simultánea por la expresión de genes distintos que afectan otras partes de tu cuerpo.

Por ejemplo, recientemente los científicos identificaron una variación específica de un gen que parece influir en la composición celular del colágeno, una pieza fundamental para la formación del tejido conectivo. La composición del colágeno afecta la fuerza de tensión de tus ligamentos y tendones, así como el rango de movimiento de tus articulaciones, lo cual incide en la capacidad atlética y el riesgo de sufrir lesiones. Las mujeres que tienen una variación particular de este gen al parecer tienen un riesgo elevado de sufrir un desgarre en el ligamento anterior cruzado. Tanto mujeres como hombres con la misma variación genética pueden gozar habilidades mejoradas para correr, pues sus tendones son más propensos a endurecerse y generar más energía con cada zancada. Sin embargo, esa ventaja fisiológica potencial se podría manifestar sólo —y con esto estoy especulando— si la misma persona posee otra variante genética recientemente identificada, la cual, se cree, puede crear las condiciones internas correctas para el optimismo. Esta variante se encontró con mayor frecuencia en personas que tienen un amplio sentido de la posibilidad, personas que piensan sus metas como posibles y están seguras de alcanzarlas. Como se suele escuchar en los estadios, creen que "sí se puede".

Por supuesto, ahora debemos hablar del entorno. Las interacciones entre las circunstancias y el genoma se vuelven significativas muy temprano en la vida. Más de lo que crees.

Corazón de corredor

Casi cualquier mujer que haya estado embarazada recuerda el profundo vínculo que se desarrolla entre las futuras madres y el bebé antes de nacer. Es posible sentir la vida formarse dentro de ti, un ser físicamente independiente y al mismo tiempo unido a tu propia vida. Esta unión es más profunda de lo que cualquiera pueda imaginar. El tiempo que un bebé pasa en el útero puede cambiar su fisiología y su genoma. Hasta cierto punto, puede formar su futura salud y esperanzas atléticas. No es que quiera presionar a mis lectoras embarazadas, por supuesto.

Un ensayo reciente y muy interesante publicado en el *British Journal of Sports Medicine,* escrito por científicos afiliados al laboratorio FAME de Grecia, en el Centro de Investigaciones y Tecnología, notaron que las circunstancias prenatales afectan la "maleabilidad de la biología en mamíferos". Los científicos pusieron especial atención al caso de los kenianos por nacer. Estos fetos viven en el útero de mujeres que a su vez viven a gran altitud. Ellas, con raras excepciones, también son producto de generaciones de madres que vivían a la misma altura.

En el desarrollo humano existe un proceso conocido como epigenética, que involucra la herencia de características de una generación a otra sin que éstas estén establecidas en el ADN. Estas características son respuestas fisiológicas al ambiente tan intensas que se heredan a los hijos. Por ejemplo, en los ratones se ha encontrado que los padres que tenían una dieta rica en grasa durante la adolescencia cambiaban su metabolismo de manera tal que ello podría llegar a incidir en el riesgo de sus crías de desarrollar diabetes, a pesar de que este hábito alimenticio hubiera comenzado mucho antes de que el macho embarazara a la hembra —y podría haber cambiado por completo desde entonces—.

Las alteraciones epigenéticas pueden ocurrir en una generación, pero con frecuencia se acumulan a lo largo de varias generaciones hasta que llega el momento en que, tras haber reunido mucha fuerza, aparecen en la fisiología del bebé. Esta dinámica parece entrar en vigor, hasta cierto punto, entre los bebés kenianos, según sugieren los científicos griegos. Las madres, quienes viven en grandes altitudes y nacieron de madres en circunstancias iguales, tienen úteros que, según se cree, bombean más sangre al feto que los de las mujeres embarazadas a nivel del mar. Esto cambia el sistema vascular de los niños en formación. Quizá se pueda esperar que estos cambios alteren el funcionamiento genómico de los niños, pues algunos genes comienzan a fortalecerse en respuesta a las necesidades del sistema circulatorio de los bebés, mientras que otros se apagan. Es poco probable que los bebés nacidos fuera de Kenia, país con una gran altura, desarrollen esas mismas respuestas.

Sin embargo, incluso en los países occidentales con altitudes tolerables, la ciencia muestra que existen diversos ambientes prenatales que pueden alterar la formación de los bebés. En un experimento lleno de emociones, terminado recientemente en la Universidad de Medicina y Ciencias Biológicas de Kansas City, los científicos reunieron por segunda vez a un grupo de mujeres saludables de entre 20 y 35 años que habían formado parte de un estudio piloto sobre el ejercicio y el embarazo. Cerca de la mitad de las mujeres habían hecho ejercicio moderado durante su embarazo por lo menos un par de veces a la semana. Los ejercicios incluían trote ligero y caminata intensa, entre otros. Las otras mujeres embarazadas "realizaban actividades físicas normales, pero no ejercicio formal", dice la doctora Linda May, fisióloga del ejercicio y directora del estudio. Todas las futuras madres acudieron al laboratorio para realizar lecturas de su frecuencia cardiaca y la de su bebé. Hace algunos años la ciencia demostró que el ritmo cardiaco de un feto se incrementa cuando la madre se ejercita. No obstante, la mayoría de la gente pensaba que esa respuesta era transitoria y que sólo sucedía de manera simultánea al ejercicio. La doctora May sospechaba que el corazón de un feto podría remodelarse de manera permanente gracias al ejercicio de la madre.

La actividad física regular genera un ritmo cardiaco más lento, así como otros cambios saludables para el corazón; es parte de la respuesta al entrenamiento.

Antes de nacer, los bebés presentan respuestas al entrenamiento, incluso cuando sus madres son las encargadas de hacer todo el trabajo. Cuando la doctora May examinó el corazón de los fetos, descubrió que aquéllos cuyas madres se habían ejercitado poseían un ritmo cardiaco más saludable que los de las madres sedentarias. Además, estos cambios perduran.

En el estudio de seguimiento, la doctora May comprobó que los bebés cuyas madres se habían ejercitado aún tenían un ritmo cardiaco más saludable que el resto después de un mes de nacidos. Los más saludables eran los hijos de las madres que se habían ejercitado con mayor intensidad y frecuencia. Todavía no se sabe si estas alteraciones son permanentes o no, pero no había duda sobre cuáles bebés comenzaron su vida con un corazón más fuerte y con una fisiología ligeramente alterada. Esto, por supuesto, podría cambiar la manera en que sus genes y SNP operan, así como la reacción de su cuerpo hacia éstos.

¿Existe el genoma perfecto?

Nada de lo anterior significa que sea demasiado tarde para ti, o que si tu mamá no corrió cuando estabas en su útero, no habrá maratones en tu futuro. Quizá lo peor de todo sería que ninguno de tus hijos tuviera oportunidades atléticas porque no te mantuviste activa durante el tercer trimestre o, si eres el padre, alejado de las papas fritas durante la adolescencia. Pero no.

La genética no es como la física cuántica. Ni siquiera es como la cosmetología, que es bastante más precisa y confiable.

Existen muchas razones, además del ambiente del útero, que hacen a los kenianos excelentes corredores de fondo. Muchos jóvenes de la parte rural de Kenia corren alrededor de 20 kilómetros al día para ir y volver de la escuela. Mi hijo camina algunos metros para llegar al auto. El entrenamiento físico temprano afecta los logros físicos posteriores, en parte porque influye en la operación genética, pero sobre todo y de manera más directa porque fortalece músculos, pulmones, cerebro y huesos. Sin embargo, la pregunta de qué hace a un gran atleta, la naturaleza o el entrenamiento, se encuentra en el corazón de la genética del ejercicio. ¿Por qué algunas personas corren con mucha gracia y coordinación, y otras, como yo, se ven más bien torpes en la pista? Podemos practicar hasta volvernos líderes de la manada en las carreras de cinco kilómetros, pero ¿podremos algún día superar la herencia genética de personas lentas?

Un famoso estudio realizado en 2007 con corredoras y atletas de alto rendimiento que casualmente eran gemelas determinó que cerca de 60% de la capacidad atlética de estas mujeres era heredada. Pero el estudio fue muy pequeño. No hay muchos pares de gemelas corredoras de alto rendimiento disponibles para estos estudios. Además, los métodos utilizados para estudiar el genoma de estas mujeres fueron poco precisos para los estándares actuales.

Un estudio más reciente y grande sobre atletas de alto rendimiento llegó a la convincente conclusión de que sí, ciertos genes pueden ayudar a los atletas a triunfar, pero también se puede llegar al podio del Tour de France sin ellos.

Para realizar este estudio, los científicos de Inglaterra y España primero revisaron la información disponible y sus propios experimentos anteriores para encontrar un grupo de genes y SNP con mayores probabilidades de influir en el éxito deportivo en términos de resistencia o de fuerza. Se creía que los genes o porciones de genes afectaban una amplia variedad de características físicas, incluyendo desempeño cardiaco, tipo de fibras musculares (por ejemplo, si alguien había sido dotado principalmente con fibras de contracción rápida o lenta) y tipo de metabolismo. Los SNP elegidos tenían efectos muy claros y habían influido en los atributos físicos de manera evidente. Los científicos no incluyeron genes asociados con características más sutiles como equilibrio, tolerancia al dolor o motivación, las cuales afectarían el desempeño de alto rendimiento pero son muy difíciles de cuantificar en términos de influencia genética. Eligieron siete SNP que parecían ser muy relevantes en cuanto al desempeño de resistencia y crearon una puntuación genotípica: si una persona tuviera todos los SNP sacaría 100. Luego secuenciaron porciones del genoma de 46 atletas españoles de clase mundial, incluyendo corredores olímpicos y un ganador del Tour de France. (Su nombre no está aquí, pero si quisieras saberlo probablemente Google te lo diría en un par de minutos.)

Como conjunto, los atletas de élite tenían más de los SNP en su genoma que un grupo de control con españoles promedio. No obstante, ninguno de los atletas sacó 100. Sólo tres de ellos tenían seis de los siete SNP relevantes, y no eran los más exitosos del grupo. El ciclista del Tour de France sólo tenía tres de los SNP, lo cual al parecer no afectaba sus habilidades en absoluto.

Los científicos repitieron esta prueba con atletas de fuerza (quienes practican lanzamiento de jabalina y levantamiento de pesas), con una serie distinta de genes, y llegaron a resultados similares. La mayoría de los atletas de fuerza tenían genes asociados con la fuerza, pero ninguno tenía todos. Estos descubrimientos reflejan los resultados de estudios anteriores y menos sofisticados que se concentraban en los genes separados.

En algún momento hubo mucha emoción alrededor del gen ACTN3. Los científicos de diversas universidades de varios continentes anunciaron de manera independiente que un número desproporcionado de velocistas de clase mundial poseía ese gen particular. Se le llamó "el gen de la velocidad".

Poco después, otros investigadores publicaron reportes de que habían encontrado el "gen de la fuerza", conocido como ACE (acrónimo para la enzima convertidora de angiotensina en inglés). El ACE se acumulaba en el genoma de los atletas sobresalientes en deportes de fuerza, como lanzamiento de bala y levantamiento de pesas. Algunos velocistas suertudos poseían tanto el gen ACTN3 como el ACE. De acuerdo con su ADN, debería ser imposible vencerlos.

Pero no era imposible. En estudios recientes se demostró que algunos de los mejores velocistas del mundo no poseen esos genes particulares y aun así han logrado encabezar las listas.

"Por supuesto, existen numerosos factores que contribuyen a los 'rasgos genéticos complejos' de ser campeón del mundo, que probablemente no se pueden reducir a polimorfismos genéticos definidos", dijeron los autores del estudio de la puntuación genómica. Estos factores incluyen "técnica, cinemática [coordinación], motivación y tolerancia al dolor. El éxito atlético también depende de factores 'externos' sin relación alguna con los atributos genéticos (por ejemplo, posibilidades económicas y sociales)". El dinero, el apoyo y la suerte tienen un peso incalculable en el éxito deportivo. Sin embargo, no existe un solo elemento fuera de la genética que sea más importante que la práctica. K. Anders Ericsson, académico emérito de psicología Conradi en la Universidad Estatal de Florida, dijo que se requieren 10 000 horas de práctica para ser experto en cualquier actividad.

Esta máxima no siempre se ha considerado cierta en los deportes y el ejercicio. Los estudios originales del doctor Ericsson desarrollaron esta teoría alrededor de violinistas jóvenes. Los mejores violinistas se habían dedicado a practicar varias horas al día durante 10 años o más, el equivalente a 10 000 horas de ensayos ininterrumpidos. Es importante notar que no salían mucho a respirar aire fresco.

La regla de las 10 000 horas es un poco más flexible cuando se trata de deporte y actividad física. Existen ciertos requisitos para el éxito, que nunca podremos alcanzar, sin importar cuanto practiquemos. Diez años de entrenamiento no convertirán a un hombre pesado de 1.90 metros en un campeón olímpico de gimnasia femenil (el género, por supuesto, es un factor genético ineludible en los atletas), del mismo modo en que una delgada chica de 1.4 metros probablemente nunca califique para jugar en la NBA ni obtenga una medalla de salto de altura.

Sin embargo, la práctica sí puede acercarte a tus metas. Puede intensificar o alterar tus deficiencias y atributos físicos. Un sinfín de estudios establece que el factor principal para determinar el éxito en las carreras de fondo (el más estudiado de los deportes) es el volumen del entrenamiento. Quien practica más tiende a ganar o a mejorar. Aunque también ayuda ser de Kenia, lo cual prueba que la combinación de práctica y genética, de lo innato y lo adquirido, todavía es un asunto fascinante e intrincado.

El enigma de los marginados

Para la mayoría de las personas que, como yo, no planean competir por el oro olímpico, pero preferirían no quedarse sin aliento después de subir las escaleras, la cuestión más relevante sobre la genética relacionada con el ejercicio es averiguar por qué a veces el ejercicio simplemente no funciona y qué significa eso para el estado del genoma humano.

Escondido entre los resultados de casi cualquier estudio sobre los programas de ejercicio está el hecho de que algunas personas no responden nunca a la actividad física, mientras que otras reaccionan a un ritmo demasiado alto. En promedio, los resultados parecen sugerir que existen programas de ejercicios confiables que siempre producen resultados —por ejemplo, trotar tres veces a la semana durante un mes mejorará tu capacidad de resistencia o reducirá tu presión arterial—. Para casi cualquier grupo de personas, estos resultados tienen muchas probabilidades de ser ciertos. Sin embargo, existen personas al margen, sobre las cuales el ejercicio tiene un impacto muy distinto.

Esta realidad ha sido comprobada por los resultados de distintos estudios nuevos. En uno de ellos, investigadores de Finlandia reclutaron a un grupo de adultos saludables pero sedentarios para estudiar cómo respondían sus cuerpos a distintos tipos de ejercicio. Tristemente, la pereza y la inactividad son muy comunes en Finlandia hoy en día, tal como en la mayoría de los países del mundo desarrollado, a pesar de ser la leyenda del esquí a campo traviesa de la región y a nivel mundial. Los investigadores no tardaron mucho en encontrar cientos de hombres y mujeres de entre 40 y 67 años que no realizaban actividad física. Los participantes completaron una sesión de bicicleta estacionaria para medir su condición aeróbica inicial. También pasaron por una serie de pruebas con aparatos para hacer pesas, con el fin de saber qué tanta (o qué tan poca) fuerza muscular poseían.

Después de eso, los científicos dividieron a los voluntarios en cuatro grupos. El primero fue asignado a un programa de entrenamiento de resistencia, que consistía en sesiones de ejercicio dos veces a la semana en una bicicleta fija. Al principio, el pedaleo fue ligero y corto, de tan sólo 30 minutos. Después de algunas semanas, los ciclistas aumentaron la intensidad y duración de su ejercicio hasta que, finalmente, alcanzaron 90 minutos. Una de las sesiones semanales incluía *sprints* o carreras cortas a gran velocidad para aumentar el ritmo cardiaco.

El segundo grupo comenzó un entrenamiento de fuerza. Los sujetos se presentaron en un gimnasio dos veces a la semana para realizar sesiones supervisadas con un entrenador. El programa que realizaron no era precisamente un régimen de fisicoculturistas. En un principio, utilizaron pesas ligeras, apenas la mitad del peso máximo que cada persona podía levantar por sí sola. Todos los participantes completaron entre ocho y nueve ejercicios de fuerza para las partes superior e inferior del cuerpo. Después de algunas semanas, incrementaron la intensidad de manera regular, con más repeticiones, y la cantidad de peso que cada persona podía cargar.

El tercer grupo realizó una rutina que incluía ejercicios de resistencia y sesiones de entrenamiento de fuerza varias veces a la semana. El cuarto grupo de voluntarios sirvió como control, es decir, no realizaron ningún tipo de ejercicio.

El experimento duró 21 semanas. Cada semana, los voluntarios invirtieron más tiempo y esfuerzo en el experimento. Muchos de ellos terminaron con una condición física mucho mejor que la inicial. Los participantes que obtuvieron los mayores beneficios incrementaron su condición y fuerza hasta en 42%. Sin embargo, no todos mejoraron. Cuando todo el grupo volvió a hacer las pruebas de ciclismo y fuerza muscular, algunos tenían el mismo nivel de condición física que al principio, 21 semanas antes. Algunos de hecho empeoraron su desempeño en cerca de 18%. Al parecer, estas personas habían perdido 20% de condición física o fuerza en las semanas durante las cuales se ejercitaron.

El rango de respuesta fue particularmente amplio entre el grupo de personas que realizaron tanto el entrenamiento de resistencia como el de fuerza. Algunos mejoraron su fuerza de manera considerable, pero no mostraron las mismas mejoras en resistencia. Otros mejoraron su condición aeróbica pero no su fuerza. Por último, hubo un grupo que no mostró progreso en ninguna de las dos áreas. Sólo un puñado de afortunados mejoraron su condición e inflaron sus músculos. Tal como los investigadores escribieron, había "grandes diferencias entre los individuos [...] en relación con su respuesta al entrenamiento de resistencia y de fuerza". Pero, ¿por qué?

¿Por qué no todos los sujetos obtuvieron los mismos beneficios de un programa de ejercicio idéntico? En vista de que este capítulo tiene que ver con la genética del ejercicio, quizá puedas adivinar la respuesta. Los resultados del primer análisis a gran escala sobre el genoma de las personas cuyo cuerpo no responde al ejercicio confirmarán que estás en lo correcto.

Para este estudio, investigadores estadounidenses consultaron la información genética de 473 voluntarios caucásicos y saludables que se habían inscrito a un estudio sobre herencia y familia, una investigación de varios años sobre el ejercicio y la genética. Cada voluntario había completado un programa de ejercicios supervisado durante los cinco meses previos. En este régimen, pedalearon en bicicletas estacionarias tres veces a la semana a intensidades idénticas. Algunos terminaron con una condición física mucho mejor, tal como lo mostró el incremento en su VO_2 máximo. En otros sujetos, el VO_2 máximo apenas cambió. No existía ninguna diferencia evidente entre las personas que habían respondido bien al ejercicio y las que seguían luchando en cada sesión, incluso al finalizar los cinco meses de entrenamiento; tenían la misma edad, género, masa corporal y grado de compromiso.

La única diferencia estaba en sus genomas. Los investigadores utilizaron técnicas de secuenciación genómica sofisticadas y relativamente rápidas para analizar 324 661 SNP individuales. Todos estos SNP habían sido identificados por otros científicos como códigos de proteínas que de alguna forma podrían afectar la respuesta corporal a la actividad física. Los investigadores querían saber cuáles SNP correspondían a cada sujeto.

Al final identificaron 21 SNP entre más de los 300 000 examinados, que diferían de manera consistente entre ambos grupos. Los SNP vienen en pares, ya que cada persona recibe una copia paterna y una materna. Entonces, había 42 versiones individuales de los 21 SNP. Los participantes que poseían 19 o más de estos SNP mejoraron su condición cardiorrespiratoria tres veces más que los que tenían nueve o menos.

Un SNP en particular, ubicado en un gen conocido como ACSL1, parecía especialmente poderoso. Es posible que este SNP fuera responsable de casi 6% de la diferencia en la respuesta de la gente, un porcentaje altísimo para los estándares de la genética. Se sabe que este gen tiene un papel fundamental en la metabolización de grasas, lo cual podría explicar, al menos en parte, por qué se relaciona con el impacto del ejercicio.

Las personas que metabolizan la grasa de manera eficiente podrían ser capaces de ejercitarse durante más tiempo que otras. Pero "se necesita mucha más información antes de decir que un gen en particular ejerce tal influencia en la respuesta del cuerpo al ejercicio aeróbico", dice el doctor Claude Bouchard, autor principal de este estudio y titular de la cátedra John W. Barton Sr. sobre genética y nutrición en Pennington.

Por lo pronto, es necesario preguntar qué pasa con el genoma humano y por qué le permite al cuerpo no responder al ejercicio.

La disonancia de la era espacial

"El modelo de los patrones de la actividad física humana no se definió en los gimnasios, canchas o laboratorios de fisiología, sino a través de la selección natural que ha actuado sobre eones de experiencia evolutiva", escribieron hace más de una década el doctor Loren Cordain, fisiólogo del ejercicio y experto en el Paleolítico, y sus colegas. La mayoría de los fisiólogos aún están de acuerdo: en términos genéticos, todavía somos hombres y mujeres de las cavernas. "La estructura básica de nuestra regulación genética y fisiológica se formó durante una era en la que la actividad física era obligatoria", explica el doctor Booth.

Hoy en día, no salimos tanto como antes. Todos los días, los cazadores y recolectores modernos, cuya vida supuestamente es un espejo de nuestros primeros ancestros, se desplazan entre 20 y 30 kilómetros más que la mayoría de la gente. No cumplimos con los "niveles de actividad necesarios para la expresión saludable de nuestros genes", advierte el doctor Booth. De acuerdo con él, si no cumplimos al menos con los famosos 20 minutos de caminata al día, el cuerpo no puede funcionar correctamente.

Según muchos científicos, el resultado parece ser una disonancia en nuestro ADN, la cual va en aumento. "Nuestro genoma actual está mal adaptado", dice el doctor Booth. "Estamos expresando genes del Paleolítico tardío en un mundo sedentario".

La investigación del doctor Booth y de otros expertos en el campo muestra que miles de elementos del ADN de una persona pueden cambiar si se comporta de manera sedentaria aunque sea un par de semanas. Muchos de estos elementos involucran los mensajes que se envían a los genes para codificar las proteínas. La falta de ejercicio puede hacer que los genes permanezcan inactivos cuando deberían estar trabajando o que expresen proteínas que funcionen de manera inesperada.

El doctor Booth señala al corazón como uno de los ejemplos más reveladores. La actividad intensa estimula el ventrículo izquierdo y lo hace crecer, una respuesta saludable y deseable. Esto se debe en parte al "incremento selectivo" de ciertas señales genéticas enviadas al músculo cardiaco, dice, y a un declive simultáneo en otros cuatro marcadores genéticos. Estos mismos cuatro marcadores "se incrementan con la inactividad", lo que provoca un crecimiento cardiaco similar, pero con un resultado muy distinto e indeseable. Un corazón inactivo y grande está enfermo. Se trata de una miocardiopatía, condición que puede llegar a ser mortal.

Muchas otras enfermedades y condiciones parecen estar relacionadas con una "incompatibilidad" entre nuestra herencia genética prehistórica y nuestra vida moderna inactiva. Los científicos señalan con frecuencia la baja incidencia de diabetes entre los cazadores y recolectores actuales (aunque hay algo de arrogancia e incongruencia en la actitud de los comentadores; muchos de los cazadores y recolectores abandonarían su trabajo y correrían a consumir comida chatarra frente a la televisión si tuvieran la oportunidad).

Casi podríamos apostar que esta incompatibilidad está relacionada con la falta de respuesta de ciertas personas al ejercicio.

Esto se debe a que la inactividad genera cambios en muchos elementos corporales. La "modulación genética sí ocurre en los humanos, gracias a la adaptación metabólica a largo plazo. Por un lado está la resistencia al ejercicio (positiva) y la resistencia a la insulina (negativa)", escribe el doctor James Timmons, profesor de la Universidad de Londres, quien ha dirigido numerosos estudios sobre la falta de respuesta al ejercicio en personas y animales. Si un cuerpo deja de utilizar la insulina de manera normal o tiene un metabolismo disfuncional, es muy probable que no responda bien al ejercicio. "La inactividad no es normal", concluye el doctor Gómez-Pinilla.

La solución, por supuesto, es moverse. Sin embargo, estas personas cuyos cuerpos responden al ejercicio con indiferencia fisiológica, y cuya condición física no cambia ni para bien ni para mal, quizá necesiten hacer más. En algún punto las pruebas genéticas serán capaces de indicar qué tipo de ejercicio es preferible para ciertos individuos. Quizá un cuerpo incapaz de responder a la actividad aeróbica pueda beneficiarse de las sesiones de entrenamiento con pesas.

De hecho, a largo plazo esto último podría revolucionar la nueva ciencia de la genética del ejercicio, dice el doctor Rankinen. Aprender más sobre los genes de las personas activas podría permitirnos intervenir para darle ánimos al resto. "Actualmente, la mayoría de la gente no se ejercita, incluso cuando saben que deberían hacerlo por razones de salud", dice el doctor Rankinen. Quizá con el conocimiento creciente sobre genética por parte de los estudiosos del deporte "podremos encontrar la forma de hacer el ejercicio más fácil o atractivo para la gente". Por ejemplo, si algunas personas tienen una predisposición genética a desarrollar dolor muscular después de correr, "tal vez podríamos enseñarles otro tipo de ejercicio más adecuado para ellas", dice.

No obstante, esos días aún se encuentran en el futuro lejano. Los científicos apenas han comenzado a descubrir las muchas maneras en las que los distintos genes influyen en la capacidad de movimiento del cuerpo. Por ahora, dice el doctor Bouchard, "existen incontables beneficios relacionados con el ejercicio", independientes de que tu cuerpo mejore o no su condición cardiovascular. "El ejercicio puede reducir la presión arterial y mejorar el perfil lipídico", dice. Puede mejorar tu salud, incluso cuando, según ciertas medidas, no tenga un efecto positivo en tu condición aeróbica.

Muchas personas, entre las que me incluyo, hemos descubierto el amor por el ejercicio después de empezar a practicarlo, y hemos desarrollado cierta nostalgia por el movimiento, aunque nuestros padres no nos hayan heredado el gen para disfrutar el ejercicio. Tal vez sea un eco atávico del *Australopithecus afarensis,* pero probablemente en realidad se deba a nuestro buen juicio innato. "Incluso si se tienen los porcentajes más altos de una actitud hereditaria" con respecto al ejercicio, dice el doctor Rankinen, al final "la decisión de practicarlo o no es tuya".

¿Qué podemos aprender de la genética del ejercicio?

1. Muévete

Nuestro genoma se formó en gran medida durante la Edad de Piedra, cuando la actividad física era, como dice uno de los investigadores citados arriba, obligatoria. Si estos primeros seres humanos no se movían, se convertían en el alimento de otro animal o morían de hambre. Sobra decir que los portadores del genoma inactivo se extinguieron. Los sobrevivientes le pasaron sus genes a la siguiente generación, para promover la actividad física y la preservación de la especie. La diferencia entre la inactividad absoluta y los 20 minutos de movimiento al día, dice el doctor Booth, implica una disminución en "la prevalencia de mortalidad y de muchas enfermedades crónicas".

2. No eres un número

Los científicos crearon una "puntuación genómica" para intentar determinar la probabilidad que tiene una persona de ser atleta de alto rendimiento. Esta escala combina varios rasgos genéticos asociados con la resistencia, la velocidad y la fuerza. En teoría, mientras más alta sea tu calificación —es decir, mientras haya más de estos componentes genéticos presentes en tu ADN—, tendrás más talento físico. No obstante, las pruebas realizadas con atletas olímpicos demostraron que existe muy poca relación entre las calificaciones genéticas y el éxito deportivo real. Algunos de los atletas más reconocidos poseían muy pocos de estos genes importantes en teoría.

3. La práctica hace al atleta

Múltiples estudios sugieren que la clave del éxito en muchas actividades físicas es el entrenamiento. Los corredores con el volumen de entrenamiento más alto suelen terminar las carreras en menos tiempo. Es muy probable que la práctica sea mucho más importante que una pobre herencia genética.

4. No pongas a tu hijo a prueba

Actualmente hay varias empresas que ofrecen pruebas genéticas con el fin de determinar si las personas, en especial los niños, están destinadas a tener éxito deportivo. Estas pruebas son poco serias y por lo general sólo buscan un gen. En realidad, existen cientos, incluso miles o decenas de miles de genes y porciones de genes involucrados en el éxito atlético.

5. Inculca una buena condición física en tu hijo

Hazlo tan pronto como puedas. Si una madre realiza ejercicio moderado durante el embarazo, al parecer el bebé también se ejercita. Esto puede afectar su desarrollo fisiológico y su expresión genética para toda la vida. Estudios recientes han demostrado que los bebés de madres activas poseen corazones más fuertes que los demás. En un experimento muy tierno que se realizó en Alemania, cuando las futuras madres respiraron tan rápido y fuerte como pudieron, simulando su respiración durante el ejercicio, el corazón de sus hijos no nacidos comenzó a palpitar al unísono, sincronizándose latido a latido con el de sus madres. Aunque los investigadores explicaron que las causantes podrían ser las hormonas, prefieren imaginar algún tipo de música en la sangre. La respiración entrecortada subía el ritmo cardiaco de las madres hasta que el sonido aumentaba a tal punto que se volvía insistente e irresistible. Entonces el corazón del feto respondía latiendo al mismo ritmo, con efectos tanto fisiológicos como poéticos. La conciencia especial de una "madre embarazada vinculada con su bebé en desarrollo" puede "reflejarse en la interacción de la actividad cardiaca fetal-maternal", concluyeron los investigadores alemanes. Cuando una madre corre y activa su corazón, el bebé en su interior hace lo mismo.

10

SIGUE EMPUJANDO LA LÍNEA DE META

No hace mucho tiempo, los investigadores del Departamento de Investigación de Gemelos y Epidemiología Genética de King's College, en Londres, descubrieron algo sorprendente sobre los gemelos que estudiaron: los pares no estaban envejeciendo al mismo ritmo. Incluso, algunos de los gemelos idénticos mostraban diferencias importantes en este proceso.

Los gemelos son interesantes. Yo debería saberlo, porque soy gemela. En muchos sentidos, somos como todos los demás, pero tenemos a esa otra persona particularmente parecida a nosotros. Los gemelos idénticos comparten su ADN completo. Los gemelos fraternos comparten 50% de su ADN y, lo más importante, una infancia y un entorno temprano. Esto hace a los gemelos muy importantes para la ciencia; durante décadas, el Registro de Gemelos Adultos del Reino Unido, así como la base de datos de la Universidad Kinkg's College de Londres, han sido minas de oro de información científica sobre estilos de vida y salud.

Sin embargo, pocos estudios han producido resultados tan sorprendentes como éstos. Para el experimento, los investigadores contactaron a más de 24 000 gemelos registrados; la mayoría de ellos eran fraternos y había cerca de 300 idénticos. Los científicos les preguntaron a los gemelos sobre su vida, salud, peso y actividades de ocio, así como cuánto se movían en una semana normal. Cada gemelo respondió un cuestionario detallado sobre sus actividades y régimen de ejercicio durante el año anterior. Los participantes calificaron su nivel de actividad según una escala de 1 (perezoso) a 4 (actividad física intensa). Los gemelos también proporcionaron información precisa sobre cuánto tiempo invertían a la semana en distintas actividades y cuánto tiempo habían pasado realizando esas mimas actividades en su adolescencia o en los primeros años de sus veinte, ya fuera hacer deportes, practicar caminata intensa o ver la televisión, entre otras cosas. En el momento del estudio, los gemelos variaban en edad desde los 18 hasta los 81 años, así que para algunos el "año previo" y la información actual eran la misma, mientras que para otros, sus años más activos habían quedado atrás.

Después, los investigadores les sacaron muestras de sangre y estudiaron el estado de sus glóbulos blancos. Estas células de la sangre desempeñan muchas funciones en el cuerpo, principalmente relacionadas con la inmunidad. El cuerpo necesita un suministro constante de glóbulos blancos, por lo que éstos siempre se dividen, reproducen y reabsorben en el torrente sanguíneo. El estado de salud de los glóbulos blancos de una persona ayuda a determinar su bienestar general.

En este caso, tras examinar las células a través de un microscopio, los investigadores notaron que la mayoría de los pares activos de gemelos poseían los glóbulos blancos más jóvenes y fuertes. Sus células contenían telómeros más largos que las de los gemelos sedentarios. Los telómeros son las puntas protectoras que se encuentran al final de las hebras de ADN; muchas veces se les compara con el pedazo de plástico que hay en cada extremo de las agujetas, pues cumplen con un propósito similar: evitar que las hebras se desgasten y deshilachen. Cada vez que una célula se divide, el ADN hace una copia de sí mismo. Sin embargo, aún no entendemos muy bien por qué el mecanismo de copiado no alcanza a leer la hebra completa del ADN, sino que corta una pequeña sección, como cuando al sacar una foto decides cortar un pedazo de la cabeza de la persona retratada. Si este recorte no ocurriera en el telómero, el proceso sería dañino, pues se perdería información genética. Los telómeros no contienen información de este tipo.

El sistema funciona de manera correcta hasta que los telómeros se vuelven demasiado cortos. A partir de ese momento, el ADN se pone en peligro y las células afectadas mueren o entran en una especie de senectud permanente, un tipo de animación suspendida. La mayoría de los investigadores piensan que el largo de los telómeros es un indicador de edad celular. Mientras más corto sea el telómero de una célula, más vieja y débil es ésta.

En el estudio de los gemelos, las personas activas tenían los telómeros mejor conservados. Los hermanos que se ejercitaban en promedio 30 minutos al día (lo cual, para efectos de este estudio, se consideraba "actividad intensa") tenían telómeros tan largos y robustos como los de las personas sedentarias 10 años menores. La diferencia siguió presente incluso cuando los investigadores ajustaron sus criterios de masa corporal, género, hábitos como fumar y otras variables. De igual forma, los pares de gemelos que habían estado activos en sus veinte, sin importar sus niveles actuales de actividad, tenían telómeros más largos que las personas que habían sido perezosas toda su vida.

Sin embargo, los más interesantes fueron los pares cuya rutina de ejercicio había, en palabras de los científicos, "divergido"; es decir, cuando uno de los gemelos era activo y el otro no. (Algunos de estos pares, por cierto, revelaban mucho sobre el papel del ADN y la crianza.) Supongamos que el largo de los telómeros de los gemelos era casi idéntico cuando estaban recién nacidos. Después de años de ejercicio o sedentarismo, sus células envejecieron de manera distinta. En todos los casos, el gemelo más activo tenía telómeros más largos que su hermano o hermana indolente. De acuerdo con los investigadores, el ejercicio había hecho a estos gemelos "biológicamente más jóvenes".

El mito del cumpleaños

¿Qué es el envejecimiento? Este asunto es increíblemente controversial en la ciencia y en la sociedad. La mayoría de la gente piensa, y me incluyo, que la edad no sólo depende de la cronología. No sólo se trata de cuántos cumpleaños has acumulado (o decidido saltarte; mi hermana gemela y yo, por ejemplo, hemos decidido reconocer nuestro cumpleaños cada dos años. Esta decisión es válida biológicamente porque, después de todo, las dos estuvimos de acuerdo). Todos conocemos a personas viejas que viven con radiante vitalidad y provocan envidia al resto del mundo por verse mejor a los 50 que nosotros a los... digamos 30. También es posible que, para colmo, tengan más o mejor sexo.

Por otro lado, la edad no es, como algunas personas dicen, un estado mental. Es un proceso que ocurre principalmente en el cuerpo y muchas veces con gran ferocidad. Tal como observa la ciencia, la gran mayoría de la gente experimenta un declive físico precipitado en algún punto, que suele comenzar en la mediana edad. Comenzamos a perder tono muscular, la cintura se ensancha, perdemos altura, energía, cabello, motivación, deseo sexual y las llaves del auto.

Pero ¿qué separa a las personas que parecen gozar de la eterna juventud del resto de la gente? ¿El envejecimiento puede ser alterado o retrasado como muchos de nosotros lo experimentamos? En otras palabras, ¿qué es el envejecimiento y qué podemos hacer para influir en él?

Éstas son las preguntas que motivaron a algunos profesores de pediatría de la Universidad McMaster, entre ellos al doctor Mark Tarnopolsky, quien recientemente llevó a cabo una serie de experimentos sobre el envejecimiento y la forma en que el estilo de vida puede incidir en él, si es que puede, y si dar algunos pasos (literalmente) ayuda a que estos efectos sean positivos.

Para empezar, el doctor Tarnopolsky y sus colegas reunieron a un grupo de ratones que habían alcanzado cierta edad a un ritmo acelerado. Los roedores salvajes suelen llevar vidas intensas, sucias y cortas, pero incluso para estándares de ratones, éstos tenían una trunca expectativa de vida. Pasaron su infancia como rayo y su adolescencia terminó en semanas. Después disfrutaron algunos meses breves de adultez y, en casi todos los casos, murieron de decrepitud física extrema antes de su primer cumpleaños.

Este envejecimiento acelerado se debió a una mutación genética que afectaba la manera en que su cuerpo reparaba las mitocondrias deficientes. A diferencia de los otros organelos celulares, las mitocondrias tienen su propio ADN, distinto al de la célula, y pueden dividirse y multiplicarse por sí mismas. Sin embargo, en este proceso pueden acumular pequeñas mutaciones, las cuales suelen repararse con un sistema especializado dentro de la célula. Con el tiempo envejecemos y el número de mutaciones supera la capacidad del sistema para hacer reparaciones. Las mitocondrias comienzan a sufrir deficiencias y a morir.

Algunos científicos creen que este proceso es la causa principal del envejecimiento, aunque no todos están de acuerdo. Algunos investigadores están convencidos de que el envejecimiento corporal se genera por los ataques moleculares de los radicales libres (teoría conocida como *envejecimiento por estrés oxidativo*) o simplemente por comer demasiado (lo cual genera una complicada cascada de problemas celulares). Los científicos que defienden la teoría del exceso de alimentación sugieren, a su vez, que restringir la ingesta de comida de manera severa puede retrasar el deterioro físico y mental. En otras palabras, morir de hambre hasta la vejez. Esta teoría ha funcionado en experimentos con células de levadura y gusanos nematodos, animales que pueden llevar vidas aburridas y largas si no consumen muchos nutrientes. Este mismo enfoque ha sido muy mal recibido y ha tenido resultados ambiguos en estudios con organismos más grandes, como roedores, perros y personas.

Por otro lado, no hay duda de que la salud mitocondrial está asociada de alguna manera con los síntomas del envejecimiento, en especial en los mamíferos (los gusanos no lo manifiestan tanto). Conforme las mitocondrias envejecen, acumulan fallas genéticas, hasta que finalmente flaquean y las células que alimentan se marchitan o mueren. Cuando eso sucede, los músculos y órganos sexuales se encogen, el volumen cerebral baja, el cabello se cae o se llena de canas y en poco tiempo envejecemos, por fuera y por dentro.

Esta lamentable progresión no suele empezar hasta que las mitocondrias pierden la capacidad de repararse a sí mismas, por lo general cuando nos acercamos a los 50. Sin embargo, en el caso de muchos de los ratones del experimento del doctor Tarnopolsky, los problemas comenzaron mucho antes. Desarrollaron deficiencias mitocondriales por primera vez cuando eran muy jóvenes, a los tres meses de edad, lo cual equivale a 20 años en tiempo humano. Cuando tenían ocho meses de vida, equivalentes a 60 años en humanos, los animales ya sufrían de fragilidad extrema y tenían músculos débiles, cerebros encogidos, corazones hinchados, gónadas marchitas y pelaje gris e irregular. Eran como la versión rata del señor Burns, aunque parezca redundante. Indiferentes, estos animales apenas se movían en sus jaulas, probablemente murmurando para sí cuán bonitas eran las jaulas en su juventud a comparación de las pocilgas actuales.

Todos estos ratones murieron antes de alcanzar el año de edad. Las únicas excepciones fueron los roedores que se habían ejercitado. La mitad de los ratones genéticamente modificados tuvo acceso a una rueda para correr durante 45 minutos tres veces a la semana. Esta rutina comenzó cuando tenían tres meses. Los roedores corredores tenían que mantener un ritmo relativamente intenso, dice el doctor Tarnopolsky. "Equivalía a una persona corriendo una carrera de 10 kilómetros en 50 o 55 minutos", o cubrir esa distancia a nueve minutos por milla, es decir, 1.6 kilómetros en ese tiempo. Los ratones continuaron con este régimen por cinco meses.

Cuando cumplieron ocho meses, sus compañeros sedentarios ya estaban pelones y débiles, a punto de marchitarse y morir. Mientras tanto, los animales corredores parecían estar llenos de vida y juventud, como versiones pequeñas y peludas de la actriz Betty White. Su cuerpo estaba cubierto de pelaje oscuro, sin señales de canas. También habían conservado la mayor parte de su masa muscular y volumen cerebral. Sus gónadas eran del mismo tamaño que cuando eran jóvenes, al igual que sus corazones. Mientras los ratones sedentarios y envejecidos apenas podían mantener el equilibrio, los ratones ejercitados aún podían pararse sobre pequeñas barras, los muy presumidos.

Quizá lo más sorprendente fue que, a pesar de portar la mutación que debía acabar con la reparación mitocondrial, tenían más mitocondrias y menos mutaciones que los ratones sedentarios. Cuando cumplieron un año de edad, ninguno de los ratones ejercitados murió por causas naturales.

"Decir que nos sorprendimos ni siquiera se acerca a nuestra reacción. No esperábamos obtener estos resultados, ni que el ejercicio tuviera un impacto tan profundo", me dijo el doctor Tarnopolsky. El ejercicio afectó el proceso de envejecimiento de todos los tejidos y sistemas corporales estudiados por los investigadores. Incluso los científicos más jóvenes se impresionaron. Por su parte, el doctor Tarnopolsky, atleta de toda la vida, se sintió aliviado cuando comprobó que los ratones activos habían conservado su cabello. Sus alumnos estaban más interesados en el asunto de las gónadas saludables. Los testículos y ovarios de estos ratones no se arrugaron ni se encogieron, como los de los ratones inactivos. "Creo que después de eso todo mi equipo de investigación hace ejercicio", dijo.

El gran encogimiento

Es importante recordar que no hace mucho tiempo la mayoría de la gente (incluyendo los científicos) estaba convencida de que el envejecimiento era un camino lento e inevitable hacia la debilidad. Lo mejor era retirarse a la silla mecedora lo antes posible, para proteger nuestros frágiles huesos y egos. Por supuesto, esta actitud era entendible. En la década de 1970, una serie de estudios importantes determinó que el proceso conocido como sarcopenia, es decir la pérdida de masa muscular, comenzaba a finales de los 30. Como los estudios encontraron síntomas de sarcopenia en todos los sujetos, los investigadores concluyeron que la pérdida muscular acelerada era inevitable. Si una persona llegaba la mediana edad, tendría menos masa muscular año con año hasta alcanzar una disminución total de 1% por año, cada año. La fuerza caería en picada.

La sarcopenia es reconocida en muchos círculos como una de las principales causas de debilidad en adultos mayores y se asocia con la pérdida de independencia. Una persona delgada, cuyos músculos se han debilitado, no podrá levantarse de la silla o cargar bolsas de abarrotes. Esa persona no es capaz de vivir sola.

Varios estudios inquietantes retomaron esta investigación y descubrieron que en muchos adultos mayores incluso el tejido muscular sobreviviente estaba enfermo a nivel molecular. Estos tejidos contenían menos células satelitales que el músculo de las personas jóvenes. Las células satelitales son un tipo de célula madre especializada en regenerar el tejido muscular. Si se carece de ellas, los músculos no pueden reconstruirse ni fortalecerse, por lo que se vuelven propensos a desgarres y lesiones.

Otros estudios observaron que el músculo de las personas de más de 40 también tenía signos de actividad mitocondrial reducida. Las mitocondrias, nos recuerda el doctor Tarnopolsky, son el motor de las células; se encargan de convertir el combustible de la comida en las sustancias que los músculos pueden utilizar. Sin suficientes mitocondrias saludables, los músculos se debilitan y agotan con facilidad.

La ciencia nos recuerda amablemente que, mientras esto sucede, otras partes y sistemas del cuerpo también comienzan a fallar, debilitarse o ceder ante la presión de los años. Múltiples estudios epidemiológicos a gran escala indican que a partir de la mediana edad los huesos pierden grosor y se vuelven quebradizos, tanto en hombres como en mujeres. Al igual que en el caso de los músculos, la calidad de vida de una persona depende en gran medida de la fortaleza de los huesos. Intenta levantarte con la espalda derecha sin un esqueleto funcional. Inténtalo, vamos.

Los científicos también descubrieron que la condición física general de la gente, tal como se refleja en la capacidad de su sistema respiratorio y circulatorio para llevar oxígeno a los músculos en movimiento, disminuye 10% por cada década después de los 40. Dicha pérdida representa una reducción en el poder pulmonar y los científicos la consideran una de las razones principales por las que tantas personas de la mediana edad reducen su rutina de ejercicios o la abandonan por completo. El esfuerzo requerido parece aumentar de manera exponencial.

En esencia, la ciencia concluye que los adultos mayores tienen peor calidad en músculos, huesos y capacidades físicas que los jóvenes (quienes, por supuesto, no aprecian lo que tienen; nunca lo hacen).

Sin embargo, todos estos estudios tenían una carencia: utilizaban casi exclusivamente a voluntarios inactivos. (La mayoría de los estadounidenses son sedentarios; es muy fácil encontrar y estudiar a este tipo de sujetos.)

Todo cambió cuando los científicos comenzaron a buscar voluntarios activos que se ejercitaran constante y voluntariamente.

Espera a que el abuelo te supere

En un estudio reciente con los participantes del Maratón de la Ciudad de Nueva York, uno de los eventos deportivos más grandes de Estados Unidos, los científicos descubrieron que a principios de los años ochenta el número de corredores registrados en la categoría de 50 años o más era insignificante y que la participación de jóvenes iba en aumento. En ese momento, los autores del estudio escribieron que "pocos hombres de 60 años y muchas menos mujeres —o sus doctores— hubieran creído posible que alguien de esa edad corriera más de 42 kilómetros".

¡Ay!, los tiempos cambian. Mientras el número de hombres entre 20 y 30 años inscritos en el maratón de Nueva York aumentó cerca de 25% desde la década de 1980 hasta la de 2000, el número de personas de 50 se incrementó en un sorprendente 78%. Por otro lado, la participación de mujeres maratonistas en ese rango de edad subió más de 30%. Además, estos corredores veteranos no eran nada lentos. En este periodo, el tiempo final promedio de los jóvenes aumentó casi 30 minutos —es decir, los chicos estaban bajando el paso—. Sin embargo, el tiempo normal de los corredores mayores disminuyó; los hombres de 70 o más bajaron dos minutos su tiempo promedio, y las mujeres de 60 o más bajaron el doble de eso en su tiempo final.

Lo más extraordinario fue que durante esos mismos años la participación de adultos mayores en el Ironman de Hawai comenzó a aumentar. Seguramente sabes que la carrera conocida como Ironman consiste en 3.8 kilómetros de natación en el mar, 180 kilómetros en bicicleta y un maratón completo. Es mucho más exigente que un simple maratón. Cuando se creó, hace tres décadas, esta carrera no tenía una categoría para atletas de más de 60 años. De acuerdo con un análisis de este evento publicado en la revista *Medicine & Science in Sports & Exercise,* ahora este grupo de edad está muy bien representado, sobre todo entre los hombres. Incluso un nonagenario cubrió esas distancias. Los autores del estudio sobre el Ironman escribieron que estos triatletas mayores "representan un modelo fascinante de envejecimiento exitoso y excepcional".

Además, representan el fin de las convenciones establecidas por la ciencia anticuada sobre el envejecimiento.

Como dice el doctor Hirofumi Tanaka, profesor de fisiología de la Universidad de Texas en Austin y experto en el envejecimiento en atletas: "Muchos de los efectos físicos que alguna vez creímos asociados al envejecimiento de hecho son resultado de la inactividad". Y eso, damas y caballeros, es algo que sí podemos cambiar.

El impacto puede ser increíble. Pensemos, por ejemplo, en las células satelitales, aquellas células especializadas en reparar y regenerar el tejido muscular. Un experimento reciente con ratas viejas e inactivas demostró que, como era de esperarse, los músculos de las piernas de estos roedores contenían muchas menos células satelitales restaurativas que las ratas jóvenes. Sin embargo, cuando los animales mayores tuvieron acceso a una rueda para correr, los músculos de sus piernas comenzaron a formar una nueva población de estas células reparadoras. Esto significaba que sus músculos ahora serían capaces de repararse y fortalecerse de manera efectiva.

El doctor Tarnopolsky y sus colegas descubrieron cambios similares en las piernas de adultos mayores activos. El contenido de estas células regeneradoras era mucho mayor que en los músculos de personas inactivas de la misma edad.

El movimiento afecta otros aspectos de los músculos maduros. Hace poco, los investigadores del Centro Canadiense de Actividad y Envejecimiento reportaron que, al examinar al microscopio los músculos de las piernas de corredores de 65 años o más, habían encontrado que estaban repletos de unidades motoras. Las unidades motoras son, en esencia, el mecanismo de control de un músculo funcional. Se componen de una neurona y las fibras musculares que dicha neurona puede activar. Mientras más unidades motoras haya en un músculo, su contracción será más rápida y mejor. Esto significa que el músculo será más sano y, por tanto, más fuerte. Muy pocas unidades motoras son indicador de salud pobre en el tejido muscular, lo que podría significar el inicio de la sarcopenia.

Estos problemas no son frecuentes entre los corredores sexagenarios. Los músculos de sus piernas tenían casi tantas unidades motoras como las de personas activas de 25 años. Correr, escribieron los científicos, al parecer ayuda a "mitigar potencialmente la pérdida de unidades motoras por el envejecimiento hasta bien entrada la séptima década de vida".

Lo anterior también podría ser cierto para los huesos. Algunos estudios han descubierto que los hombres mayores activos, pero sobre todo las mujeres mayores activas, tienen huesos más saludables y gruesos que las personas que sudan menos.

Por supuesto, el impacto del ejercicio en los telómeros es digno de mencionarse, pues se cree que es el efecto antienvejecimiento más relevante. Para probarlo, científicos alemanes reunieron a personas sedentarias, jóvenes y de la mediana edad, tanto hombres como mujeres, y después buscaron a personas activas. Reclutaron a un conjunto de corredores profesionales en sus veinte; la mayoría pertenecía al equipo nacional de atletismo. Además, estudiaron a un grupo de corredores serios de la mediana edad, con un promedio de edad de 51 años y un impresionante régimen de entrenamiento de casi 80 kilómetros a la semana. Desde el inicio, los científicos se sorprendieron ante el aspecto particular de los corredores viejos: "Se veían mucho más jóvenes que los sujetos sedentarios del grupo de control de la misma edad", dijo el doctor Christian Werner, médico internista y autor principal del estudio. Pero fue mucho más impresionante lo que encontraron debajo de la superficie, la cual podría ser engañosamente juvenil. Cuando los científicos examinaron los glóbulos blancos de los adultos jóvenes, notaron que todos ellos tenían telómeros de tamaños similares, sin importar que fueran corredores o sedentarios. Los científicos habían anticipado este hecho. Después de todo, ninguno de los jóvenes había pasado suficiente tiempo en esta tierra como para que la división celular múltiple hubiera acabado con sus telómeros.

Sin embargo, la situación fue muy distinta para el grupo de la mediana edad, cuyos sujetos sedentarios tenían telómeros 40%

más cortos que los jóvenes sedentarios, lo cual sugiere que sus células, al igual que ellos, estaban envejeciendo. Por el contrario, los corredores tenían telómeros extraordinariamente jóvenes, un poco más cortos que los de los corredores veinteañeros, pero sólo cerca de 10%. En general, la pérdida de telómeros se redujo en casi 75% en los corredores de la mediana edad.

El ejercicio, dice el doctor Werner, "conlleva un fuerte efecto antienvejecimiento a nivel molecular".

"Estos experimentos cambiaron mi manera de hacer ejercicio"

La razón exacta por la que el ejercicio ejerce estos efectos rejuvenecedores aún no se conoce por completo y es probable, dice el doctor Tarnopolsky, que sea un asunto "complicado, multisistémico y multifactorial". En sus experimentos con ratones, por ejemplo, correr generó un aumento en la producción de una proteína conocida como PGC-1 alfa, que regula los genes involucrados en el metabolismo y en la creación de energía, lo que se relaciona, por ejemplo, con la función mitocondrial de los roedores. El ejercicio también activó la reparación de mitocondrias que habían comenzado a fallar, mediante un mecanismo fuera de la vía conocida de reparación; en estos ratones mutantes esa vía no existía, pero sus mitocondrias fueron reparadas de todas formas. Al parecer, existen otros mecanismos relacionados con la influencia del ejercicio en los huesos durante el proceso de envejecimiento, que ocurren muy por debajo de la superficie. En varios trascendentes experimentos realizados en la Universidad de Carolina del Norte, los investigadores extrajeron células madre de la médula ósea de algunos animales y comenzaron a cultivarlas. Las células en cuestión, conocidas como células madre mesenquimatosa, son muy especializadas. Por lo general se transforman en hueso o en células de grasa (y, menos comúnmente, en otros tejidos).

Por supuesto, después de que cualquier célula madre pasa por el proceso de diferenciación, no puede convertirse en otra cosa:

una célula de grasa siempre será una célula de grasa; una de hueso siempre será hueso, etc. Cuando una célula madre cualquiera se vuelve grasa, significa que no se convirtió en hueso. Al final, una célula que pudo haber migrado al esqueleto no lo hizo, lo cual implica que esos huesos serán un poco menos fuertes.

Desafortunadamente, a las células madre les gusta convertirse en grasa. En casi todos los experimentos de los científicos de la Universidad de Carolina del Norte, las células madre eligieron hacerlo. "Les encanta convertirse en grasa —dice la doctora Janet Rubin, profesora de medicina y directora de estos estudios—. La facilidad con la que toman esa dirección es casi desalentadora."

No obstante, esto cambió cuando las células se ejercitaron. Cuando los científicos estimularon las células en sus cajas de petri con descargas mecánicas de alta magnitud, similares a la fuerza que se mueve a través de los huesos de la pierna de alguien que sale a correr, la mayoría de las células madre no se convirtieron en grasa. "La diferencia en el resultado fue sorprendente", dice la doctora Rubin. Cuando no se les permitió a las células descansar tranquilas en su caja de petri, sino que se les sometió a un ejercicio celular, éstas no se convirtieron en grasa.

La lección, me dijo, es muy simple. Es necesario el movimiento para estimular las señales bioquímicas que convierten a las células en hueso.

"Es la primera vez en toda mi carrera que cambio mi manera de hacer ejercicio por algo que hice en un laboratorio —añadió—. Tengo más de 50 años y quiero tener huesos saludables las siguientes cinco décadas." Probablemente la encontraremos en una caminadora casi todos los días, y dos veces al día los fines de semana.

De lo que no se puede escapar

Existen límites, por supuesto, en cuanto a lo que el ejercicio puede lograr para combatir el paso del tiempo. La prolongación extrema de la vida sólo es posible en un mundo de fantasía o entre

gusanos nematodos muy hambrientos. "El envejecimiento es engañoso", dice el doctor Michael Joyner, de la Clínica Mayo, un gran
triatleta de los años sesenta y experto en la fisiología de atletas
veteranos. "La mayoría de la gente es capaz de hacer más de lo
que cree. Pero también debemos aceptar que existen cosas que
no podemos cambiar."La flexibilidad es un buen ejemplo, pues
muchos estudios han demostrado que disminuye en casi todas las
personas que llegan a los 50. Las personas que, para sorpresa y
satisfacción de sus parejas, alguna vez pudieron doblar sus pies
por atrás de la cabeza, notarán que a esa edad les es difícil incluso
alcanzar los dedos de sus pies. Por su parte, la gente que nunca
pudo tocar sus dedos de los pies, en la vejez gozará de la agilidad
de una tabla de planchar.

Según la mayoría de los estudios, la pérdida de elasticidad no
puede ser retrasada, ni siquiera mediante el ejercicio. Un estudio
reciente y lamentable con hombres y mujeres mayores descubrió
que la flexibilidad de la cadera y los hombros era 6% menor cada
década después de los cincuenta, incluso en los sujetos que realizaban actividad física con regularidad. La pregunta de por qué
las articulaciones pierden flexibilidad con la edad es controversial, pero muchos investigadores creen que se debe a la degrada-
ción del colágeno en los tejidos conectivos. Para los atletas competitivos de mediana edad, este proceso probablemente implica un
importante aumento en el riesgo de sufrir lesiones. "La gente me
dice todo el tiempo: 'Nunca me lastimé cuando era joven, y ahora
todo me duele'", cuenta el doctor Joyner. En estudios epidemiológicos con corredores competitivos, se ha observado que el índice de lesiones, que ya es alto desde el inicio, aumenta después de
los 50, incluso entre los atletas de toda la vida que raras veces se
lesionaban.

Sin embargo, resulta interesante que la incidencia de artrosis
de la rodilla no necesariamente aumenta. Como mencioné antes,
un estudio famoso de la Universidad de Stanford siguió a corredores de la mediana edad durante dos décadas. El estudio comenzó cuando tenían entre 50 y 60 años; 20 años después, las
rodillas de los corredores estaban notablemente más saludables
que las de los no corredores.

Aun así, la lección del envejecimiento saludable es que, si planeamos permanecer activos hasta alcanzar el segundo siglo, debemos tener cuidado. "Hay muy poca evidencia de que los ejercicios de estiramiento por sí solos", en especial antes del ejercicio, mejoren la flexibilidad o reduzcan el riesgo de sufrir lesiones entre atletas de la mediana edad o mayores, dice el doctor Joyner. Sin embargo, las formas dinámicas de estiramiento, como mover tus hombros simulando un saque varias veces antes de comenzar un partido de tenis, quizá "sean recomendables".

También es posible que la naturaleza tenga la intención de obligarnos a bajar un poco el ritmo mientras envejecemos, en especial a las personas que se han comportado con cierta hiperactividad toda su vida. Algunos controversiales estudios con ratones han demostrado que incluso los roedores modificados para correr comienzan a reducir su kilometraje de manera espontánea cuando alcanzan la mediana edad. Los ratones que, cuando eran jóvenes, podían pasar hasta seis horas seguidas dando vueltas en sus ruedas, ahora trotan tranquilamente por dos horas y luego se dedican a contemplar el otro lado de su jaula durante un rato.

Un proceso similar puede ocurrir en las personas. "En ninguno de nuestros estudios nos hemos encontrado con una persona que [a los 60, 70 u 80 años] haya mantenido el mismo volumen y calidad de entrenamiento" que cuando tenía 30, dice el doctor Tanaka. Otros investigadores han comprobado que la mayoría de los atletas de más de 50, incluso los más comprometidos, entrenan casi la mitad de lo que entrenaban cuando tenían entre 20 y 30 años. "Quizá es porque a esa edad estamos muy ocupados —dice el doctor Tanaka—. Pero también puede ser porque estamos programados para hacer un poco menos mientras envejecemos. La clave es seguir en movimiento."

Para las personas que necesitan refuerzo positivo: la ciencia demuestra sin lugar a dudas que es posible regresar a la actividad, con beneficios considerables, incluso después años de inactividad. Un estudio reciente y muy interesante sobre la respuesta al entrenamiento riguroso de resistencia de los cuerpos no ejercitados de jóvenes y viejos encontró que las personas jóvenes (de 24 años en promedio) mejoran su condición física mucho más después de dos meses de sesiones de intervalos en bicicletas estacionarias; el VO_2 máximo promedio de los participantes de esa edad se incrementó en casi 13%. Pero los voluntarios mayores (de 60 años en promedio) también mejoraron su resistencia de manera significativa. Aunque el VO_2 máximo promedio se incrementó apenas en 8%, sí aumentó. Esto es muy importante, y no sólo para presumir. La condición aeróbica tiene otros efectos, tanto medibles como incalculables, en el envejecimiento. Numerosos estudios sobre la salud y la mortalidad han encontrado que por cada aumento porcentual en la capacidad aeróbica, disminuye el riesgo de muerte prematura. En un estudio con casi 15 000 hombres europeos, aquellos con el VO_2 máximo más alto tenían 50% menos riesgo de muerte prematura que quienes tenían el VO_2 máximo más bajo. En otro estudio estadounidense con más de 26 000 mujeres y hombres, se probó que la condición aeróbica era mejor pronosticador de longevidad que cualquier otra medida de salud investigada por los científicos, incluyendo la circunferencia de la cintura, el historial de tabaquismo y el índice de masa corporal. Incluso los participantes obesos y fumadores podían vivir más si tenían una buena condición aeróbica. Entonces, a esos septuagenarios, un incremento de 8% en el VO_2 máximo en teoría les compraría una década más de vida.

Según el doctor Tarnopolsky, "los misterios aún abundan" con respecto a por qué las células envejecen, y sobre el impacto de la actividad en este proceso. Sin embargo, el mensaje no es ambiguo: "El ejercicio altera el trayecto a la vejez".

El doctor Joyner está de acuerdo. La mejor noticia de la ciencia más reciente sobre el ejercicio y el envejecimiento, dice, "es que demuestra la posibilidad de hacer ajustes sobre este proceso. Puedes tomar decisiones respecto de tu estilo de vida que afecten de manera directa cómo será tu vejez". Camina, corre o haz triatlón (se necesita un verbo para eso). Agita tus células madre y alarga tus telómeros. Estimula la formación de células satelitales reparadoras. "Si te mantienes en movimiento —concluye el doctor Joyner—, la vejez no será un camino inevitable hacia la fragilidad." Puede ser una fila de conga hacia una meta muy lejana.

Pequeños pasos para modificar
el proceso de envejecimiento

1. Un poco es mejor que nada

Un estudio internacional sobre el ejercicio y el envejecimiento celular, realizado en 2008, concluyó que "niveles moderados de actividad física pueden generar un efecto de protección". En otras palabras, no tienes que agotarte para proteger tus células. "Probablemente exista un umbral en la cantidad de ejercicio" que se requiere para modificar el envejecimiento fisiológico, dice Tarnopolsky, quien ha estudiado ampliamente la relación entre ejercicio y envejecimiento, "pero un poco siempre es mejor que nada". Si nunca has sido una persona activa, "comienza a ejercitarte cinco minutos al días e incrementa el nivel de actividad cinco minutos a la vez".

2. Ponte (literalmente) en marcha

Caminar es un ejercicio maravilloso, "sobre todo si tu propósito principal es tener buena salud y reducir los efectos del envejecimiento", dice el doctor Joyner. Como prueba de esto, recuerda el trabajo del doctor Hiroshi Nose, profesor de ciencias de la medicina del deporte en el posgrado de la Escuela de Medicina de la Universidad Shinshu, en Japón. El doctor Nose inscribió a miles de adultos mayores de su país en un innovador programa de caminata intensa de intervalos (tres minutos de caminata rápida seguidos de tres minutos de caminata moderada, con 10 repeticiones de esta secuencia), de cinco meses de duración. Los resultados han sido notables, particularmente en términos de envejecimiento. "La condición física (la fuerza aeróbica máxima y la fuerza del músculo del muslo) se incrementó en cerca de 20% —me escribió el doctor Nose en un correo electrónico—, lo cual seguramente haría que las personas se sintieran 10 años más jóvenes que antes de iniciar el entrenamiento."

3. Dos palabras para los atletas competitivos mayores: Intervalos. Perdón

"Lo que sabemos, desde el punto de vista científico, es que si quieres mantener tu nivel de condición física y desempeño mientras envejeces, debes practicar intensamente", dice el doctor Tanaka, quien ha estudiado de cerca a los atletas mayores. El ejercicio intenso incide en el corazón y los pulmones, por lo que puede ayudar a mantener tu VO_2 máximo tan alto como sea posible. En la práctica, esto se traduce en la aplicación de intervalos: episodios cortos e intensos de ejercicio, repetidos e intercalados con ejercicio moderado. Por ejemplo, puedes hacer un *sprint* de 400 metros, descansar unos minutos y correr a toda velocidad de nuevo. "No conozco a muchos atletas, de cualquier edad, que disfruten los intervalos —dice el doctor Tanaka—, pero son importantes si quieres seguir compitiendo en el futuro."

4. Resiste

La fuerza de agarre es otro factor confiable para pronosticar la calidad de vida en la vejez. ¿Con cuánta fuerza sostienes las cosas? ¿Qué tanto puedes aplastar la mano de otra persona para establecer dominación? La fuerza de todo tipo tiende a disminuir, sobre todo si no realizas ejercicio. Cuando los científicos canadienses estudiaron los músculos de las piernas y los bíceps de corredores de mediana edad, notaron que los músculos de las piernas estaban llenos de unidades motoras, lo cual permite que los músculos se contraigan más rápido y con mayor fuerza. Sin embargo, los músculos de sus brazos eran más débiles y tenían muchas menos unidades motoras que las personas jóvenes. Esto se debe a que no utilizaban tanto sus brazos al correr.

Otras investigaciones han encontrado que el entrenamiento de resistencia en personas mayores de 60 años incrementa el rango de movimiento de las articulaciones y reduce las lesiones. Resulta interesante que todos estos beneficios ocurran aunque la mayoría de los atletas mayores, en especial hombres, no inflan sus músculos mediante el entrenamiento con pesas. Una revisión de docenas de estudios sobre el entrenamiento con pesas en personas mayores descubrió que, en general, cualquier cantidad y tipo de entrenamiento con peso mejoraba su composición corporal. En pocas palabras, al final tenían menos grasa y más tejido magro. Además, ganaron cerca de un kilogramo de músculo, lo cual "podría parecer poco comparado con la adaptación esperada entre jóvenes saludables", admitieron los autores, pero es un resultado mucho mejor que la pérdida anual de "0.18 kilogramos" de músculo, que ocurre "en personas mayores a 50 años con un estilo de vida sedentario". Puedes encontrar consejos sobre el entrenamiento de fuerza y algunas rutinas al final del capítulo 6. No hay evidencia de que las personas que ya no están en sus primaveras (y qué bueno, ¿recuerdan qué vergonzosas eran esas primaveras?) deban evitar el entrenamiento con pesas o no puedan realizar regímenes de pesas diseñados para personas jóvenes. La progresión es la clave, así como la constancia, concluye la revisión. Otro estudio descubrió que si los hombres mayores abandonan su entrenamiento durante algunas semanas, tienden a perder los beneficios de fuerza adquiridos con el ejercicio más rápido que los atletas de treinta y tantos. Sin embargo, poco tiempo después de regresar al gimnasio habrán recuperado la fuerza perdida. Después de todo, Jack LaLanne nunca se quejó de no poder jalar un vagón de tren o completar 100 lagartijas con un brazo sólo porque ya había pasado los 70 años. O los 80. O, de hecho, los 90. Se trata de un modelo digno de imitarse, salvo por el ceñido leotardo naranja, por favor.

ÚSALO O PIÉRDELO

Todos los seres orgánicos luchan… son los vigorosos,
saludables y felices los que sobreviven y se reproducen.

CHARLES DARWIN, *El origen de las especies*

Desde el año 1700, el médico Bernardino Ramazzini notó que "los trabajadores de silla", los sastres y zapateros, cuyas profesiones implicaban estar sentados por periodos prolongados de tiempo, eran menos saludables que los mal pagados empleados multiusos que éstos contrataban para ir por la tela o realizar pequeños mandados.

Aunque un poco controversial, esta observación fue ignorada por más de dos siglos, hasta que el médico y epidemiólogo británico Jeremy Morris comenzó a estudiar a los conductores de camiones. En 1949, el doctor Morris y sus colegas decidieron reunir datos relativos a la salud y actividad de choferes y otros trabajadores de los icónicos autobuses dobles de Londres. Los investigadores pronto determinaron que los choferes pasaban cerca de 90% de su día laboral sentados, mientras que había otros trabajadores que caminaban y subían escaleras constantemente (subían y bajaban casi 600 escalones en cada turno). Los científicos utilizaron registros médicos de la agencia de transportación de Londres para cruzar los números. De este modo, descubrieron que en conjunto los conductores sedentarios corrían más riesgo de sufrir un ataque al corazón que los empleados cuyo trabajo era un poco más activo.

El riesgo se mantuvo igual incluso después de que los investigadores consideraran una serie de datos un poco fuera de lo común, que les proveyó la agencia de transportación: la talla de los pantalones que les daba a sus empleados. En general, los otros trabajadores tenían cinturas más estrechas que los choferes. Pero, entre los primeros, incluso los que eran tan gordos como Falstaff tenían menores probabilidades de infartos que los choferes, delgados o no.

El trabajo del doctor Morris, famoso entre fisiólogos, proporcionó algunos de los primeros datos duros para probar que el movimiento es saludable, en especial para el corazón, y que sentarse no lo es. Para validar este descubrimiento, el doctor Morris condujo una serie de estudios de seguimiento con el servicio postal británico. Igual que en el caso de los empleados de autobuses, Morris y sus colegas descubrieron que los carteros que caminaban o se movían en bicicleta para cubrir su ruta tenían muchas menos probabilidades de desarrollar o morir por una enfermedad cardiaca que los empleados de oficina y operadores telefónicos, quienes se sentaban en la oficina de correos todo el día.

Esta convincente evidencia sobre los importantes beneficios de la actividad física sirvió para guiar a los británicos y estadounidenses después de que estos estudios fueran publicados. Las personas de la segunda mitad del siglo XX han sido el grupo de humanos más sedentarios que ha existido en la historia, categoría que incluye a muchos de nosotros, aunque nos ejercitemos con regularidad.

Los muebles activos

En 1982, investigadores afiliados al Instituto Cooper hicieron una encuesta a un gran grupo de hombres bien educados y con poder adquisitivo. Los científicos estaban interesados en los hábitos de ejercicio de estos hombres, pero también preguntaron, de manera casi accidental, sobre sus momentos de ocio.

Más específicamente, los sujetos respondieron preguntas sobre el tiempo que pasaban viendo televisión o sentados en un auto. (Esto fue antes de que se pudieran hacer las dos cosas al mismo tiempo.) Con los años, los resultados principales de la encuesta se utilizaron para hacer hincapié en la idea, antes enfatizada por Morris, de que hacer ejercicio es saludable. Sin embargo, nadie había reparado en la información residual sobre cómo estos hombres invertían su tiempo cuando no estaban ejercitándose. Después, hace algunos años, los científicos de la Universidad de Carolina del Sur y del Centro de Investigaciones Biomédicas de Pennington analizaron los datos completos.

Nadie se sorprendió cuando, tal como el doctor Morris había notado en el caso de los choferes de autobús, las personas que pasaban más tiempo sentadas resultaron correr mayor riesgo de sufrir problemas cardiacos. En este caso, los hombres que pasaban más de 23 horas a la semana viendo televisión y sentados en sus autos (como pasajeros o conductores) tenían 64% más probabilidades de morir por una enfermedad del corazón que aquéllos que pasaban sentados 11 horas o menos a la semana. Lo inesperado fue que muchos de los hombres que tenían mayores probabilidades de sufrir enfermedades cardiacas por pasar muchas horas sentados también hacían ejercicio. Muchos de ellos de hecho dijeron hacerlo de manera regular, y además llevaban un estilo de vida en general activo. Los hombres hacían ejercicio y luego se sentaban en sus autos o frente a su televisión por horas, y el riesgo de contraer enfermedades aumentaba a pesar del ejercicio. Su rutina no contrarrestaba los efectos negativos de estar sentados.

La mayoría de nosotros sabe que el sedentarismo es poco saludable. Pero muchos pensamos que esto sólo se aplica a otras personas, pues nosotros pasamos la hora del almuerzo trotando o caminando o en el gimnasio. Pero regresamos a la oficina en auto y nos sentamos en el escritorio el resto del día. Somos, en las sabias palabras de los fisiólogos preocupados, "muebles activos". "Se trata de un concepto nuevo", dice el doctor Booth, experto en la inactividad, para describir este patrón de la vida moderna en el que alguien se ejercita de manera constante por un periodo de tiempo, pero está físicamente inerte la mayor parte del día. Este patrón es muy común. La cantidad de tiempo que la mayoría de los estadounidenses, incluso los que se ejercitan, pasan en la inactividad ha aumentado de manera regular durante las últimas décadas. De acuerdo con nuevos cálculos, las personas pasan nueve horas al día en un serie de oximorónicas "actividades sedentarias".

Los cambios profundos en el trabajo han contribuido a la creciente pereza. Hasta la década de 1960, una amplia serie de encuestas sobre el ambiente de trabajo concluyó que la mayoría de las ocupaciones en Estados Unidos involucraba actividad física moderada. Actualmente, según esta encuesta, 80% de los trabajos implican un alto grado de sedentarismo. Nos sentamos frente a las pantallas; comemos frente al escritorio. Ni siquiera caminamos al final del pasillo para chismear: nos conformamos con enviar mensajes a nuestros colegas.

Los medios de transporte para llegar al trabajo también han cambiado para reducir el movimiento. En un estudio realizado por el Instituto Cooper en los ochenta se concluyó que muchos hombres pasaban tres horas o más al día en el auto o frente a la televisión. Ahora estos números parecen bajos. En estudios más recientes sobre el comportamiento diario, los investigadores encontraron que los estadounidenses suelen recostarse cinco horas diarias o más frente a la televisión, y este comportamiento cada vez comienza más temprano: los niños suelen ver de cuatro a seis horas de televisión al día. El tiempo frente a la televisión sirve como un simulacro de inactividad general, pues es fácil de medir y casi en todos los casos está asociado al reposo. Nadie camina en su lugar mientras ve *La voz*. Nos sentamos.

Al mismo tiempo, ya no hacemos tanto trabajo de casa como antes. Hace algunas décadas, antes del advenimiento de las computadoras, la comida a domicilio, las aspiradoras automáticas y, por supuesto, las televisiones de plasma de 54 pulgadas, las personas se ocupaban durante horas (no siempre con mucho entusiasmo) de "actividades de baja intensidad", como las definen los fisiólogos. Es decir, acciones que requieren movimiento dentro de un mismo espacio y no generan sudor, como trapear, hacer jardinería, aspirar, cocinar, podar arbustos, matar y desplumar pollos y cambiar focos. Poca gente acumula suficiente "actividad ligera" hoy en día. Hemos reemplazado esas horas con actividades que se pueden hacer mientras estamos sentados.

Las consecuencias fisiológicas son considerables. En el estudio más grande hasta ahora sobre los patrones de actividad, los científicos del Instituto Nacional de Cáncer de Estados Unidos pasaron ocho años siguiendo a casi 250 000 adultos estadounidenses de entre 50 y 71 años. Cuando el estudio comenzó, los participantes respondieron una serie de preguntas detalladas sobre la cantidad de tiempo que invertían en transportarse, ver televisión, trabajar frente a una computadora y hacer ejercicio. Además, dieron información general sobre su salud. En ese momento, ninguno de los voluntarios tenía enfermedades cardiacas, cáncer o diabetes. Sin embargo, ocho años después, muchos habían caído enfermos y bastantes habían muerto. Los encuestados poco saludables (o enfermos) tendían a ser los más sedentarios. Los que veían televisión por más de siete horas al día tenían más probabilidades de morir de una enfermedad cardiovascular o cáncer, escribieron los autores. Los periodos aislados de ejercicio tampoco sirvieron de mucho para mitigar ese riesgo. Las personas que se ejercitaban siete horas a la semana o más, pero pasaban al menos cinco horas al día frente a la televisión tenían más probabilidades de morir de manera prematura que el pequeño grupo que se ejercitaba el mismo tiempo pero pasaba menos de una hora al día frente a la televisión.

Si estas cifras te parecen abstractas, un nuevo estudio australiano proporciona fundamentos tan esenciales como inquietantes. En éste, los investigadores determinaron que en cualquier adulto (incluyéndonos) la inactividad reduce la esperanza de vida. Cada hora que una persona de más de 25 años pasa frente a la televisión potencialmente le quita dos minutos de esperanza de vida al televidente, concluyeron los investigadores. Si el hombre promedio no viera televisión durante su vida adulta, su esperanza de vida podría ser 1.8 años más larga, escribieron los científicos, y una mujer sin televisión podría vivir un año y medio más.

Nuestro estilo de vida no va con nuestras células

Actualmente, los científicos están buscando las razones por las que sentarse tiene consecuencias adversas incluso en la salud de las personas que se ejercitan de manera regular. Sin embargo, la respuesta involucra algo que, hasta cierto punto, está claro: las contracciones musculares. Cuando te paras, los músculos grandes de tu espalda, glúteos y piernas se contraen para mantenerte en una posición derecha y estable, incluso si no estás en movimiento. Cuando te sientas, esos músculos no trabajan.

En estudios con animales se comprobó que, cuando las ratas o ratones dejan de soportar peso en sus piernas (como en un experimento en el que se movían de arriba abajo con un dispositivo de tracción en miniatura o bien permanecían enyesados), los animales rápidamente desarrollaban cambios celulares poco saludables en todo su cuerpo. Específicamente, las ratas produjeron una cantidad considerablemente menor de lipoproteína lipasa, una enzima conocida por ayudar a sintetizar la grasa en el torrente sanguíneo. Sin niveles suficientes de esta enzima, la grasa se acumula en la sangre y viaja al corazón, lo cual puede catalizar enfermedades cardiovasculares.

Las pruebas en humanos han encontrado efectos más profundos. Una revisión de varios estudios en los que un grupo de personas permanecieron inactivas de manera voluntaria por cuatro meses encontró que "13 parámetros cardiometabólicos distintos" se deterioraron en ese periodo. La sensibilidad a la insulina puede alterarse con particular facilidad. Cuando un grupo de hombres jóvenes saludables estuvieron confinados en sus camas durante un estudio en el que no tenían permitido poner peso sobre sus piernas por ninguna razón (iban al baño en silla de ruedas según fuera necesario), desarrollaron síntomas de resistencia a la insulina durante las primeras 24 horas. Sus músculos en reposo fueron 40% menos capaces de extraer glucosa o azúcar del torrente sanguíneo.

Otros estudios han demostrado que incluso reducciones menos drásticas del movimiento producen consecuencias considerables y rápidas. En uno de ellos, 12 adultos jóvenes rozagantes y saludables que habían caminado en promedio 10 000 pasos o más al día, según el registro de un podómetro, redujeron su cantidad de pasos a 4 500 diarios. Pasaron todo su tiempo libre sentados. Después de tres días, sus niveles de azúcar en la sangre después de comer habían aumentado de manera sustancial, hasta en 90%, y su respuesta a la insulina se había vuelto más lenta. Los anteriores son síntomas tempranos de problemas de insulina que pueden llevar a la diabetes.

Quizá lo más inquietante de todo esto es que los científicos han descubierto que los episodios ocasionales de ejercicio de resistencia no restauran por completo los sistemas afectados. Los niveles de lipoproteína lipasa, por ejemplo, al parecer están regulados por cuánto tiempo pasamos sentados y no por cuánto sudamos al día. "Parece haber distintas vías" involucradas en los beneficios fisiológicos del ejercicio y en los efectos negativos de permanecer en reposo, dice la doctora Tatiana Warren, autora principal del estudio sobre los hombres que pasaron demasiado tiempo sentados. "Hacer una cosa no contrarresta a la otra."

Como el doctor Booth ha escrito, "la inactividad no sólo significa no hacer ejercicio. Tiene su propia fisiología". Sus efectos son profundos. De acuerdo con los investigadores, en un estudio nuevo y muy complejo con niños de seis años inactivos y con sobrepeso se encontraron síntomas de "lesiones" incipientes en ciertas áreas de su ADN. El ADN de niños activos no mostraba daños similares. "Las células humanas se malacostrumbran al estilo de vida inactivo", dice el doctor Booth. En otras palabras, no fuimos diseñados para permanecer en reposo.

¡Muévete!

Éste es un llamado a la acción. Debes poner manos a la obra, y piernas y músculos y pulmones. También es una cuestión de interés propio. Deja este libro a un lado y párate. Tu fisiología cambiará. Tu futuro también puede mejorar, y estas mejoras son importantes, por más pequeñas que sean.

¿Ya lo hiciste? Bien. Hazlo de manera periódica. Un inspirador estudio que se presentó en una reunión anual reciente del Colegio Americano de Medicina del Deporte encontró que esta simple acción —levantarse de la silla y moverse de vez en cuando— mejora la salud de las personas de manera significativa. Los científicos hicieron que un grupo de adultos permaneciera inmóvil por siete horas seguidas o, en una segunda sesión, se levantaran para caminar tranquilamente en su lugar por dos minutos en intervalos de 20 minutos. En otra sesión, los voluntarios trotaron en su lugar durante sus descansos. Cuando los voluntarios permanecieron en reposo las siete horas, el nivel de azúcar en su sangre aumentó y los niveles de insulina se volvieron locos. Pero cuando interrumpían el estatismo, aunque fuera con los dos minutos de caminata ligera alrededor del cuarto, sus niveles de azúcar permanecieron estables. Curiosamente, trotar en su lugar no mejoró la regulación del azúcar en la sangre más que pararse y caminar. Pero lo más importante, concluyeron los científicos, fue que rompieron las horas interminables de descanso.

¿Aún no te convences? Otro estudio reciente demostró que incrementar el movimiento, incluso en pequeñas dosis no intencionales, ayuda a controlar el peso corporal. Cuando los investigadores compararon a mujeres delgadas y obesas que no realizaban ejercicio formal, encontraron que las mujeres delgadas tendían a estar inquietas. Se movían y rebotaban en sus sillas, y en general experimentaban dificultades para permanecer quietas. Este movimiento se acumulaba, en términos de uso de energía. "Si las mujeres obsesas adoptaran los patrones de actividad de las mujeres delgadas", escribieron los autores, quemarían 300 calorías adicionales cada día.

Entonces, muévete. Intenta ejercitarte formalmente, por supuesto —estar sólo de pie o moverse de manera casual no se acerca a los beneficios asociados con el entrenamiento de resistencia o con pesas—. Pero párate. Sé que si has leído hasta este punto, probablemente no necesitas que te lo diga. Sin embargo, recordártelo no está de sobra. Yo lo necesito de vez en cuando. Pocas cosas, creo, afectan la vida activa tanto como escribir sobre el ejercicio: todo este tiempo invertido frente a una computadora o leyendo revistas médicas; todas las incontables horas de procrastinación inútil en reposo. Mi lipoproteína lipasa se evaporó. La grasa se coló poco a poco en mi torrente sanguíneo, músculos y ventrículos; el estupor se infiltró en mi cerebro.

Para mitigar el daño, me enseñé a estar parada y caminar cuando estoy al teléfono, y coloco los artículos en un atril para estar de pie mientras leo. (Me paro en un pie cuando me lavo los dientes cada noche, lo cual tiene muy poco que ver con la actividad, pero podría ser una de las acciones que más han transformado mi vida desde que comencé la investigación para este libro. Mi equilibrio y balance, así como mi confianza, han mejorado notablemente, y mi esposo aún se divierte al verme, lo cual no es nada malo para el bienestar de un matrimonio.)

Los humanos estamos hechos para estar en movimiento. Los conocimientos científicos disponibles y nuestro propio sentido común dictan que "los humanos tienen la necesidad biológica de realizar ciertas actividades físicas", como señala un editorial reciente del *Journal of Applied Physiology*. Si no movemos el cuerpo, lo perderemos. Nuestro sistema interno se erosiona y el potencial y las capacidades físicas desaparecen. Si vivimos la juventud en reposo, perderemos años de vida. Incluso antes de eso, sacrificamos la posibilidad de una vida plena, independiente y satisfactoria. Nos volvemos débiles cuando podríamos haber sido activos, y enfermos cuando podríamos estar bien. "La inactividad es la amenaza de salud pública más importante de este siglo —dice el doctor Booth—. Lo peor es que se puede prevenir casi por completo."

Entonces, por última vez, no absorbas esta información en tu cama. Levántate y lleva a tu familia y amigos contigo. Sal a caminar, a andar en bicicleta o a correr con ellos. Préstale este libro a tu madre, a su madre, a tus hijos, a tu médico general y al entrenador del equipo de futbol de tus hijos. Préstenlo entre amigos 25 veces hasta que hayas completado una sesión ligera de entrenamiento para fortalecer el núcleo y el equilibrio. De ese modo, sentiré que hice mi trabajo. Entonces te dejaré seguir con tu ejercicio y saldré a correr tranquilamente para seguir mejorando mi propia vida.

Índice temático

forma, y, 199-202, 213-215
fuerza del núcleo, y, 174
ibuprofeno, e, 61
lesiones por, 193-199
líquidos, y, 84-88
nutrición, y, 100-101
salud de las rodillas, y, 183-184,
210-211, 286
salud del corazón, y, 133-134
salud ósea, y, 170
ventajas genéticas al, 256
volumen de entrenamiento al,
140-142
zapatos para, 193-196, 215
cortisona, 206-209
Costello, Joseph, 66
Coyle, Edward, 84, 90, 91
crioterapia, 64-66

Davis, J. Mark, 234-235
Dawkins, Richard, 256
descanso, 67-69, 149-153
desempeño atlético
atletas mayores, de, 290
calentamiento, y, 53, 54-55
definición de, 25
discusión naturaleza contra
entrenamiento, y la, 259-260
estiramiento, y, 48-49
fuerza del núcleo, y 173-174
nutrición, y, 101-102
deseo de ejercitarse, 253-257
diabetes, 81-82, 83, 99, 123, 125, 158,
168-169, 257, 267, 299
diarios, 126, 155
dieta. *Véase* nutrición
discusión naturaleza contra
entrenamiento, 259-262
dolor muscular de aparición tardía
(DMAT), 58-59

ejercicio. *Véase también* resistencia;
entrenamiento de fuerza

aeróbico, 41-42, 55, 70, 108, 133,
135, 137, 149, 158, 240- 241,
266, 268
anaeróbico, 134, 135
apetito, y, 112-114
ayuno, en, 120-121, 128-129
circunferencia de la cintura, y, 122
compensación por, 110-112
condición física, y, 124
deseo de ejercitarse, 253-257
exceso de, 37-38
intensidad del, 30-32, 35-36, 42-43,
113-116, 128
mantenimiento del peso, y, 121,
122-124
metabolismo, y, 122-124, 128
moderado, 125-126
nutrición, y, 116-121
pérdida de peso, y, 108-116,
118-122, 122-124
zona de quema de grasa del, 127
electrolitos, 92
enfermedades y problemas de salud,
266-268
enfriamiento, 58, 60, 64-67
engaño, 146-149, 242-243
entrenamiento de fuerza, 157-181
adultos mayores, en, 290
anatomía del músculo, y, 159-161
beneficios del, 167-169
cambios cerebrales, y, 239-241
coordinación intermuscular, y, 165
ejercicio de resistencia comparado
al, 167-169
flexibilidad de las articulaciones, y,
169-171
fórmulas para el, 174-176
fuerza del núcleo, y, 171-174, 180
músculos gruesos, y, 161-162
pérdida de musculatura
(sarcopenia), y, 174
peso corporal, con el, 176-179
posturas frente al, 158-159

Los primeros 20 minutos, de Gretchen Reynolds
se terminó de imprimir en octubre 2014 en
Drokerz Impresiones de México, S.A. de C.V.
Venado Nº 104, Col. Los Olivos, C.P. 13210,
México, D. F.